食源性疾病监测知识

SHIYUANXING JIBING JIANCE ZHISHI

孙亮　陈江　章荣华 主编

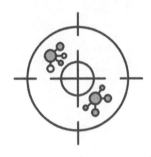

U0396645

浙江工商大学出版社
ZHEJIANG GONGSHANG UNIVERSITY PRESS
·杭州·

图书在版编目（CIP）数据

食源性疾病监测知识 / 孙亮，陈江，章荣华主编 .
— 杭州：浙江工商大学出版社，2021.11（2022.8 重印）
ISBN 978-7-5178-4726-7

Ⅰ . ①食… Ⅱ . ①孙… ②陈… ③章… Ⅲ . ①食源性
疾病—卫生监测 Ⅳ . ① R155.3

中国版本图书馆 CIP 数据核字（2021）第 230403 号

食源性疾病监测知识
SHIYUANXING JIBING JIANCE ZHISHI
孙亮　陈江　章荣华 主编

责任编辑	张婷婷	
封面设计	浙信文化	
责任校对	王　琼	
责任印制	包建辉	
出版发行	浙江工商大学出版社	

（杭州市教工路 198 号　邮政编码 310012）

（E-mail：zjgsupress@163.com）

（网址：http：//www.zjgsupress.com）

电话：0571-88904980，88831806（传真）

排　　版	杭州市拱墅区冰橘平面设计工作室	
印　　刷	广东虎彩云印刷有限公司绍兴分公司	
开　　本	787mm × 1092mm　1/16	
印　　张	25.25	
字　　数	463 千	
版 印 次	2021 年 11 月第 1 版　2022 年 8 月第 2 次印刷	
书　　号	ISBN 978-7-5178-4726-7	
定　　价	69.00 元	

编写委员会

主编 孙 亮 陈 江 章荣华

主审 楼晓明

编者（按姓氏笔画排序）

王绩凯 浙江省疾病预防控制中心

王惠萍 金华市中心医院

申屠平平 金华市疾病预防控制中心

齐小娟 浙江省疾病预防控制中心

孙 亮 浙江省疾病预防控制中心

张 琰 宁波市疾病预防控制中心

张玲玲 浙江省疾病预防控制中心

张荷香 浙江省疾病预防控制中心

陈 江 浙江省疾病预防控制中心

陈莉莉 浙江省疾病预防控制中心

林 云 嘉兴市疾病预防控制中心

林 丹 温州市疾病预防控制中心

赵士光 衢州市疾病预防控制中心

胡薇薇 杭州市疾病预防控制中心

徐小民 浙江省疾病预防控制中心

黄利明 杭州市疾病预防控制中心

章荣华 浙江省疾病预防控制中心

廖宁波 浙江省疾病预防控制中心

缪梓萍 浙江省疾病预防控制中心

前　言

食源性疾病对人群健康有着极大的影响。无论是发达国家还是发展中国家，食源性疾病都在时刻威胁着人群的身体健康和生命安全。根据世界卫生组织（WHO）的估计，每年全世界有 6 亿人（几乎每 10 人中就有 1 人）因食用受污染的食品而患病，并有 42 万人死亡。5 岁以下儿童承担 40% 的食源性疾病负担，每年发生 12.5 万例死亡。因此，食源性疾病不仅仅是日益严重的全球性公共卫生问题，也是最大的食品安全问题。

《中华人民共和国食品安全法》（以下简称《食品安全法》）规定，国家建立食品安全风险监测制度，对食源性疾病、食品污染以及食品中的有害因素进行监测。同时，《食品安全法》赋予了卫生行政部门食源性疾病监测的职能。《食品安全法》第 103、104 及 105 条分别规定，发生食品安全事故的单位和接收病人进行治疗的单位应当及时向事故发生地县级人民政府食品安全监督管理、卫生行政部门报告。医疗机构发现其接收的病人属于食源性疾病病人或者疑似病人的，应当按照规定及时将相关信息向所在地县级人民政府卫生行政部门报告。县级人民政府卫生行政部门认为与食品安全有关的，应当及时通报同级食品安全监督管理部门。发生食品安全事故，县级以上疾病预防控制机构应当对事故现场进行卫生处理，并对与事故有关的因素开展流行病学调查。

食源性疾病监测的目的是收集食源性疾病信息，分析发病原因、特点及流行趋势，力争早发现、早预警食源性疾病病例聚集发生和食品安全隐患，采取相应的风险管控和监管措施，控制食源性疾病危害。由于食源性疾病致病因素多，食物载体和临床表现复杂，各种致病因子由食源性传播的比例差别较大，为了指导卫生行政部门食源性疾病监测报告工作，受浙江省卫生健康委委托，我们组织编写了《食源性疾病监测知识》。

本书分为 10 章。第一章是概述，介绍了食源性疾病的概念、分类、发病特点、传播方式、影响因素、诊断和治疗原则，以及食源性疾病的危害和防控措施。第二章是食源性疾病监测，介绍了国内外食源性疾病监测体系现状，分别阐述食源性疾病病例监测、主动监测、暴发监测、分子溯源监测的机构职责、内容及方法，以及食源性疾病监测数据分析利用。第三章是医疗机构食源性疾病监测管理，以医疗机构实例介绍院内食源性疾病监测信息化流程、方法及质量控制措施。第四章至第十章是对各类食源性疾病的鉴别诊断，按细菌、病毒、寄生虫、有毒化学物、真菌毒素、动物毒素及植物毒素等致病因子的不同分七大类，每类为一个章节，每个章节分别以案例着手，对常见的食源性疾病按病原体特性、流行病学特点、临床表现、实验室检验、诊断、治疗原则以及预防和控制进行阐述。每章的最后部分为练习题及答案。

本书附录部分收集整理了与本书内容有关的实用性资料，如：食源性疾病监测报告工作规范（试行），样本采集、保存及转运要求，各类食源性疾病临床综合征鉴别诊断表。

本书主要为医疗机构开展食源性疾病监测报告工作提供指导和参考，帮助医务人员筛查和判断食源性疾病病人或者疑似病人，识别可能引起食源性疾病的致病因子，了解与食源性疾病诊断相关的实验室病原学检测以及食源性疾病的处理原则。适用于指导疾控机构食源性疾病暴发调查。同时，也为高校教学提供一本选读教材和资料。

由于学识水平和时间精力有限，本书难免有疏漏和错误之处，敬望读者谅解并给予批评指正，并可通过 mishuchu_zj@126.com 邮箱反馈宝贵意见和建议。

编者

2021 年 2 月

目　录

第一章
概述

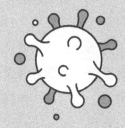

第一节 食源性疾病的概念

一、食品安全

（一）食品安全定义

《食品安全法》规定：食品，指各种供人食用或者饮用的成品和原料以及按照传统既是食品又是中药材的物品，但是不包括以治疗为目的的物品。食品安全，指食品无毒、无害，符合应当有的营养要求，对人体健康不造成任何急性、亚急性或者慢性危害。世界卫生组织（WHO）对食品安全的定义是：食品中含有毒有害物质对人体健康造成影响的公共安全问题。联合国粮农组织（FAO）对食品安全的定义是：保证食品按其原定用途进行制作，食用时不会对消费者产生危害。因此，从国内外对食品安全的相关定义来看，食品应具有安全性、营养性及感官性状三个基本属性。食品安全包含两层含义：一是有毒有害物质，二是对人体健康的影响。这两个关键内容必须同时存在，才能构成一个食品安全问题。

（二）食源性危害

食品中的有毒有害物质即食源性危害，是指食品中可能会产生不良健康影响的生物性、化学性或物理性因素或状况。生物性危害因素包括：细菌及其毒素、真菌及其毒素、病毒、寄生虫、昆虫、有毒动植物。化学性危害因素包括：铅、镉、砷、汞等重金属和农药、兽药在食物中的残留，以及滥用食品添加剂和非法添加物造成的污染。物理性危害因素是指食物中可导致疾病和伤害的异物，如金属、玻璃等。

（三）食品风险

食品风险是指食品中各种危害产生不良健康作用的可能性及其强度。食品安全不存在零风险，因为食品从养殖、加工、运输、储存、销售到食用的整个食物链的过程中，有毒、有害物质会或多或少地进入，比如重金属铅、黄曲霉毒素、致病菌等都是在食品种植、养殖及生产经营过程的食物链中污染进来的。食品在整个食物链过程中不是真空的，要想完全排除危害，目前任何一个国家都做不到，只要食品中含有有害物质，就不可能是零风险。关键的问题是食品中的有害物质是否对人体造成危害，食物中的有害物质要对人体造成危害必须达到一定的剂量。任何不安全的食品，需要以危害因素进入人体中的量为前提，当食品中存在的有毒有害物质达到可能对人体健康有影响的剂量时，也就是说，必须有证据证明食品对人体健康有危害或可能有危害，才能说这样的食品是不安全的食品。因此，国家食品安全管理的任务，不是消除危害，而是将风险控制在可接受的范围内。各国政府为控制有害物质，制定限量标准来控制健康风险。只要有害物质的残留量低于国家食品安全标准的限量值，就不会对人体造成危害。

二、食源性疾病

（一）食源性疾病定义

《食品安全法》规定：食源性疾病，指食品中致病因素进入人体引起的感染性、中毒性等疾病，包括食物中毒。因此，食源性疾病含有三个基本要素，即食物本身并不致病，只是起到了携带和传播病原物质的媒介作用；食物中含有致病因子，并且该致病因子引起食源性疾病；人体摄入食物中所含的致病因子可引起有中毒性或感染性两种发病特点的各类临床症状。食源性疾病既包括传统意义上的食物中毒，也包括经食物传播的肠道传染病、食源性寄生虫病、人畜共患传染病。

（二）食源性疾病与食物中毒

2009 年第一版《食品安全法》将食物中毒定义为食用了被有毒有害物质污染的食物或者食用了含有有毒有害物质的食品后出现的急性、亚急性疾病。GB 14938—1994《食物中毒诊断标准及技术处理总则》（现已作废）将食物中毒定义为：指摄入了含有生物性、化学性有毒有害物质的食品或者把有毒有害物质当作食品摄入后出现的非传染性（不属于传染病）的急性、亚急性疾病。食物中毒一词源于长期以来人们对食物引起的一类疾病的感性认识和经验总结，并当作预防医学和食品安全专业术语沿用至今。但病原学的研究表明，食物中的致病因子不仅可引起人的中毒性反应，也可引起机体感染性的症状，因此，食物中毒这一专业术语不能全面科学地反映食物中各种致病因子所致疾病的特征。1984 年，WHO 将"食源性疾病"一词代替了历史上沿用至今的"食物中毒"。因此，食物中毒属食源性疾病范畴，是食源性疾病中最常见、最典型的疾病。

（三）食源性疾病与其他与食物有关的健康危害

除上述定义的食源性疾病以外，与食物有关的健康危害还有：食品中可能含有或污染的某些放射性物质或金属、玻璃等杂质，摄入后可引起放射性损伤或消化道机械性损伤。

例如，一些因食物营养不平衡所导致的高血压、高血脂、糖尿病等慢性疾病，一些长期超剂量摄入某些食物中的有毒有害因子引起的致癌、致突变、致畸等慢性疾病，一些具有特异体质的人对某些食物或食物的正常成分产生的不同类型的非毒性反应（如食物过敏），一些因暴饮暴食引起的急性胃肠炎。

因上述健康危害与食物有关，故国际上有人把这类疾病也归为食源性疾病的范畴，但其性质不符合食源性疾病的中毒或感染为主要临床特征的特点，故均不属于本书定义的食源性疾病范畴。

三、食品安全事故

《食品安全法》规定：食品安全事故，指食源性疾病、食品污染等源于食品，对人体健康有危害或者可能有危害的事故。

食品污染是指在各种条件下，导致有毒有害物质进入食物中，造成食品安全性、营养性或感官性状发生改变的过程，即食物中存在能危害人类健康的物质和条件。食品从养殖、加工、运输、储存、销售到食用的整个食物链的各个环节，均可能受到某些有毒有害物质的污染，以致降低食品安全质量。

根据我国的法律规定，食品安全事故包括食源性疾病和食品污染，食源性疾病包括食物中毒。

第二节　食源性疾病的分类

食源性疾病的分类方式较多，可根据引起发病的食物种类、致病因子、发病机制和临床症状等进行分类。

一、按发病机制分类

按发病机制的不同，食源性疾病可分为食源性感染和食源性中毒。

（一）食源性感染

食源性感染指经食物摄入人体内的活的细菌、病毒或寄生虫所引起的一类感染性疾病。食源性感染有如下两种形式：

（1）经食物摄入人体内的活的细菌、病毒或寄生虫侵入，在消化道黏膜和（或）其他组织中成倍繁殖并直接损害周围组织，从而导致腹泻等食源性疾病常见的症状。有些致病性微生物也会通过血流扩散到身体的其他部位。

（2）经食物摄入人体内的活的细菌侵入人体肠道，在肠道内成倍繁殖并释放毒素（肠毒素）损害周围的组织或干扰正常器官或组织，属于毒素介导感染。因毒素是在人体内产生的，这一特征是毒素介导感染与中毒的区别点。病毒或寄生虫不会引起毒素介导感染。产气荚膜梭菌是引起毒素介导感染的典型致病菌。

（二）食源性中毒

食源性中毒指摄入已受到某种毒物污染的食品所引起的一类中毒性疾病。食物中污染的毒物主要有三种来源：一是细菌在食物上繁殖并产生毒素引起的中毒。病原体有金黄色葡萄球菌、蜡样芽胞杆菌等。二是有毒化学物质污染食品引起的中毒。化学毒物有亚硝酸盐、盐酸克伦特罗、农药、兽药等。三是动植物或真菌天然存在的毒素引起的中毒。天然毒素有河豚毒素、海藻毒素、皂素、三硝基丙酸及蕈类毒素等。

对于细菌外毒素引起的食源性中毒，食物中一定会污染有产毒菌株并在食物中生长繁殖产生毒素。一方面，在有些情况下食品污染了产毒菌株，但并未产生足以导致致病剂量的毒素，故在食品中检测出产毒菌株并不一定意味着是该细菌毒素导致的食源性疾病；另一方面，假如某种食物中的产毒菌株已生长繁殖并产生毒素，即使目前该食品中的产毒菌株可能已灭活，但因其所产毒素还存在，食用了污染该毒素的食品后仍可引起发病。因此，在判定食源性中毒疾病时，对食品中所含毒素的检测比致病菌的检测更有意义。如 WS/T 83—1996《肉毒梭菌食物中毒诊断标准及处理原则》规定，在可疑中毒食品或病人粪便、血液中检测出某种型别的肉毒毒素即可判定为肉毒梭菌食物中毒。但是毒素检测技术难度较大、费用也高，有些毒素目前尚无检测方法。因此，如在食品中检测出大量的产毒菌株，即可认为存在该致病菌产生毒素的关联性依据。如 WS/T 82—1996《蜡样芽胞杆菌食物中毒诊断标准及处理原则》规定，当可疑中毒食物中蜡样芽胞杆菌菌数大于 $10^5/g$ 时，即可判定为蜡样芽胞杆菌毒素中毒。由此可见，并非在食品中只要检测出产毒菌株即可下结论，而是认为只有产毒菌株繁殖达到一定数量时，才能推测产生了可引发疾病的毒素。

二、按致病因子分类

（一）细菌性食源性疾病

包括非伤寒沙门氏菌、伤寒与副伤寒沙门氏菌、副溶血性弧菌、金黄色葡萄球菌、蜡样芽胞杆菌、志贺氏菌、致泻性大肠埃希氏菌、变形杆菌、产气荚膜梭菌、小肠结肠炎耶尔森氏菌、空肠弯曲菌、单核细胞增生李斯特氏菌、肉毒梭菌、布鲁氏菌、霍乱弧菌、创伤弧菌、嗜水气单胞菌、溶血性链球菌、肠球菌、河弧菌、克罗诺杆菌、椰毒假单胞菌酵米面亚种（米酵菌酸）等。

（二）食源性病毒感染

包括诺如病毒、甲型肝炎病毒、戊型肝炎病毒、轮状病毒、脊髓灰质炎病毒、星状病毒、肠道腺病毒等。

（三）食源性寄生虫感染

包括华支睾吸虫、并殖吸虫、片形吸虫、姜片吸虫、旋毛虫、广州管圆线虫、猪带绦虫和囊尾蚴、牛带绦虫、曼氏裂头蚴、隐孢子虫、贾第鞭毛虫、溶组织内阿米巴、弓形虫、异尖线虫、棘颚口线虫等。

（四）食源性化学物中毒

包括亚硝酸盐、盐酸克伦特罗、甲醇、有机磷、锑类杀虫剂、氨基甲酸酯类杀虫剂、抗凝血类杀鼠剂（溴敌隆、杀鼠灵、杀鼠醚、杀它仗、敌鼠、氯敌鼠、杀鼠酮等）、致痉挛杀鼠剂（毒鼠强、氟乙酰胺、氟乙酸钠、毒鼠硅、甘氟等）、磷的无机化合物、有机汞、有机锡、砷的化合物、铅的化合物等。

（五）食源性真菌毒素中毒

包括蕈类毒素、霉菌毒素（节菱孢霉、赤霉病麦、霉变谷物中呕吐毒素、黄曲霉毒素等）。

（六）动物性毒素中毒

包括雪卡毒素、贝类毒素、组胺、河豚毒素、维生素 A（动物肝脏）等。

（七）植物性毒素中毒

包括植物血凝素（豆类）、木藜芦毒素（蜂蜜）、龙葵碱（发芽马铃薯）、秋水仙碱（鲜黄花菜）、氰苷（苦杏仁、桃仁、木薯）、曼陀罗、桐油、大麻油、乌头、钩吻、雷公藤、马桑、毒麦等。

第三节 食源性疾病的发病特点及传播方式

一、食源性疾病发病特点

（一）潜伏期、体征、症状和病程

潜伏期即从开始暴露于致病因子到出现症状的时间，是以早期发作的前驱症状（一般感觉不适）为基础进行计算的。以潜伏期、体征、症状和病程为基础来识别可能的致病因子时，应首先考虑区分疑似食源性疾病是属于食源性感染还是食源性中毒。

1. 食源性中毒的发病特点

有毒化学物质或存在于动植物中的有毒物质以及细菌及真菌产生的毒素引发的中毒性疾病比感染性疾病发病更迅速，因无需经过病原体在体内生长和入侵肠道内膜的过程就可直接作用而导致发病，其潜伏期经常是几分钟或几小时。如蜡样芽胞杆菌致吐毒素中毒的潜伏期为 0.5—5 小时，神经性贝类毒素的潜伏期为 2—5 分钟。

症状和体征通常取决于摄入毒物的种类，食源性中毒通常会出现呕吐症状。其他可能的症状包括恶心和腹泻，感觉和运动功能受到干扰，如视觉重影、虚弱、呼吸衰竭、麻木、脸刺痛和定向障碍等。发热症状较少见。因此，在鉴别食源性疾病病因时，是否发热是一项重要诊断参考指标。

2. 食源性感染的发病特点

致病微生物在人体内的生长、组织损伤、毒素产生和释放需要时间，故感染性疾病的潜伏期与只需几分钟或几小时的中毒性疾病的潜伏期相比，往往较长。如副溶血性弧菌胃肠炎，潜伏期为 4—90 小时（平均 17 小时）。

常见的感染症状通常包括腹泻、恶心、呕吐和腹部绞痛，也会出现发热和／或白细胞计数升高等情况。如：霍乱弧菌可在肠道内繁殖并释放霍乱毒素（CT），CT 进入肠道上皮细胞后，使肠壁细胞大量分泌水分和电解质，导致脱水及电解质紊乱；志贺氏菌则是通过黏附并侵入结肠的肠道黏膜上皮细胞，在细胞内繁殖并向周边上皮细胞扩散，导致组织被破坏。

如果感染的病原体或其产生的毒素，从肠道进入血流，其他器官如肝、脾、胆囊、骨骼和脑膜就会受到影响，从而导致病程延长、病情加重，并使感染器官出现相应症状。如甲肝病毒最初主要感染肠道细胞，但随后扩散到肝细胞，故肝脏损害为甲型肝炎的典型症状。

（二）发病形式

1. 食源性疾病暴发

世界卫生组织对食源性疾病暴发有多种定义：①有两个或两个以上的人在食用同一种食物后患上类似的疾病；②某种疾病的观察病例数超过预期病例数。《食源性疾病监测报告工作规范（试行）》对食源性疾病暴发的定义是：2例及以上具有类似临床表现，经流行病学调查确认有共同食品暴露史，且发病与食品有关的食源性疾病病例。

2. 食源性疾病散发

食源性疾病散发主要表现为各病例在发病时间和地点上无明显联系。化学性和某些有毒动植物性食源性疾病多以散发病例出现，如毒蕈中毒、河豚鱼中毒、有机磷中毒等。

（三）食源性疾病地域性

食源性疾病地域性主要反映在某些食源性疾病常发生于某一地区或某一人群。例如，肉毒杆菌中毒在中国以新疆、甘肃地区多见；副溶血性弧菌食源性疾病主要发生在沿海地区，其中浙江省最为常见；霉变甘蔗中毒多发生在北方地区；牛带绦虫病主要发生于有生食或半生食牛肉习俗的地区。

（四）食源性疾病季节性

某些疾病在一定季节内发病率升高。例如，细菌性食源性疾病一年四季均可发生，但以夏、秋季发病率最高；浙江省毒蘑菇中毒主要发生在6—10月份，诺如病毒暴发主要集中在凉爽的季节（10月至次年4月）；鲜黄花菜中毒易发生在春夏黄花菜的生长季节；霉变甘蔗中毒主要发生在2—5月份。

二、传播方式

许多通过食物引起疾病的致病因子也可通过其他途径，如水、人与人、动物与人等进行传播。例如，估计只有20%的志贺氏菌感染、10%的隐孢子虫感染及40%的诺如病毒感染是由食源性传播引起的。

（一）食物传播

以下特点提示导致疾病的致病因子可能通过食物进行传播：

（1）不同个体一同用餐，并且发病时间与用餐时间相吻合；

（2）不同个体有共同的人口学特征（如年龄组、性别和种族）或者共同的食品偏好；

（3）不同个体的地理分布与某种食物的地理分布类似。

（二）水传播

以下线索提示导致疾病的致病因子可能通过公共饮用水进行传播：

（1）疾病传播范围广，同时所有性别、年龄组别都容易感染；

（2）病例地理分布与公共水源分布相符，但与食品的地理分布不一致（例如局限于城市居民）；

（3）在母乳喂养的婴儿中，以及只喝瓶装饮用水或开水的人中没有出现病例；

（4）饮水量大的人群的发病率也增加，存在剂量效应；

（5）在受影响的社区同时出现对水质的投诉。

（三）人与人的传播

以下特点提示导致疾病的致病因子可能通过人与人进行传播：

（1）病例在集体单位中聚集出现，如家庭、学校（学校里的班级）、宿舍或寝室；

（2）病例一拨一拨地出现，两拨病例出现的时间间隔约为致病因子的一个平均潜伏期。

三、我国食源性疾病主要监测数据分析

（一）食源性疾病报告系统

2010年以前，中国的食源性疾病监测模式以被动报告为主，由卫生行政部门对食物中毒事件和传染病疫情实施报告制度。一是对39种传染病实施法定报告制度，其中涉及霍乱、痢疾、病毒性肝炎等几种食源性传染病。二是对中毒人数超过30人或死亡1人及以上、事故发生在学校、重大活动期间的实施紧急报告并进入突发公共卫生事件网络直报系统，对不构成紧急报告条件的事件，在调查结束后以报告卡的形式报告。

2011年开始，食源性疾病监测工作正式纳入国家食品安全风险监测计划，建立了食源性疾病暴发监测系统，在加强暴发报告工作的基础上，开展食源性疾病主动监

测。原卫生计生委相继组织开展了基于哨点医院的食源性疾病主动监测和基于社区人群的食源性疾病负担本底调查。

（二）主要监测数据分析

1.食源性疾病暴发监测

近年来我国食源性疾病暴发的及时处置和报告率明显提高，瞒报、漏报率下降，食源性疾病暴发每年报告数量由 1992—2010 年的年均 558 起上升到 2011—2014 年的年均 1046 起。2011—2014 年全国共报告暴发 4184 起，患者 59356 人，死亡 411 人。其中微生物占比最高（占 38.7%），其次为毒蘑菇（28.0%）、有毒动植物（20.2%）、化学物（12.9%）。微生物引起的患病人数最多（占 46.3%），其次为有毒动植物（14.9%）、毒蘑菇（7.4%）、化学物（7.2%）；引起死亡最多的是毒蘑菇（47.9%），其次为化学物（22.9%）、有毒动植物（11.6%）、微生物（8.0%）。

致病性微生物引起的食源性疾病是中国重要的食品安全问题，事件数和患病人数一直处在首位。引起暴发的前 5 种病原体分别为副溶血性弧菌、沙门氏菌、金黄色葡萄球菌、蜡样芽胞杆菌、致泻性大肠埃希氏菌。

暴发场所以餐饮单位（包括宾馆、饭店、快餐店和单位食堂）为主，占 55.4%。高危食品包括果蔬、肉、水产等即食食品。发生于家庭的事件数占 40%，而且总死亡人数最多，尤其椰毒假单胞菌酵米面亚种（米酵菌酸）、肉毒毒素、河豚毒素、毒蘑菇等病死率均较高。

2.食源性疾病病例监测

近年来，通过对食源性疾病的主动监测，积累了食源性疾病病例数据，初步了解了中国的主要食源性疾病基线水平。在哨点医院实验室确诊的腹泻病例生物标本中，沙门氏菌、副溶血性弧菌、致泻性大肠埃希氏菌、志贺氏菌、诺如病毒的检出率分别为 2.6%、1.9%、1.5%、0.5%、10.1%。

病例主要发生在家庭，占总数的 66.8%，其次为小吃快餐店（6.6%）和饭店酒楼（3.7%）。在可疑暴露食品中，蔬菜水果类最多，占 18.3%，其次为乳与乳制品和肉与肉制品，分别占 12.6% 和 11.8%。

根据食品中致病菌检测和风险评估结果，中国沙门氏菌感染病例的污染源主要来自鸡肉、猪肉等肉制品，主要原因为生熟不分导致的即食食品交叉污染；副溶血性弧菌感染与水产品的高污染率相关，主要由生食和交叉污染所致。同时，通过对食源性疾病的主动监测，找出了即食食品中单核细胞增生李斯特菌污染对孕妇等特殊人群具有较高健康风险的证据，患病原因与患者食用被污染的熟肉制品等即食食品高度相关。

四、浙江省2006—2017年食源性疾病暴发主要监测数据分析

（一）概况

浙江省食源性疾病暴发监测分析报告（2006—2017年）表明，12年间，共报告食源性疾病暴发事件898起，累计发病11519例，死亡23例。平均每年74.83起，发病959.92例，12.83例/起。年均罹患率为1.72/10万/年，年均事件发生率为1.34/百万人，高于全国数据，低于美国等发达国家报告的水平。该数据从另一方面说明浙江省食源性疾病暴发事件监测工作做得好于全国平均水平。

（二）流行病学特征

从事件发生的地区来看，事件数、病例数在全省前三位的地市依次为温州市、杭州市、金华市，分别占事件数和病例数的18.7%、18.6%、14.0%和21.3%、19.8%、12.5%。死亡人数高于全省平均水平的地市依次为温州市、金华市、杭州市，分别占总死亡例数的39.1%、17.4%、13.0%。嘉兴、丽水、湖州、衢州未报告有死亡人数。根据2016年全省5‰人口抽样调查推算的数据分析，罹患率（例/10万/年）排全省前三位的地市分别是丽水（3.9）、舟山（3.8）、温州（2.2）。舟山及温州均为沿海地区，副溶血性弧菌污染较为严重。温州的死亡人数最多，主要是毒蘑菇及河豚鱼导致的。

从事件发生的季节来看，6—9月份为食源性疾病暴发事件的高发期，尤以8月份最多（19.8%）。细菌、毒蘑菇、病毒暴发事件有明显的季节性特点。5—10月份为细菌性食源性疾病暴发的高发期，占全年事件数的85.23%，其中8月份占26.0%。6—10月份为毒蘑菇中毒高发期，占全年事件数的96.8%。主要是由于浙江省夏、秋季气温高、湿度大，适宜致病菌及毒蘑菇的生长繁殖。诺如病毒感染发生在10月至次年4月，5—9月份无诺如病毒暴发事件报告。

从事件发生场所来看，餐饮单位是食源性疾病暴发事件的主要发生场所（36.6%），其次是家庭（25.5%）、单位食堂（12.3%）、学校食堂（10.5%）及农村聚餐（6.6%）。多年来，餐饮单位一直居事件暴发场所之首，且总事件数未减少，说明餐饮单位有效控制细菌性食源性疾病的工作有待加强。食堂及农村聚餐发生的食源性疾病暴发事件虽占比不是最高的，但因一旦发生暴发事件涉及人数多、影响大，也应重点关注。

（三）致病因素分类

由细菌引起的食源性疾病暴发事件数及病例数最高，分别占总数的52.8%（图

1-1）及 67.2%。按原因查明的食源性疾病统计中，细菌引起的事件数及人数分别占 70.9% 及 82.8%。细菌性食源性疾病暴发事件数排前四位的依次为副溶血性弧菌、沙门氏菌、金黄色葡萄球菌、蜡样芽胞杆菌，分别占细菌性暴发事件数的 61.8%、10.6%、9.1% 及 7.2%（图 1-2）。副溶血性弧菌是沿海地区最常见的食源性致病菌，浙江省是沿海省份，故副溶血性弧菌污染食品显得尤为突出。另外，随着物流的快速发展和人民饮食习惯的改变，浙江省中西部内陆地区副溶血性弧菌引起的食源性疾病暴发事件也随之增多。按事件已查明原因的食品分类中，居首位的是动物性水产品，其次是肉与肉制品。虽然副溶血性弧菌主要来自动物性海水产品，但在餐饮环节因为存在交叉污染，熟食卤味引起的副溶血性弧菌事件也同样值得关注。

死亡人数及病死率最高的是毒蘑菇，死亡人数占总数的 60.9%，病死率为 5.1%。有毒动物性食源性疾病事件数在前三位的是河豚鱼、组胺（鲭毒素）、腹泻性贝类毒素，分别占有毒动物中毒事件数的 39.3%、21.4% 及 14.3%（图 1-3）。有毒动物性食品引起死亡的共 4 例，其中河豚鱼 3 例，织纹螺 1 例。有毒植物中毒以未烧熟的四季豆为主，占有毒植物性中毒事件数的 59.0%（图 1-4）。地瓜米引起 1 例死亡。

化学性食源性疾病事件占比 5.5%（图 1-1），低于全国 2011—2014 年食源性疾病暴发监测网汇总数据（12.9%），且近年来下降趋势明显，群体性的农、兽药中毒事件得到有效遏制，说明浙江省近年来打击滥用农、兽药和非法添加非食用物质的行为取得了良好成效。有毒化学物中毒以误食亚硝酸盐为主，占化学性中毒事件数的 59.2%。其次盐酸克伦特罗占 10.2%，溴敌隆及有机磷均占 6.1%。有毒化学物食源性疾病的病原分类见图 1-5。2 例死亡病例均为亚硝酸盐中毒。

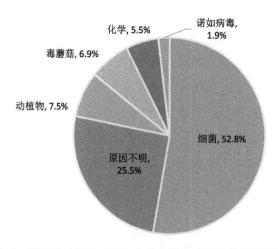

图 1-1　浙江省 2006—2017 年食源性疾病事件致病因子分类

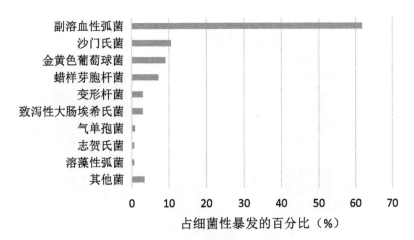

图 1-2　浙江省 2006—2017 年细菌性食源性疾病事件的病原分类

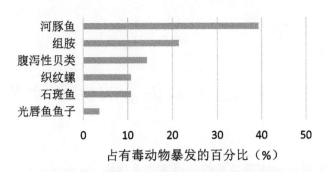

图 1-3　浙江省 2006—2017 年有毒动物性食源性疾病事件的病原分类

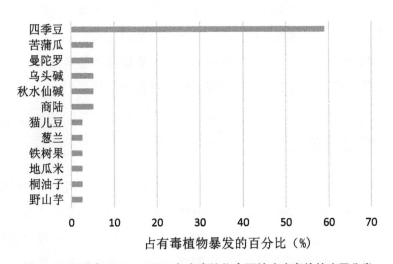

图 1-4　浙江省 2006—2017 年有毒植物食源性疾病事件的病原分类

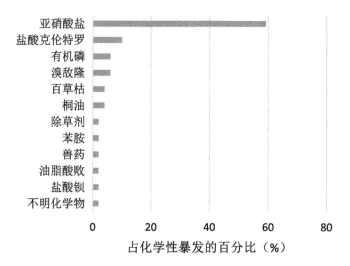

图1-5　浙江省2006—2017年有毒化学物食源性疾病事件的病原分类

第四节　食源性疾病致病因子的感染量或毒性剂量

　　污染食物含有的致病因子通过胃肠道进入人体内，一般来讲，人体对各种病原体有一定的抵抗力，但当摄入体内病原体的数量较多，或者机体免疫力下降时，就可能引起疾病。儿童、老年人和免疫力低下人群是食源性疾病的高发人群，且往往病情较重。不同的人在食用相同的污染食品后，所表现的病情也常常轻重不一，其疾病的严重程度取决于病原体的毒力、宿主的健康状况和病原体的数量等多种因素。病原体引起疾病所需的最低数量，因不同的病原体或宿主而有所不同。

一、病原因子的影响

　　食源性疾病受病原因子的影响主要反映在两方面：一是所摄入病原体的种类，某些种类或型别的病原体的致病性或毒力较其他类别或型别的病原体强很多；二是病原体的数量，摄入较多数量的病原体可以增加疾病的严重程度，并可缩短疾病的发病时间。对引起人体感染的致病因子而言，引起疾病的临界点被称为感染量，引起人体中毒反应的致病因子致病的临界点被称为毒性剂量。一般来讲，食源性疾病的发生频率与病情的严重程度随病原因子摄入体内且超过疾病临界点的数量的不断增加而增加，这种现象被称为疾病的剂量－反应关系。多数化学性毒物造成的食源性疾病因为潜伏期短，发病迅速，症状明显，同时可以进行毒理学实验来确定中毒剂量或致死量，故它们之间的因果关系较易确定；另一些化学性物质如三聚氰胺等，引起亚慢性或慢性人体损害，故在疾病发生初期不易发现和做出判断。目前，常见的化学毒物的中毒剂量可通过查阅相关文献资料获得。致病性微生物或寄生虫的最低感染量或最小中毒剂量因受多种因素的影响而较难确定，近年来卫生科研工作者开展了病原微生物感染量及毒性剂量的研究，表1-1为国外有关资料介绍的常见食源性病原体的感染量。目前，采用志愿者试食的方法进行分析预测，就是选择一批志愿者经口食用含有一定菌量的受试食物，然后根据受试者出现的发病症状与摄入菌量之间的概率模型预测计算出病原菌的最低感染量或毒性剂量。这些试食者一般选择健康的青年，实验过程中通过受试者报告是否出现轻微的发病症状来确定最低感染量。而在实际的食源性疾病暴发过程中，由于暴露人群涉及的个体差异较大，有些情况下，尽管病原体的量很低，仍然可以引起部分人群发病。另外，获得感染量的方法是根据暴发的流行病学资料进行外推而得出大致的感染量。对于年幼的儿童、老年人或免疫缺陷者这些易感人群来说，真实的感染量可能被高估。由于引起疾病所需的病原体数量受许多因素的影响，本书提供的感染量是目前所获得的结果，但今后的研究可能会有所改变和调整。影响微生物感染量的因素包括以下几种：多种发病机制的基因表达的可变性；微生物损害或应激的可能性；微生物与食物媒介和环境的相互作用；微生物对pH值的敏感性；微生物的免疫学"独特性"；与其他微生物的相互作用。

表1-1　部分食源性病原体的感染量

病原体种类	感染量
非伤寒沙门氏菌	可低到1个细菌，取决于宿主的年龄、健康状况以及沙门氏菌的不同菌株
伤寒沙门氏菌	小于1000个细菌
空肠弯曲菌	10000个细菌
小肠结肠炎 耶尔森氏菌	10^4—10^6个细菌
志贺氏菌	10—200个细菌
副溶血性弧菌	10^6个细菌
霍乱弧菌	10^6个细菌

病原体种类	感染量
阪崎肠杆菌	10—100 个细菌
产肠毒素大肠埃希氏菌（ETEC）	1000 万—100 亿个细菌；低剂量可引起儿童感染
肠道致病性大肠埃希氏菌（EPEC）	使用碳酸氢盐中和胃酸后：1000 万—100 亿个细菌
肠道出血性大肠埃希氏菌（EHEC）	10—100 个细菌
肠道侵袭性大肠埃希氏菌（EIEC）	200—5000 个细菌
产气荚膜梭菌	大于 10^6 个细菌
金黄色葡萄球菌	金黄色葡萄球菌肠毒素小于 1.0μg；食物中金黄色葡萄球菌大于 10^5 个 /g
蜡样芽胞杆菌	10^5—10^8 个细菌
单核细胞增生李斯特氏菌	小于 1000 个可引起易感者发病
肉毒梭菌	数毫微克毒素
兰氏贾第鞭毛虫	1 个或多个虫卵
溶组织内阿米巴	10 个虫卵
隐孢子虫	10—100 个虫卵
旋毛虫	摄入 5 个幼虫的感染概率为 1%，10 个幼虫为 7.5%，100 个幼虫为 45%
绦虫病	1 个活的囊尾蚴
囊尾蚴病	摄入 1 个猪带绦虫虫卵可导致感染 1 个囊尾蚴，摄入多个虫卵可导致严重疾病发生的可能性增加
异尖线虫	1 条虫
裂头绦虫	1 个或多个幼虫
诺如病毒	18—2800 个病毒颗粒
甲型肝炎病毒	10—100 个病毒颗粒
轮状病毒	10—100 个病毒颗粒

二、高危人群（宿主因素）

宿主对食源性疾病感染量的影响因素包括以下几种：年龄；一般健康状况、怀孕、药物、代谢障碍；酒精中毒、肝硬化和血色沉着病；恶性肿瘤治疗；食物摄入量（摄入微生物数量）；胃酸变化 pH 增高，如服用抗酸剂、饮用大量液体（包括饮用水）使胃液稀释，包括自然变化、胃酸缺乏；遗传障碍；营养状况；免疫力；手术史；职业。

儿童、老年人、孕妇或哺乳期妇女等体质较差者，患食源性疾病可造成严重危害。免疫缺陷者是食源性疾病的高危人群，同时与食源性疾病致病因子密切接触者也是食源性疾病的高危人群（或称暴露人群）。儿童因处于生长发育时期，营养物质的需求相对较成人多，消化系统的负担较重，但功能尚未发育完善，另外小儿消化功能以外的疾病也会影响消化道功能，如感冒、肺炎和其他传染病，均容易影响小儿消化道功能，导致食欲下降、呕吐或腹泻。有时，这些表现在原发病痊愈一段时间后才能恢复。儿童机体免疫系统尚未发育完全，按体重计，较低感染量即可受到感染。

从 50 岁开始，人体的免疫系统开始退化，人体器官功能减退并受慢性疾病的影响而日渐退化，尤其是消化吸收、代谢功能、排泄功能及循环功能减退。另外，随着年龄的增加，免疫器官退化，正常的免疫功能减弱，故老年人容易受到细菌、病毒和其他病原体的感染。

孕妇在怀孕期间免疫水平下降。病人由于其他基础性疾病或损伤，机体免疫系统较脆弱，或存在暴露耐药菌株的危险，继发感染的病人处于免疫系统的过敏和衰竭状态，服用抗生素可导致人体正常肠道微生物状态的改变；肠道外科切除手术病人，正常的抗感染能力减弱。肝功能不全，消化能力减退，血铁浓度改变，免疫功能损害的个体，包括化疗或放疗的病人，使用免疫抑制剂接受器官移植的受体，白血病病人、AIDS 病人等罹患其他疾病的患者，均增加了感染食源性疾病的危险性与严重程度。

精神紧张，体内代谢改变，易引起病原体侵入，或较低剂量毒素即可引起疾病。个人卫生差，经口摄入病原体的可能性增加。食用含病原体的高脂食品，脂肪可以保护病原体不被胃酸杀灭。

食源性疾病还与地区分布有关，鉴于不同地区食物和水的供应情况不同，各种微生物在水体和土壤中的分布状况不同，存在暴露地方性流行株的可能性。

第五节　食源性疾病的诊断和治疗原则

一、食源性疾病的诊断

（一）食源性疾病的识别

临床医生确定食源性疾病病因的重要线索是：①发病潜伏期；②发病持续时间；③主要临床症状；④暴发涉及的人群。呕吐、腹痛、腹泻等胃肠道症状是食源性疾病最常见的临床症状，但有些食源性疾病也可表现为各种神经症状或其他各种非特异的发病症状。当出现多个有类似胃肠道疾病的患者同时就诊，且病人有共同的食物暴露史时，临床医生容易怀疑就诊病人可能为一起食源性疾病暴发事件相关病例。但一般来说，食源性疾病病例常作为单个病例前往医院就诊，每起暴发事件的首例病例的临床症状不一定很严重，而接诊医生是唯一有机会及时做出早期诊断的人。因此，临床医生在接诊疑似食源性疾病病例时，必须引起高度的警觉，通过仔细询问病人的饮食史来发现可能与食物相关疾病的病因，以便及早发现可能通过食物传播引起暴发流行的某种疾病。如询问患者是否食用了生食或未烧熟煮透的鸡蛋、肉类、贝类及鱼类等动物性食物。了解患者的家庭成员、亲朋好友等密切接触者以及有共同就餐史的人员是否有类似症状；另外，了解患者是否有宠物接触史，出境或海滨旅游史，到山区或不洁饮用水区域宿营、野餐等户外活动史，从中为寻找病原提供线索。如果怀疑是食源性疾病，临床医生应当及时采集病人的临床样品送实验室检验，并按食源性疾病监测程序及时报告，以便公共卫生机构对病人的暴露情况和疾病的传播来源开展流行病学调查，并迅速查明致病因子及其污染来源，有助于食源性疾病暴发事件的及时控制。

（二）临床鉴别诊断

临床医生对疑似食源性疾病病例，应根据病人的临床表现做出临床鉴别诊断。对食源性疾病的临床鉴别诊断可按表 1-2 进行分析判断。

表 1-2　食源性疾病临床鉴别诊断

临床表现	可能与食物有关的病原因子
上消化道症状（主要或最初症状为恶心、呕吐等）	金黄色葡萄球菌毒素、蜡样芽胞杆菌毒素、椰毒假单胞菌酵米面亚种毒素、诺如病毒（儿童多见）、轮状病毒（婴幼儿多见）、亚硝酸盐、鲜黄花菜、菜豆、腹泻性贝类毒素、维生素 A（动物肝脏）和重金属等

续表

临床表现	可能与食物有关的病原因子
非炎性腹泻（以急性水样腹泻为主，一般不发热，有些病人可能出现发热），无里急后重感①	产肠毒素大肠埃希氏菌、嗜水气单胞菌、霍乱弧菌、河弧菌、产气荚膜梭菌、肠道病毒（诺如病毒、轮状病毒、星状病毒、肠道腺病毒）、腹泻性贝类中毒（DSP）、隐孢子虫和圆孢子虫等
炎性腹泻（侵袭性胃肠炎；可出现严重的便血和发热）②	沙门氏菌、志贺氏菌、肠出血性大肠埃希氏菌、肠侵袭性大肠埃希氏菌、副溶血性弧菌、弯曲菌、小肠结肠炎耶尔森菌、变形杆菌、溶组织内阿米巴
慢性腹泻（持续≥14天）	食源性寄生虫感染，如圆孢子虫、隐孢子虫、溶组织内阿米巴和蓝氏贾第鞭毛虫等
神经系统症状（以视觉障碍、眩晕、刺痛、麻痹等神经系统症状为主）	肉毒毒素、神经精神型毒蕈、河豚毒素、麻痹性贝类毒素（PSP）、神经毒性贝类毒素（NSP）、失忆性贝类毒素（ASP）、雪卡毒素、曼陀罗（莨菪碱）、毒麦、毒鼠强等致痉挛宁杀鼠剂、有机磷农药、甲醇等
心血管系统症状	盐酸克伦特罗、溶血型毒蕈、溴敌隆等
过敏症状	组胺（鲐鱼、金枪鱼等）、谷氨酸钠（味精）等
全身性疾病（以出现发热、发冷、疲倦、虚脱、疼痛、肿胀、淋巴结肿大等全身感染症状为主）	单增李斯特菌、伤寒和副伤寒沙门氏菌、创伤弧菌、布鲁氏菌、甲型和戊型肝炎病毒、广州管圆线虫、旋毛虫、弓形虫等

注①：非炎性腹泻是由于肠黏膜分泌过多或吸收减少导致，肠黏膜未受损伤，病变通常累及小肠。大多数病人只出现轻度的脱水和其他轻微症状。也有病人因严重水样腹泻导致脱水和出现严重病情，在年幼者和老年人中更常见。非炎性腹泻发病急，持续时间短，一般不发热，全身症状较少见。
注②：炎性腹泻是因为病原微生物侵袭肠黏膜导致炎症，腹泻疾病常累及大肠，可能会引发发热、腹痛、头痛、恶心、呕吐、不适、肌肉酸痛等症状，还可能出现血便和在粪便中检测出大量白细胞。

　　食源性疾病患者与病毒综合征患者的临床表现差别很小。病毒综合征很常见，被诊断为病毒综合征的病例中有一部分实际上是感染了食源性疾病。因此，当怀疑是食源性疾病和采取某些公共卫生行动前，应排除病毒综合征。这两种疾病的患者都可能出现发热、腹泻、腹痛，所以这些症状对于鉴别诊断不是很有帮助。如无肌肉痛或关节痛的症状，食源性疾病的可能性更大。病程早期出现痢疾样症状多提示食源性疾病的可能。

　　胃肠道疾病的鉴别诊断，除考虑食源性疾病外，还应考虑下列情况：过敏性肠炎；炎症性肠道疾病（如溃疡性结肠炎）；恶性肿瘤；药物反应、放射治疗、免疫缺陷以及众多的其他器质性、功能性和代谢性的疾病。另外，还应考虑外在因素，如外出旅行、职业史、情绪紧张、与其他病患接触史、住院史、幼儿园入托史、养老院入住史等。

对表现为神经症状的食源性疾病的鉴别诊断也很复杂，应考虑与食品有关的因素，如是否食用野生蘑菇、河豚鱼、织纹螺等有毒动植物以及化学性中毒。由于某些毒素（如毒蕈毒素、河豚毒素等）和化学毒物（亚硝酸盐、农药、鼠药等）可以致人死亡，故应迅速做出鉴别诊断，以便及时采取针对性的抢救治疗措施。

（三）临床病原学检验

为明确食源性疾病病例诊断，对临床疑似食源性疾病病例，常常需要通过采集病人的临床样品进行实验室检验。如果患者出现如下一种或多种临床症状、体征时，实验室检测可为确诊提供重要线索：①突发性恶心、呕吐、腹泻；②血便；③腹泻导致脱水；④持续腹泻（每天不成形粪便 3 次或 3 次以上，持续数天）；⑤发热；⑥神经症状（如麻木、运动障碍、头面部神经麻痹）；⑦严重腹痛。临床医生应当预先了解医疗机构临床实验室开展病原检验的情况，一些复杂的检测（例如毒素检测、血清分型、分子技术）只能在少数医疗机构的临床实验室和疾病预防控制机构公共卫生实验室里开展，如需开展检验应事先与相关检验单位联系。为提高致病因子的检出率，医务人员应了解常规的标本采集、检测程序和一些特殊检测项目的条件和程序要求。

当患者出现发热、血便、剧烈腹痛、病情严重或病程较长时，需要进行粪便培养。当粪便中白细胞增高时，提示可能是弥漫性结肠炎，且病原体可能是某些侵袭性病原体，如沙门氏菌、志贺氏菌、肠侵袭性大肠埃希氏菌等。对于出现免疫功能低下，患慢性或持续性腹泻或经抗生素治疗无效的患者，一般开展粪便寄生虫检测。有较长潜伏期的胃肠道疾病也可开展寄生虫检查。一般鉴定溶组织内阿米巴和蓝氏贾第鞭毛虫可直接从粪便样本中找到虫卵和寄生虫，但隐孢子虫和圆孢子虫则需要通过特殊的检测。应用抗原检测、分子生物学检验技术可以迅速确定临床样品中的某些细菌和病毒。

对接诊病人除了按以上原则采集临床样本进行病原学检验外，在有些情况下还可结合病人的临床发病特点，采集病人呕吐物或可疑食物样品送有关微生物实验室和化学实验室检验。如需要了解更多的关于食源性疾病病原学检验工作信息，可咨询有关临床专家、临床检验人员及公共卫生检测机构的相关人员。本书附录 2 及第四章至第十章实验室检测部分分别介绍了各类食源性疾病检验样品的采集、送检及实验室诊断方法。

（四）食源性疾病的诊断

食源性疾病的诊断应根据该食源性疾病的流行病学特征、临床表现及实验室检验结果进行判定。详见本书《微生物性食源性疾病临床综合征鉴别诊断表》（附录 3 表 1）、《寄生虫性食源性疾病临床综合征鉴别诊断表》（附录 3 表 2）、《化学性食源性疾病临床综合征鉴别诊断表》（附录 3 表 3）、《真菌性食源性疾病临床综合征鉴别诊断表》(附录3表4)、《有毒动植物性食源性疾病临床综合征鉴别诊断表》(附录3表5)。

二、食源性疾病的治疗原则

食源性疾病症状或许很轻微,仅仅几个小时后就恢复,有时则很严重,病程可延续几天、几周或几个月,并需要治疗才能恢复。对食源性疾病病人采用的治疗措施,主要依据临床诊断及实验室病原学检验结果确定,尤其应确定该种食源性疾病是否有特异性的治疗方法。许多临床表现以急性胃肠炎症状为主的食源性疾病具有自愈性特点,如病情轻微,一般不需要特殊治疗即可痊愈。如病人有呕吐、腹泻症状,对轻症或中等程度病人宜采用口服补液的方法,对出现严重脱水的病人可采取静脉输液。

(一)胃肠型细菌性食源性疾病救治

胃肠型细菌性食源性疾病主要包括沙门氏菌属、变形杆菌属、霍乱弧菌、副溶血性弧菌、致病性大肠杆菌、葡萄球菌肠毒素等引起的食源性疾病。常于进食后1—72小时发病,一般为16—48小时。主要表现为上、中腹部持续或阵发性绞痛、腹泻、恶心、呕吐等胃肠炎症状,呕吐物多为所进食物。胃肠型细菌性食源性疾病的救治原则如下:

(1)停止进食可疑食物。

(2)对症治疗,及时纠正水及电解质紊乱和酸中毒,对发热病例采用物理降温等措施。

(3)选用合适的抗生素。鉴于抗菌治疗不能缩短排菌期,同时早期使用抗生素会增加溶血性尿毒综合征发生的风险,且一些肠道病原体的抗生素耐药性已有所增强,故在采用抗生素治疗时应谨慎使用,根据下列情况酌情选用:①病人的临床症状和体征;②临床样品中检出的病原体;③抗生素的药敏试验;④采用抗生素治疗的适应性。如大肠埃希菌O157:H7感染可伴有溶血性尿毒综合征(HUS),研究表明,抗生素可促进HUS的发展,故对该类致病菌感染的病人应慎用抗生素。

(二)病毒性食源性疾病救治

引起急性胃肠炎的病毒主要有轮状病毒、诺如病毒等,早期可引起严重的腹泻导致患者脱水。无特殊治疗措施,主要采用对症治疗,包括用葡萄糖电解质溶液进行补液,纠正电解质紊乱,预防患者脱水。禁用抗生素治疗。

(三)寄生虫性食源性疾病救治

(1)对症治疗。

(2)服用驱虫药清除肠道寄生虫(溶组织内阿米巴病用甲硝哒唑,弓形虫用磺胺类药物及乙胺嘧啶，蓝氏贾第鞭毛虫病用甲硝硫酰咪唑及痢特灵，绦虫病用吡喹酮，旋毛虫病用噻苯咪唑或甲苯咪唑）。

（3）外科手术清除脑部或其他部位的幼虫或囊尾蚴。

（四）急性中毒救治

引起急性食源性中毒的常见致病因子为有毒化学物（亚硝酸盐、农药、兽药、鼠药等）、真菌毒素（毒蘑菇等）、有毒动植物毒素（河豚鱼、织纹螺、四季豆、鲜黄花菜、苦瓠等）、细菌外毒素（肉毒杆菌外毒素等）。食源性中毒病情发展迅速，潜伏期通常为几分钟或几小时。症状与体征取决于摄入毒素的种类，但通常会出现呕吐症状。其他症状可包括恶心、腹泻以及感觉和运动功能障碍，如视觉重影、虚弱、呼吸衰竭、麻木、脸刺痛和定向障碍等，发热症状罕见。

1. 现场急救

护送重症病人去医院的人员须注意将病人的头偏向一侧，以免呕吐物进入气管；病人有假牙时，应取出，以免误吸。

2. 清除已摄入的食物

如怀疑是病人摄入某种化学毒物或毒素引起的食源性中毒，早期应立即采取催吐、洗胃、导泄等措施尽快使未被吸收的毒物排出消化道。洗胃的液体根据毒物的性质选用 1∶5000 高锰酸钾液、2%—3% 的碳酸氢钠溶液等。深度昏迷病人洗胃时，要防止液体流入气管而引起吸入性肺炎。为保护胃黏膜，可给予氢氧化铝凝胶或服用牛奶等。可通过清水灌肠或用硫酸镁导泄等措施，排出已进入肠腔的食物。

3. 迅速促排已吸收的毒物

对已吸收毒物的病人，可采取输液利尿、血液净化等方法，使毒物排出体外。尤其是对危重病人，可根据毒物或毒素的特性，选用血液透析、血液灌流等血液净化技术。

4. 使用特效解毒药物

及早使用特效解毒药物。如：亚甲蓝为高铁血红蛋白血症的特效解毒剂，是治疗急性亚硝酸盐中毒的特效药；阿托品、解磷定是有机磷中毒的特效药；肉毒中毒使用肉毒抗毒素（抗毒血清）治疗；神经精神型毒蕈中毒使用阿托品，溶血型毒蕈中毒使用肾上腺皮质激素，脏器损害型毒蕈中毒早期可用二巯基丙磺酸钠解毒。

5. 对症治疗

根据毒性物质对机体的损害，采取对症治疗和支持治疗，如改善心、肺、肝、肾功能，纠正水、电解质平衡紊乱等治疗措施。维持循环和呼吸功能，防范靶器官损害，预防中毒性脑病、中毒性肺水肿、中毒性肾损害及肝损害。

第六节　食源性疾病的危害

一、食源性疾病发生的影响因素及发展趋势

食源性疾病不仅仅是日益严重的全球性公共卫生问题之一，也是头号食品安全问题。食源性疾病不断增加的原因十分复杂，但都与经济快速发展有关，成因和发病形式更为复杂。

（一）食品生产模式的改变

食品生产的工业化导致动物饲养和农业生产的集中化，这些都增加了食品污染和疾病传播的机会。农业加工和包装方面的变化可能会助长细菌污染或增殖；抗生素作为牲畜家禽的生长促进剂而常规地大量使用，导致耐药菌引起的人类感染病例的增加；食物配送范围的不断扩大导致食源性疾病暴发涉及更庞大的人群、多个地区甚至国家。人流、物流的发达，促进人员流动、食品生产与销售的全球变化，可引起食源性疾病的跨国传播。

（二）饮食模式的改变

饮食模式与食源性疾病关系密切。由于生活水平的提高，人们在外就餐、聚餐的机会增加。由于生活节奏的加快，消费者对快餐盒饭的需求也增加了。餐饮业食品安全管理水平不高，存在一定的食源性疾病暴发隐患。另外，对生鲜食品的偏爱，如生食 / 半生食贝类、鱼类。近年来，人们对水果蔬菜的膳食比例增加，许多新鲜水果蔬菜带有致病菌，生食有一定风险。

（三）环境因素的变化

无论是直接的土壤污染，还是大气、地表水和地下水污染，环境中某些污染物最终都能通过食物链在生物体间迁移并在生物体内逐级蓄积，使高位营养级生物体内污染物浓度达到危害人类健康的程度，影响人类健康，造成食源性疾病。环境污染因素遍布世界各个地方，日本熊本县水俣镇一家氮肥公司排放的废水中含有汞，这些废水排入海湾后经过某些生物的转化，形成甲基汞，发生了经过食物链使人中毒的水俣事件，导致 1004 人死亡。农用化学物质的使用增加农药、兽药残留，工业废弃物的排放增加导致食用农产品重金属超标，有毒化学物质通过食物进入人体而损害人类健康，降低人体对疾病的抵抗力。另外，气候变暖、食品加工和消费地区的生物性污染，可明显增加食源性疾病的风险。

（四）人口组成的变化

人口增长，大量农村人口向城市地区迁移，低收入群体甚至无正常收入群体向城市聚集，导致城市人口拥挤，人口密度不断上升，居住条件变差，增加了食源性疾病传播的机会。人口老龄化加快，也使易感人群增加。

（五）社会经济影响

贫穷是引起疾病的主要原因，贫穷导致生产设备简陋，卫生意识淡薄，食品安全管理措施难以实施，故食源性疾病在发展中国家较发达国家更为严重。对一些发展中国家而言，食源性疾病甚至是导致死亡的主要原因。不同的群体引起食源性疾病的影响因素不同。对欠发达农村群体，多数人的食物供应为自产自销自食为主，食品污染的主要因素包括饮用非饮用水、食品加工方式不当、家庭卫生习惯不良，特别是不恰当的食品处理习惯以及生熟不分等不安全的贮存习惯。对城市低收入群体，食品污染的主要因素有：购买了以次充好、以假充真、家庭及流动摊贩、小作坊、小食杂店、小吃店等的不卫生食品及家庭饮食习惯不良等。

（六）人为因素

动植物食品在种植、养殖、加工、包装、运输、贮存、销售等环节若防范不当或非法操作都易受到污染。种植业、养殖业在生产过程中过量或非法使用化肥、农药及兽药等都会使其在食物中的残留含量超标，导致引发中毒的风险增高。生产中过量使用、滥用添加剂或非法添加物，生产工艺流程未能严格执行标准或杀菌不全，生产、储存、运输过程不当引起腐败，新原料、新技术、新工艺应用带来的食品安全问题等，都是增加食源性疾病危险的因素。

二、食源性疾病的危害

食源性疾病的危害主要反映在两个方面：一是对人体健康、生命的危害，可直接导致患者死亡；二是经济损失。

（一）对人体健康、生命的危害

根据 WHO 的估计，每年全世界有 6 亿人（几乎每 10 人中就有 1 人）因食用受污染的食品而患病，并有 42 万人死亡。5 岁以下儿童承担 40% 的食源性疾病负担，每年发生 12.5 万例死亡。如：出血性大肠杆菌引起的急性溶血性尿毒综合征，阪崎肠杆菌引起的婴幼儿脑膜炎，单增李斯特氏菌引起的孕妇流产等。腹泻病是受污染食品引起的最常见疾病，每年导致 5.5 亿人患病，23 万人死亡。仅就发病和死亡人数来讲，食源性疾病危害是其他食品危害所不能比的。

同样，在我国威胁食品安全的最大问题是致病微生物引起的食源性疾病。近年来，我国也开展了急性胃肠炎和食源性疾病负担状况研究，这项研究为期一年，由国家食品安全风险评估中心联合上海、江苏、浙江、江西、广西、四川六地的疾病预防控制中心共同完成。研究结果表明：2010—2011 年，全国约有 7.48 亿人次发生急性胃肠炎，4.2 亿人次因病就诊。这其中可能有约三分之一由食物引起，也就是说，每年全国吃出急性胃肠炎的就有 2 亿多人。

（二）经济损失

食源性疾病导致的经济损失，一方面反映在包括消耗的医疗资源以及因疾病导致的误工误学、劳动力丧失而引起的经济损失；另一方面还反映在影响国际贸易和食品企业的生存与发展。农业和食品加工业一体化与国际贸易进一步发展，全球食品流通加快，食品安全也是一个重要的涉及整个国家经济利益的国际经贸的问题。

食品安全是国与国进行食品贸易的重要条件，也是引起贸易纠纷的重要原因，如新西兰奶粉检出肉毒杆菌，造成奶粉销量大减。

食品安全也是食品企业的生命。2008 年"三鹿"乳业集团生产的奶粉含三聚氰胺成分导致众多婴幼儿患上尿路结石事件，成为一起超越国界极具影响力的社会事件，董事长等相关责任人被判刑。"三鹿奶粉事件"的主角石家庄三鹿集团股份有限公司破产，作为我国乳品行业的"龙头"，"带头"引发了中国食品安全史上负面影响最大的事件。该事件不仅导致消费者对国产乳制品信心急剧下降，而且直接导致洋奶粉大规模进入中国市场。

第七节　食源性疾病的防控措施

一、引起食源性疾病发生的高危因素

引起食源性疾病发生的高危因素与致病因子在食物中的污染、病原物质的存活以及增殖这三方面的因素有关。

（一）引起食品污染的原因

1. 原料微生物污染

禽、猪、牛肉等生肉类常常在畜禽养殖期间受到沙门氏菌、金黄色葡萄球菌及其肠毒素、空肠弯曲菌，产气荚膜梭菌、小肠耶尔森氏菌、大肠杆菌 O157 等病原菌污染。鱼、贝等海产品类常带有副溶血性弧菌、霍乱弧菌，鸡蛋可带有沙门氏菌，大米等谷物类易带有蜡样芽胞杆菌，调料等草本植物类易污染产气荚膜梭菌。

2. 交叉污染

食品加工人员不洁的手触摸食品，用不洁的食品容器盛装食品，使用不洁的抹布、刀具、砧板等加工设备，或存放场所不洁，或使用已污染的水均可导致食品污染病原体。

3. 病原携带者

携带某种食源性病原体的人员称为病原携带者。病原携带者可以有发病症状，也可以不出现任何症状。通过食品加工导致食品污染的病原携带者有：患有化脓性皮肤病或鼻咽部携带金黄色葡萄球菌者，肠道志贺氏菌、沙门氏菌携带者，甲肝、戊肝病原携带者，感染诸如病毒者等。一般来说，不出现任何症状的病原携带者从事食品加工活动，具有较大的风险，主要有如下几个方面的特点：

（1）处在感染性疾病潜伏期的病人。潜伏期的病人在发病前可以排出病原体，如甲肝病人在出现典型临床症状前 2 周内就可以从粪便中排出甲肝病毒。

（2）健康带菌者。有些人食用被病原菌污染的食品后，并未出现明显的发病症状，而处于亚临床症状或轻度感染，这种情况被称为健康带菌者。健康带菌者可以在不知不觉中排出病原体而传播给其他人。

（3）处在感染性疾病恢复期的病人。有些食源性疾病患者在症状消失后 48 小时内仍然可以从粪便中排出病原体，如各种肠道病毒、志贺氏菌、沙门氏菌等病原体。

4. 不安全食品原料

不安全的食品原料，如毒蘑菇、野生河豚鱼、未烧熟的四季豆等有毒动植物体内含有毒素。

5. 食品化学性污染

（1）种养殖环节污染。动植物在生长繁殖期被有毒物污染，如在蔬菜种植过程中违法使用甲胺磷，生猪饲养过程中在饲料中违法添加盐酸克伦特罗导致食品原料污染。

（2）误食。因疏忽、事故、储存不当而将有毒物误以为食品配料，如将亚硝酸盐当食盐使用，工业用酒精当食用酒使用。

（3）滥用添加剂。超剂量、超范围使用食品添加剂或非法添加化学物质，如在肉制品加工过程中超剂量使用亚硝酸盐。

（4）食品储存不当。用有毒或被有毒物污染的容器盛装食品，如用含铅的锡壶长时间盛酒，锡壶中的铅溶入酒中，导致饮酒者铅中毒。

（二）引起致病因素残存的原因

将食物加热至中心温度70℃，并维持数秒钟可灭活繁殖体的细菌。如食物在烹饪过程中加热的时间不足或温度不当，或剩饭菜回烧不彻底均可导致致病菌、病毒及寄生虫残存。

（三）影响微生物增殖的因素

1. 微生物增殖的条件

（1）食物营养成分。大多数细菌易在高蛋白或碳水化合物的食物中繁殖，例如肉、禽、蛋、水产品、奶制品等动物性食品，米饭、豆制品等。

（2）食品酸度。大多数细菌喜欢中性环境（pH值为7.0），但在pH值4.6—9.0的环境中也能生长。因大多数食物的pH值小于7.0，所以在食品安全领域将有害菌生长的pH值定为4.6—7.0。当食物本身pH值就在这个范围时，食品中的致病菌很容易生长，肉、禽、蛋、奶、米饭均属于这类食物。很酸的食物（pH<4.6）不适宜致病菌生长，如柠檬、酸橙一般不会有致病菌生长。

（3）食物的水分。水分是细菌生长的重要因素，这就是自古以来人们用干制食物作为储存食物的方法之一。影响细菌生长的重要因素并非食物含水量的百分数，而是"可利用水"的数量或保存细菌活力所能利用的水，以水分活度（a_w）来表示。水分活度是指那些没有与食物结合，因而能被细菌生长所利用的水的数量。致病菌只能在水分活度高于0.85的范围内生长。一些食物通过将水分活度降至0.85以下来保存。干燥食物或者加盐或糖都能降低可利用水的数量。肉、禽、蛋、水产品、奶制品、米饭、面食及切开的瓜果蔬菜等的水分活度均大于0.85。面粉、干的大米及面食、果酱的水分活度在0.85以下。

（4）潜在危险性食物。适宜的食物种类是细菌生长的必要条件，有些食物特别适合微生物的繁殖，这类食物被称为"潜在危险性食物"，也可称"易腐食品"。潜在危险性食物通常含有较高的蛋白质或碳水化合物、pH值大于4.6、水分活度高于0.85，例如肉、禽、蛋、水产品、奶制品、米饭以及烹饪后的植物性食物等。

（5）温度/时间。不同细菌生长温度不相同。根据生长温度的不同，可将细菌分为三大类。

嗜冷菌：生长的温度在 0—21℃，大多数嗜冷菌是腐败菌。

嗜温菌：适宜的生长温度 21—43℃。大多数引起疾病的细菌属于嗜温性，能在5—57℃的范围内生长，这就是所谓的"危险温度带"。一些致病菌，如单核细胞增生李斯特菌属，虽能在低于 5℃的环境中生长，但繁殖速度非常缓慢。

嗜热菌：能在 43℃以上良好生长，所有嗜热菌均为腐败菌。

时间和温度是影响食物中细菌生长的最关键因素。大多数细菌在适宜的条件下，一个细菌在 5 小时内可繁殖出 100 万个细菌（表 1-3）。因为细菌有快速繁殖的能力，产生大量致病菌不需要很长时间。餐饮服务行业的一条经验法则是，在 5—57℃的条件下，细菌大约经过 4 小时的增长就可达到足以致病的数量。

表 1-3　细菌繁殖速度

时间	0	15分钟	30分钟	60分钟	3小时	5小时
细菌数量	1	2	4	16	> 1000	> 1000000

2. 微生物增殖的原因

（1）烧熟的食物在室温下放置时间过长。

（2）食物冷却方法不当，如放置在大容器中的食品温度难以降至 5℃以下。

（3）食物保温不当，食物采用保温储存时的温度过低（<57℃）。

（4）食品发酵不充分或过慢，以致酸度过低（pH>4.6）。

（5）腌制食品的食盐浓度低或腌制时间短，以致水分活度高（>0.85）。

二、食源性疾病防控措施

世界卫生组织推荐的食品安全五大要点，即：保持清洁、生熟分开、烧熟煮透、保持食物的安全温度、使用安全的水和原材料，是预防食源性疾病最有效的措施。

（一）保持清洁

用洗涤液和温暖的流动水充分洗手并干燥，是预防微生物性食源性疾病的重要措施。因此，餐前便后要洗手，做饭的过程中也要洗手，洗净双手再下厨。厨房用具应保持清洁，清洗和消毒用于准备食品的所有场所和设备餐具。厨房和储存食品的场所要注意防止苍蝇、蟑螂、老鼠等虫害滋生，家里养的宠物也尽量不要让它们进厨房。

（二）生熟分开

在加工、储存食品时，生的肉、禽和海产品要与其他食物分开。应使用两套器皿、刀具、砧板等分别处理生、熟食品。"熟"食指切完了直接吃的，比如拌黄瓜、酱牛肉。"生"食是指切完了还要经过加热的。"生熟分开"就是要避免"生"食上可能携带的细菌染到"熟"食上，引发疾病。"分开"不仅仅是指生熟食不要接触，更重要的是所用的案板、刀具、器皿等也应当分开，以避免混用导致交互污染。冷藏食品时，应将熟食放入保鲜盒内并放冰箱上层。

（三）烧熟煮透

适当的烹调可杀死致病菌、病毒、寄生虫，肉、禽、蛋和海产品应完全煮熟，肉类和禽类的汁水要变清，而不能是淡红色的，确保食物中心温度达到70℃。隔餐饭菜再度食用前也应彻底加热。烧熟煮透的一般原则是煮开10—15分钟，如果是大块肉，比如整鸡，时间还需要长一点。不宜贪吃生鲜动物性食品。尤其对某些患食源性疾病后，易发生严重疾病和严重后果的人群，如免疫功能缺陷者、基础性肝病患者、孕妇等危险人群，应避免生食海产品。

（四）保持食物的安全温度

易腐熟食食品在室温下不得存放2小时以上。所有熟食、卤味、酸奶、巴氏杀菌乳、凉拌菜及剩饭菜等易腐食品，应及时冷藏（5℃以下）。虽然低温可抑制微生物生长，但冰箱毕竟不是保险箱，仍然有些嗜冷菌可在冷藏的温度下繁殖，常见的如单核细胞增生李斯特氏菌。因此，熟食在冰箱内不宜久放，再次食用时仍需彻底加热。如熟食采用保温的方式储存，应在使用前保持温度在60℃以上。

（五）使用安全的水和原材料

不要购买无合法资质的食品摊贩销售的食品。饮食用水要符合卫生要求。蔬菜、瓜果要新鲜，不得食用腐败变质、超保质期、感官异常等不符合食品安全标准的食品。

练习题

1. 下列哪种情况可以确定为"不安全食品"？（　　　）

A. 检测出有害重金属铅的食品

B. 检测出致癌物质黄曲霉毒素 B_1 的食品

C. 不符合食品安全标准的食品

D. 含有食品添加剂的食品

2.《食品安全法》对食源性疾病的定义是（　　　）。

A. 食品中致病因素进入人体引起的感染性、中毒性等疾病

B. 特异体质的人对某些食物引起的食物过敏反应

C. 因食物营养不平衡所导致的高血压、高血脂、糖尿病等慢性疾病

D. 暴饮暴食引起的急性胃肠炎

3. 食源性疾病与食物中毒的关系是（　　　）。

A. 食物中毒包括食源性疾病

B. 食源性疾病包括食物中毒

C. 两者是不同的两类疾病

D. 食源性疾病就是指食物中毒

4. 下列哪项不属于感染性食源性疾病的致病因子？（　　　）

A. 寄生虫

B. 感染性致病菌

C. 病毒

D. 有毒化学物

5. 下列哪项不符合食源性疾病暴发事件流行病学特征？（　　　）

A. 夏、秋季是细菌性食源性疾病暴发的高发期

B. 夏、秋季是诺如病毒感染的高发期

C. 沿海地区是副溶血性弧菌暴发事件的高发区

D. 餐饮单位是食源性疾病暴发事件的主要发生场所

6. 我国最大的食品安全问题是（　　　）。

A. 滥用食品添加剂

B. 致病性微生物引起的食源性疾病

C. 滥用农药、兽药

D. 有毒动植物引起的食源性疾病

7. 下列哪项是最常见的食源性疾病致病因素？（　　　）

A. 寄生虫

B. 动物性毒素

C. 微生物性病原体

D. 植物性毒素

8. 我国细菌性食源性疾病暴发事件数排首位的病原菌是（　　　）。

A. 沙门氏菌

B. 副溶血性弧菌

C. 金黄色葡萄球菌

D. 蜡样芽胞杆菌

9. 病毒综合征与食源性疾病的临床鉴别诊断特征是（　　　）。

A. 发热

B. 腹泻

C. 肌肉痛或关节痛

D. 腹痛

10. 食源性疾病的严重程度取决于下列哪项因素？（　　　）

A. 病原体的毒力

B. 宿主的健康状况

C. 病原体的数量

D. 以上全部

11. 下列哪些人群是食源性疾病的高危人群？（　　　）

A. 儿童、老年人

B. 孕妇或哺乳期妇女

C. 体质较差或免疫缺陷者

D. 以上全部

12. 为保持卤味、熟食等易腐食物的安全温度，下列哪项说法是错误的？（　　　）

A. 室温下存放时间不超过 5 小时

B. 5℃以下冷藏

C. 60℃以上保温

D. 熟食不宜在冰箱内久放

13. 病毒性食源性疾病的救治原则是（　　　）。

A. 选用合适的抗生素

B. 对症治疗

C. 使用特效解毒药物

D. 催吐、洗胃、导泄

14. 可为确定食源性疾病病因提供重要线索的是（　　　）。

A. 发病潜伏期

B. 发病持续时间

C. 主要临床症状

D. 以上全部

15. 当患者出现发热、血便、剧烈腹痛，且粪便中白细胞增高时，提示可能感染（　　）。

A. 侵袭性致病菌

B. 病毒

C. 有毒动物毒素

D. 真菌毒素

16. 对患慢性或持续性腹泻或经抗生素治疗无效的患者，一般开展（　　）。

A. 粪便致病菌检测

B. 粪便病毒检测

C. 粪便寄生虫检测

D. 粪便真菌毒素检测

17. 下列哪项是不安全的食品加工行为？（　　）

A. 使用相同的菜板切生和熟的食物

B. 菜肴烧熟煮透

C. 用清水冲洗待加工的食物

D. 加工食物前洗手

18. 下列哪项不符合炎性腹泻表现？（　　）

A. 粪便中有白细胞

B. 小肠的损害

C. 侵袭性细菌和寄生虫感染

D. 严重便血

19. 如果怀疑是细菌性或病毒性食源性疾病，应考虑采取的措施是（　　）。

A. 采集适宜的标本进行化验

B. 按食源性疾病监测程序及时报告

C. 进行口服补液疗法

D. 以上全部

20. 医生接诊患者时，遇到下列哪些症状会询问饮食史？（　　）

A. 明显的胃肠道症状

B. 晕眩、视觉障碍、皮肤麻刺感等神经系统症状

C. 肌肉麻痹、横纹肌溶解等运动系统症状

D. 以上全部

21. 下列哪些是食源性疾病的致病因子？（　　　）（可多选）

A. 真菌毒素

B. 有毒动物

C. 有毒植物

D. 致病菌

22. 食源性中毒的发病特点包括（　　　）。（可多选）

A. 潜伏期短

B. 通常会出现腹泻症状

C. 通常会出现呕吐症状

D. 通常会出现发烧症状

23. 下列哪些特点提示导致疾病的致病因子可能通过食物传播？（　　　）（可多选）

A. 病例地理分布与公共水源分布相符，但与食品的地理分布不一致

B. 病例一拨一拨地出现，两拨病例出现的时间间隔约为致病因子的一个潜伏期

C. 不同病例个体一同用餐，并且发病时间与用餐时间相吻合

D. 不同病例个体的地理分布与某种食物的地理分布类似

24. 食源性疾病暴发事件发生后的正确应对措施有（　　　）。（可多选）

A. 出现腹泻、发烧症状时，应尽快催吐

B. 如果是化学性食物中毒，应尽快催吐

C. 尽量保留剩余食品、呕吐物或粪便，以便检验

D. 医院在积极救治病人的同时，应及时报告

25. 世界卫生组织推荐的食品安全五大要点的内容是（　　　）。（可多选）

A. 保持清洁、生熟分开

B. 烧熟煮透

C. 保持食物的安全温度

D. 使用安全的水和原材料

练习题答案

1.C；2.A；3.B；4.D；5.B；6.B；7.C；8.B；9.C；10.D；11.D；12.A；13.B；
14.D；15.A；16.C；17.A；18.B；19.D；20.D；21.ABCD；22.AC；23.CD；24.BCD；
25.ABCD

参考文献

［1］食源性病原微生物和天然毒素相关疾病防控手册 [M]. 周祖木，主译. 北京：人民
　　　卫生出版社，2016.

［2］杨杏芬，吴蜀豫. 食源性疾病暴发应对指南 [M]. 北京：人民卫生出版社，2013.

［3］金培刚，丁刚强，顾振华. 食源性疾病防制与应急处置 [M]. 上海：复旦大学出版
　　　社，2006.

［4］黄琼，郭云昌. 食源性疾病防治知识：医务人员读本 [M]. 北京：人民卫生出版社，
　　　2014.

［5］任筑山，陈君石. 中国的食品安全过去、现在与未来 [M]. 北京：中国科学技术出
　　　版社，2016.

［6］吴永宁，张磊，李志军. 食品安全与卫生基础 [M]. 北京：化学工业出版社，
　　　2006.

［7］孙亮，陈莉莉，廖宁波，等.2006 年—2017 年浙江省食源性疾病暴发监测资料分
　　　析 [J]. 中国卫生检验杂志，2019，29（15）：1874-1877.

［8］妮健敏，鲍德国，陆远强，等. 急性中毒急救 [DK]. 杭州：浙江电子音像出版社，
　　　2004.

［9］卫生部卫生应急办公室. 突发中毒事件卫生应急预案及技术方案 2011 版 [M]. 北
　　　京：人民卫生出版社，2011.

［10］中国疾病预防控制中心. 诺如病毒感染暴发调查和预防控制技术指南：
　　　2015 版 [EB/OL].[2015-11-17].http：//www.chinacdc.cn/tzgg/201511/
　　　W020151120324007040854.pdf.

［11］中华人民共和国卫生部.感染性腹泻诊断标准：WS 271—2007 [S].北京：人民卫生出版社，2008.

［12］中华人民共和国卫生部.曼陀罗食物中毒诊断标准及处理原则：WS/T 3—1996 [S].北京：中国标准出版社，1997.

［13］中华人民共和国卫生部.毒麦食物中毒诊断标准及处理原则：WS/T 4—1996 [S].北京：中国标准出版社，1997.

［14］中华人民共和国卫生部.含氰甙类食物中毒诊断标准及处理原则：WS/T 5—1996 [S].北京：中国标准出版社，1997.

［15］中华人民共和国卫生部.桐油食物中毒诊断标准及处理原则：WS/T 6—1996 [S].北京：中国标准出版社，1997.

［16］中华人民共和国卫生部.产气荚膜梭菌食物中毒诊断标准及处理原则：WS/T 7—1996 [S].北京：中国标准出版社，1997.

［17］中华人民共和国卫生部.病原性大肠艾希氏菌食物中毒诊断标准及处理原则：WS/T 8—1996 [S].北京：中国标准出版社，1997.

［18］中华人民共和国卫生部.变形杆菌食物中毒诊断标准及处理原则：WS/T 9—1996 [S].北京：中国标准出版社，1997.

［19］中华人民共和国卫生部.变质甘蔗食物中毒诊断标准及处理原则：WS/T 10—1996 [S].北京：中国标准出版社，1997.

［20］中华人民共和国卫生部.霉变谷物中呕吐毒素食物中毒诊断标准及处理原则：WS/T 11—1996 [S].北京：中国标准出版社，1997.

［21］中华人民共和国卫生部.椰毒假单胞菌酵米面亚种食物中毒诊断标准及处理原则：WS/T 12—1996 [S].北京：中国标准出版社，1997.

［22］中华人民共和国卫生部.沙门氏菌食物中毒诊断标准及处理原则：WS/T 13—1996 [S].北京：中国标准出版社，1997.

［23］中华人民共和国卫生部.葡萄球菌食物中毒诊断标准及处理原则：WS/T 80—1996 [S].北京：中国标准出版社，1997.

［24］中华人民共和国卫生部.副溶血性弧菌食物中毒诊断标准及处理原则：WS/T 81—1996 [S].北京：中国标准出版社，1997.

［25］中华人民共和国卫生部.蜡样芽胞杆菌食物中毒诊断标准及处理原则：WS/T 82—1996 [S].北京：中国标准出版社，1997.

［26］中华人民共和国卫生部.肉毒梭菌食物中毒诊断标准及处理原则：WS/T 83—

1996 [S]. 北京：中国标准出版社，1997.

［27］中华人民共和国卫生部．大麻油食物中毒诊断标准及处理原则：WS/T 84—1996 [S]. 北京：中国标准出版社，1997.

［28］中华人民共和国卫生部．食源性急性有机磷农药中毒诊断标准及处理原则：WS/T 85—1996 [S]. 北京：中国标准出版社，1997.

［29］中华人民共和国卫生部．食源性急性亚硝酸盐中毒诊断标准及处理原则：WS/T 86—1996 [S]. 北京：中国标准出版社，1997.

［30］中华人民共和国卫生部．霍乱诊断标准：WS 289—2008 [S]. 北京：人民卫生出版社，2008.

［31］中华人民共和国卫生部．伤寒和副伤寒诊断标准：WS 280—2008 [S]. 北京：人民卫生出版社，2008.

［32］中华人民共和国卫生部．甲型病毒性肝炎诊断标准：WS 298—2008 [S]. 北京：人民卫生出版社，2008.

［33］中华人民共和国卫生部．戊型病毒性肝炎诊断标准：WS 301—2008 [S]. 北京：人民卫生出版社，2008.

［34］中国医师协会感染科医师分会．戊型病毒性肝炎诊疗规范 [J]. 中华临床传染病杂志，2009，2（5）：360-263.

［35］中华人民共和国卫生部．广州管圆线虫病诊断标准：WS 321—2010 [S].2010.

［36］中华人民共和国卫生部．华支睾吸虫病诊断标准：WS/T 309—2009 [S].2009.

［37］中华人民共和国卫生部．旋毛虫病的诊断：WS 369—2012 [S].2012.

［38］中华人民共和国国家卫生和计划生育委员会．弓形虫病的诊断：WS/T 486—2015 [S].2015.

［39］中华人民共和国国家卫生和计划生育委员会．隐孢子虫病的诊断：WS/T 487—2016 [S].2016.

［40］肖东楼．霍乱防治手册 [M]. 6 版．北京：人民卫生出版社，2013.

（孙　亮　章荣华　徐小民）

第二章
食源性疾病监测

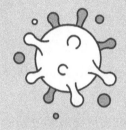

第一节 食源性疾病监测概述

一、相关概念

（一）公共卫生监测和疾病监测

公共卫生监测（Public Health Surveillance）是最基本的公共卫生活动之一，在防控疾病、促进健康等方面发挥着举足轻重的作用。公共卫生监测是指有计划地、持续而系统地收集、整理对于制定、实施和评价公共卫生行动所需的特定疾病或健康相关资料，通过分析和解释形成有价值的信息，并及时将所获信息传递给所有应该知道的机构和人员，用于指导公共卫生实践。

疾病监测（Disease Surveillance）是公共卫生监测重要组成内容，指的是有计划地、连续地和系统地观察、收集、整理、分析和解释疾病在人群中的发生及影响因素的相关数据，并及时反馈相关信息用于指导和评价疾病的预防控制。疾病的动态分析不仅指疾病的时间动态分布，也包括从健康到发病的动态分布和地域分布。疾病监测只是手段，最终目的是预防和控制疾病流行。疾病监测包括传染病监测和非传染病监测，一般来讲，食源性疾病监测属于非传染病监测范畴，但的确有部分传染病如霍乱可经食物途径传播。

（二）食源性疾病监测

食源性疾病监测（Foodborne Disease Surveillance）既要满足公共卫生监测和疾病监测的基本原则，又属于食品安全风险监测内容。《食品安全法》第二章第十四条规定，国家建立食品安全风险监测制度，对食源性疾病、食品污染以及食品中的有害因素进行监测。根据我国《食品安全风险监测管理规定（试行）》（卫监督发〔2010〕17号），食品安全风险监测是通过系统和持续地收集食源性疾病、食品污染以及食品中有害因素的监测数据及相关信息，并进行综合分析和及时通报的活动。虽然《食品安全法》和《食品安全风险监测管理规定（试行）》并未定义食源性疾病监测的概念，但有学者提出：为了揭示食源性疾病的发病原因、掌握其发病趋势及变化规律，以便采取相应的预防与控制措施，人们在预防与控制食源性疾病的工作实践中，通过系统地收集和分析食源性疾病的有关资料开展食源性疾病流行病学研究，这类工作称为食源性疾病监测。

二、监测目的

食源性疾病监测是进行危险性评价的基础。通过开展综合的、系统的食源性疾病监测和系统收集、分析有关食源性疾病发病信息等资料，主要可以达到以下三个方面的目的。

（一）早期发现和控制食源性疾病暴发

在预防与控制食源性疾病方面，现有的各类食源性疾病监测报告系统可以发挥预警、控制和预防食源性疾病等三方面的基本作用。如果食源性疾病监测系统能较早发现或识别病例暴露于相同食品或病例携带同一型别病原菌或相似病症的聚集性病例，就能适时做出预警，并对发现的暴发事件及时做出反应、干预和调查控制。

（二）系统掌握食源性疾病发生与发展

通过食源性疾病监测可掌握食源性疾病（报告）发病率，追踪和确定食源性疾病的病因（特定食品和特定危害），确定新病原的产生和易感人群，从而确定食源性疾病发生的严重性和危害程度，追踪食源性疾病的发生与发展趋势，指导食品安全政策的制定和观察监测控制措施的效果。

（三）食品安全风险评估重要信息来源

监测数据对于进行食品安全风险评估、最终制定风险管理方案和实施风险信息通报有着重要的意义。如通过食源性疾病监测结果提出由食品引起疾病的风险，并确定高危险食品和处理措施、对食源性疾病负担进行评估以及为制定或调整相关食品安全标准提供依据等。

三、监测方式

应用流行病学监测方法系统地收集和分析食源性疾病发病资料，促进了食源性疾病监测工作的开展。为系统掌握食源性疾病的发病情况，许多国家或地区纷纷以立法的方式将本国或本地区具有重要公共卫生意义的传染病列为法定报告疾病，其中包括经食源性引起暴发或流行的疾病，有的则将食源性疾病单独列为法定报告的一类疾病。由于食源性疾病报告方式和资料来源的不同，食源性疾病监测主要由临床病例监测报告、实验室监测报告和暴发监测报告等三个互为联系又相对独立的监测系统组成。临床病例监测报告要求临床医生在诊疗过程中，发现疑似法定报告疾病的病例和可能经食物引起的感染性、中毒性病例，应及时在网报系统中报告，尽管疑似食源性疾病病例是否与进食有关尚待进一步的流行病学调查证实。实验室监测报告是指医院和疾控机构实验室对病例样本中可经食物摄入传播的某些特定病原体（如副溶血性弧菌、沙门氏菌、志贺氏菌等）进行分离、分型检测，并及时上报实验室检验结果。食源性疾病暴发监测中的事件调查结果报告一般由疾控机构负责，在临床和实验室报告的基础上，由疾控机构和／或有关部门对食源性疾病暴发事件进行流行病学调查，并按要求进行信息上报。上述食源性疾病监测系统涵盖了被动监测（主要指传统上的对食源性疾病暴发事件和一些食源性病例信息的被动报告收集等）和主动监测的方式，尤其是近年来主动监测报告系统的建立及应用展示了广阔的前景。食源性疾病主动监测以实验室监测为核心，要求对罹患某些症状（如腹泻）的就诊病人的样本进行某些特定病原体检测，并结合实验室结果开展相关的流行病学调查研究；其监测内容主要包括临床医生有关病症诊治情况调查、临床实验室开展有关病原体分离鉴定工作调查、特定人群有关病症发生情况调查和暴露因素的病例对照研究等几个方面。除此之外，食源性疾病监测数据来源还包括人群调查、投诉、媒体报道、严重结果观察哨点报告、科学研究等。

我国目前的监测方式主要是主动和被动监测相结合，即通过医疗机构和疾控机构监测报告符合病例定义的食源性疾病病例和食源性疾病暴发事件信息，同时开展实验室监测和报告检验结果，并开展某些食源性特定病原体危险因素调查。

四、监测特点

食源性疾病监测包括监测计划的制订、监测方式的设计、采样、样品运送和保存、实验室检测、现场调查到数据上报和整理分析等过程，是一个科学而复杂的系统，每个环节的差错都将影响最终数据的质量。监测网络搭建、监测方案设计要有科学性，监测点选择要体现代表性。由于食品污染和食源性疾病的发生具有时空性等特点，只有坚持长期系统的监测，才能从大量的数据中揭示其变化规律，预测其变化趋势，达到预期目的。因此，监测手段的主动性、监测环节的科学性、监测内容的针对性、监测结果的精确性、监测反应的快捷性和监测组织的协调性共同构成了食源性疾病监测特点。

五、监测报告

《食品安全法》第一百零三条规定，发生食品安全事故的单位应当立即采取措施，防止事故扩大。事故发生单位和接收病人进行治疗的单位应当及时向事故发生地县级人民政府食品安全监督管理、卫生行政部门报告。第一百零四条规定，医疗机构发现其接收的病人属于食源性疾病病人或者疑似病人的，应当按照规定及时将相关信息向所在地县级人民政府卫生行政部门报告。我国目前已建立食源性疾病监测报告网络，因此医疗机构应根据每年的食源性疾病监测计划/方案，对符合监测要求的食源性疾病病例，在网报系统中进行上报。

第二节　国内外食源性疾病监测体系现状

一、我国食源性疾病监测

（一）体系建设背景

虽然我国于2004年建立的突发性公共卫生事件报告平台中涵盖了食物中毒的报告模块，但近年来由于机制上的原因在报告执行上不是很顺畅，而且仅仅依靠食物中毒数据很难估计食源性疾病发病的确切情况。2009年和2015年，我国首次和修订后颁布实施的《食品安全法》中均规定：国家建立食品安全风险监测制度，对食源性疾病、食品污染以及食品中的有害因素进行监测。为加强我国食源性疾病监测工作，落实法律规定的职责任务，同时也为了全面掌握我国食源性疾病的发生情况，发现食品安全风险隐患，及时调整食品安全监管措施，自2010年起，本着"边建设、边完善"的指导思想，由原卫生部牵头，正式在全国范围内启动了食源性疾病监测体系建设。

（二）体系建设现状

从2010年开始，国家开始建立以搜集信息为目的的全国食源性疾病（包括食物中毒）报告系统（现称"食源性疾病暴发监测系统"）和疑似食源性异常病例/异常健康事件报告系统（现已并入"食源性疾病监测报告系统"）。食源性疾病暴发监测系统是在全国 31 个省（自治区、直辖市）范围内以搜集食源性疾病暴发事件信息为目的的疾病报告体系，在完成食源性疾病暴发事件调查结束后 7 个工作日内，由各级各地疾病预防控制中心按照既定的格式填报相关信息，采取国家、省（自治区、直辖市）、地（市）和县（区）四级食源性疾病的网络直报。自 2011 年起，国家开始建立食源性疾病监测系统，对食源性疾病病例进行监测报告，2017 年已覆盖至全国所有二级及以上医疗机构，监测数据量和监测质量进一步提高，2018 年起逐步延伸至社区、乡镇各级医疗机构，构建城市 – 农村一体化的食源性疾病监测网络。为进一步挖掘食源性疾病病例间的信息关联，国家近年来建立了国家食源性疾病分子溯源网络（TraNet），对食源性疾病腹泻病例粪便 / 肛拭阳性样本开展实验室深入检测，为早期发现聚集暴发提供有价值的线索。至此，我国食源性疾病监测网络不仅能对暴发事件进行监测，也能对散发病例进行监测报告，通过对散发个案病例信息的采集、汇总和分析，为发现食品安全隐患提供技术基础；同时根据一定的代表性，通过选择部分哨点医院采集病例样本开展特定食源性病原体实验室检验，为食源性疾病诊断提供病原学确证，通过对病原体进行深入的分析，结合流行病学调查，能了解重要食源性疾病的发病及流行趋势，也能对特定食源性病原体的耐药性和食源性疾病负担评估进行分析评价。

目前，我国已初步建立全国性的食源性疾病监测体系，通过食源性疾病监测报告系统、食源性疾病暴发监测系统和国家食源性疾病分子溯源网络（TraNet）网报系统统一收集、分析、存储监测数据，包括浙江省在内的部分省份还自主开发了省级食源性疾病监测报告平台并投入使用。近年来，我国通过食源性疾病主动监测体系在食源性疾病隐患发现、报告、处置、防控和国际交流方面发挥了应有的作用。

二、国外食源性疾病监测

目前国外的食源性疾病监测系统已相对完善，这些监测系统与传统的监测系统最大的不同就是变以前的被动监测为主动监测，从而有效地减少了数据漏报、错报。这些系统不仅监测疾病以及病原体本身，对监测过程中的其他各个环节也能做到很好的监测（如实验室、医护人员等），从而提高了监测的科学性；同时，监测结果能够快速利用网络进行比对，从而提高了监测的准确性。下面简要介绍国际上较为知名的几个食源性疾病监测系统。

美国的食源性疾病监控体系以"地方－州－联邦"三级公共卫生部门为基本框架，通过1995年建立的食源性疾病主动监测网络（FoodNet）对食源性疾病进行主动监测，由美国疾病控制和预防中心（CDC）负责，主要监测内容包括志贺氏菌、埃希氏大肠杆菌O157：H7、副溶血性弧菌、变形杆菌、沙门氏菌、李斯特单核杆菌以及隐孢子虫、圆孢子虫等数十种病原体。该系统的运作主要包括以下几个方面：卫生官员每个月都会到监测网络内的实验室收集确诊的病例数据，并将其加入数据库；对每个实验室进行调查，主要包括检测方法、标准、仪器等；对内科医生进行随机抽样调查，以了解医生对样本的送检情况；以电话访问的方式对人群开展调查，主要是为了了解腹泻发病人数与就诊人数的关系、发病与食物的关系以及评估人群因食源性疾病对医疗保健需要的程度等；对个别案例也开展流行病学调查，为进一步制定防控措施提供依据。

美国CDC对上述调查结果进行综合分析，并给出相应的预警和调整相关预防措施及相关政策等。通过食源性疾病暴发网络（OutbreakNet）和分子分型电子网络（PulseNet）及时获得美国食源性疾病暴发信息并参与暴发的调查和控制。PulseNet是1995年建立的一个极为成功的病原菌DNA指纹识别网络，能够对疾病暴发进行早期识别并协助对病原及其传播途径进行溯源，1996—2011年间，每年上报到PulseNet的单独的人类疾病样本增长了超过200倍，从食物、环境和其他资源中提取并上报的病原体样本增长了超过800倍。如今，PulseNet由美国国内至少87个实验室组成，每个州至少有1个，很多州同时拥有联邦实验室和地方实验室，使用DNA指纹识别技术和数据库，来匹配分散在各地的患者的致病菌，2008年全美75%的食源性疾病暴发经该网络发现。

世界卫生组织为了控制全球的食源性疾病和加强其成员对食源性疾病及食源性病原菌耐药性的监控能力，于2000年建立了全球沙门氏菌监测网（WHO Global Salm-Surv，WHO GSS），这是针对沙门氏菌及其耐药性进行监测的全球性网络。它的成员目前包括了148个国家相关机构，该项目为成员提供技术培训以及实验室的质量控制，并提供相关的技术信息与技术支持。目前，WHO的网络实验室已针对沙门氏菌和空肠弯曲菌开展全球监测，WHO要求每个成员国每年上报其本国的食源性疾病的暴发人数及病因分析。该项目有力地促进了多领域、多部门之间的交流与合作，建立了沙门氏菌及其耐药性监测网络和数据库，从而提高了成员对食源性疾病的监测能力。

三、展望

食源性疾病在我国是一个重要的公共卫生问题，需要对其进行重点管理和控制。食品安全监督管理的主要任务和最终目标是减少食源性疾病的发生，而获得食源性疾病充足、准确的信息，方能有助于政府制定食源性疾病的防控决策。因此，我国食源性疾病监测工作还需要进一步发展完善，包括借鉴发达国家和地区的先进经验并与我国实际情况有效结合，从监测时效、数据质量、监测效益、相互协作和信息化手段运用等方面不断完善现有监测体系，各省食源性疾病监测网络应在国家建设基础上主动设计、完善，体现地方特色和实际，有效控制食源性疾病的发生，保障人们的健康。

第三节　食源性疾病病例监测和主动监测

食源性疾病病例监测和主动监测是通过收集、汇总和分析食源性疾病病人的个案信息，从而了解重要食源性疾病的发病及流行趋势，及时发现聚集性病例，为早期识别、发现食品安全隐患提供线索的食源性疾病监测报告方式。目前我国的病例监测体系从监测内容上可区分为食源性疾病病例监测和食源性疾病主动监测。本节将针对这两种监测做一介绍。

一、食源性疾病病例监测

（一）监测主体

开展食源性疾病诊疗的所有医疗机构，包括综合医院（含中医医院）、儿童医院、妇产医院、社区卫生服务中心（乡镇卫生院），以及各级疾病预防控制中心和国家食品安全风险评估中心等。

（二）监测对象

1. 食源性疾病疑似病例

食源性疾病疑似病例是指由食品或怀疑由食品引起的感染性或中毒性等病例。主要包括：

（1）病人自诉或经询问怀疑与餐饮食品（餐饮服务经营者提供的食品）或定型包装食品有关的"急性胃肠炎""感染性腹泻"等感染性病例；

（2）病人自诉或经询问怀疑与有毒动植物、化学物质、毒蘑菇和生物毒素等有关的中毒性病例；

（3）医生认为其他需要报告的食源性疾病疑似病例。

2.食源性疾病确诊病例

食源性疾病确诊病例是指符合但不限于《食源性疾病监测报告工作规范（试行）》附录"食源性疾病报告名录"中1—33种食源性疾病判定标准的病例。

3.食源性疾病聚集性病例

食源性疾病聚集性病例是指具有可疑共同食品暴露史（同一种食品、同一个餐饮服务单位提供的食品或同一家食品企业生产的食品等），在时间、地点（同一个村庄、工地、学校、单位等）分布上具有关联，有类似临床表现的食源性疾病疑似病例或食源性疾病确诊病例。

（三）监测内容

1.病例监测

监测点医疗机构每日对上述食源性疾病疑似病例、确诊病例、聚集性病例进行监测，重点关注婴幼儿、中小学生和孕产妇等病例，由预包装食品引起的病例，发生在餐饮服务单位、学校、工地的病例，以及重症和死亡病例等。监测内容主要包括临床症状、饮食暴露史（包括可疑食品名称、进食地点、购买地点等）、诊断结论等信息。医疗机构对符合要求的病例应报尽报。

2.腹泻病例信息汇总上报

本内容为各省视情况开展。所有医疗机构每月统计汇总本院（肠道门诊、儿科、急诊、消化内科）该月份就诊腹泻病例总数量信息（要求至少包括三方面信息：就诊腹泻病例总数、就诊腹泻病例中住院数、就诊腹泻病例中死亡数）。建议有条件的地区同时分不同年龄段和性别汇总，不同年龄段划分标准推荐为：0—4岁、5—14岁、15—24岁、25—44岁、45—64岁、65岁及以上。每月将上述信息填报完成后通过"食源性疾病监测报告系统"报送，经当地疾病预防控制中心审核后上报。

（四）监测信息上报及汇总分析

1.食源性疾病疑似病例的信息报送、审核

医疗机构应在病例就诊后2个工作日内通过"食源性疾病监测报告系统"报送病例信息。各地疾病预防控制中心应在每个工作日内对辖区内病例信息的准确性和完整性等进行审核，每级审核并向上一级疾病预防控制中心上报信息的时间不超过2个工作日。

2. 食源性疾病确诊病例的信息报送、审核

报送、审核要求同食源性疾病疑似病例。需要根据实验室检验结果判定的食源性疾病，有检验能力的医疗机构在采集和报告病例信息的同时，可根据临床表现采集生物标本并及时进行相应致病因子的检验。检验结果为阳性的，应在检验结束后2个工作日内登录"食源性疾病监测报告系统"，在相对应的病例信息中补录实验室检验结果和疾病名称。

3. 食源性疾病聚集性病例的识别与信息报送

（1）接诊医生在诊疗过程中发现其接诊的病人符合监测对象中食源性疾病聚集性病例时，应立即报告本医疗机构或指定医疗机构的相关部门，并报送病例信息。医疗机构有关部门接到报告后，或在审核、汇总本医疗机构的食源性疾病个案病例信息时发现食源性疾病聚集性病例，应在24小时内向所在地县级卫生健康行政部门报告。如发现以下情况，应立即对病例是否具有可疑共同食品暴露史、临床诊断、时间与地点关联性等信息进行核实，并在核实后2个小时内通过电话、传真等方式报告，情形举例（不限于以下）：

①聚集性病例30人及以上或死亡1人及以上；

②发生在学校、幼儿园、建筑工地等集体单位，聚集性病例5人及以上或死亡1人及以上；

③发生在地区性或全国性重要活动期间，聚集性病例5人及以上或死亡1人及以上。

（2）县级疾病预防控制中心应当每个工作日审核、汇总、分析辖区内食源性疾病病例和聚集性病例信息，对聚集性病例进行核实，经核实认为可能与食品生产经营有关的，应在核实结束后24小时内向县级卫生健康行政部门和地市级疾病预防控制机构报告。如发现聚集性病例30人及以上或出现死亡病例，应立即进行核实，并在核实后2个小时内通过电话、传真等方式报告。

（3）地市级疾病预防控制中心应当每个工作日审核、汇总、分析辖区内食源性疾病病例信息，发现跨所辖行政区域的聚集性病例时应当进行核实，经核实认为可能与食品生产经营有关的，应在核实结束后24小时内向地市级卫生健康行政部门和省级疾病预防控制机构报告。如发现来自两个及以上县（区）的聚集性病例30人及以上或出现死亡病例，应立即进行核实，并在核实后2个小时内通过电话、传真等方式

报告。

（4）省级疾病预防控制中心应当每个工作日审核、汇总、分析辖区内食源性疾病病例信息，发现跨所辖行政区域的聚集性病例时应当进行核实，经核实认为可能与食品生产经营有关的，应在核实结束后 24 小时内向省级卫生健康行政部门和国家食品安全风险评估中心报告。如发现来自两个及以上地市的聚集性病例 30 人及以上或出现死亡病例，应立即进行核实，并在核实后 2 个小时内通过电话、传真等方式报告。

（5）国家食品安全风险评估中心应当每个工作日对全国报告的食源性疾病病例信息进行审核、汇总、分析，发现跨省级行政区域的聚集性病例应当组织有关省份进行核实，经核实认为可能与食品生产经营有关的，应当在核实结束后 24 小时内向国家卫生健康委报告。如来自两个及以上省（自治区、直辖市）的聚集性病例 30 人及以上或出现死亡病例，应立即进行核实，并在核实后 2 个小时内通过电话、传真等方式报告。

二、食源性疾病主动监测

（一）监测主体

承担食源性疾病监测任务的哨点医院由省级卫生健康行政部门指定，哨点医院综合考虑人均地区生产总值、地理位置、人口密度、实验室检验资质和能力等因素，每个省（区、市）选择一定数量的医疗机构作为哨点医院。

（二）监测对象

由食品或怀疑由食品引起的，以腹泻症状为主诉的感染病例。腹泻是指每日排便 3 次或 3 次以上，且粪便性状异常，如稀便、水样便、黏液便或脓血便等。

（三）监测内容

1. 病例信息

以腹泻症状为主诉病例的基本信息、症状与体征、饮食暴露史等。

2. 病原学检验

腹泻病例生物标本的沙门氏菌、副溶血性弧菌、致泻性大肠埃希氏菌、志贺氏菌、诺如病毒等指标的实验室检验结果。有条件的省份可根据实际情况增加指标。

3. 腹泻病例统计调查

腹泻病人的门诊人数和住院人数、采集粪便标本病人数、进行病原体检验的病人数及检出菌株数等统计信息。

4. 实验室确诊病例的调查核实

哨点医院所在地的疾病预防控制中心负责对疑似聚集性或怀疑由预包装食品引起的实验室确诊病例进行调查核实。

（四）监测程序

1. 病例信息采集

哨点医院临床医生在诊疗活动中，发现符合病例定义的病人时，应采集病例的基本信息、症状与体征等，并询问其饮食暴露史，包括可疑食品名称、进食地点、进食人数、其他人是否发病等。

2. 粪便标本采集

临床医生依据病例定义，采集病人的新鲜粪便或肛拭标本，应尽量在用药之前采集。标本的采集、保存、运送应符合监测工作的要求。

3. 实验室检验

（1）检验内容。

沙门氏菌、副溶血性弧菌、致泻性大肠埃希氏菌、志贺氏菌和诺如病毒为各省必做项目，有条件的省份可根据实际情况增加小肠结肠炎耶尔森氏菌、弯曲菌、肠出血性大肠埃希氏菌 O157、病毒和寄生虫等检验项目。

（2）检验方法。

粪便标本检验应符合监测工作要求的《实验室检验标准操作程序》中的"粪便标本检验标准操作程序"，完成检验后及时将标本信息和检验结果录入"食源性疾病监测报告系统"。

（3）菌株上送。

每月的第一、三周检验实验室将前两周分离的菌株集中上送至省级疾病预防控制中心或指定的地市级疾病预防控制中心，以便及时完成菌株复核、分子分型和药敏试验等监测内容。菌株的保存、运送和包装应符合生物安全管理的相关要求。

4. 腹泻病例统计调查

哨点医院每月的第一周对上个月门诊和住院的腹泻病人数、采集粪便标本的腹泻病人数、采集标本进行沙门氏菌、致泻性大肠埃希氏菌、志贺氏菌、副溶血性弧菌及其他病原体检测的病人数及检出菌株数等信息进行统计。

5. 实验室确诊病例的调查核实

哨点医院所在地的疾病预防控制中心在审核数据时发现实验室确诊病例为疑似聚集性病例或怀疑由预包装食品引起的病例，应进行调查核实。

（1）疑似聚集性病例。

若发现某一种（型）致病菌（如肠炎沙门氏菌等）的检出水平超过既往水平或近期明显增多，或发现罕见种（型）致病菌（如某罕见沙门血清型菌株）近期明显增多等情况，应及时结合病例的基本信息、临床症状与体征、饮食暴露史和实验室检验等信息进行调查核实。

（2）怀疑由预包装食品引起的病例。

若怀疑实验室确诊病例由预包装食品引起，可能与生产经营有关，应及时结合病例的基本信息、临床症状与体征、饮食暴露史和实验室检验等信息进行调查核实。

（五）监测信息与菌株报送

（1）哨点医院应当在接诊符合病例定义的病人后2个工作日内通过"食源性疾病监测报告系统"填报病例信息。

（2）哨点医院完成检验后2个工作日内通过"食源性疾病监测报告系统"填报标本检测信息，并在接诊后两周内向所在地承担主动监测任务的疾病预防控制中心报送食源性致病菌分离株。如哨点医院临床检验实验室不能开展诺如病毒等项目的检测，应尽快将待检标本送往所在地疾病预防控制中心进行检测。

（3）承担检测或复核任务的疾病预防控制中心完成检验或复核后2个工作日内通过"食源性疾病监测报告系统"填报标本检测信息，并在检测或复核后两周内将食源性致病菌分离株上送省级疾病预防控制中心。

（4）哨点医院所在地承担主动监测任务的疾病预防控制中心应当在7个工作日内完成对实验室确诊的疑似聚集性病例和怀疑由预包装食品引起病例的个案调查，并在完成调查后2个工作日内通过"食源性疾病监测报告系统"填报个案调查信息。

（5）省、市、县级疾病预防控制中心应逐级审核、上报辖区内的主动监测数据。原则上由微生物实验室专业人员负责审核标本检验数据，致病菌检测结果为阳性的，需填写菌株详细信息；病毒检测结果为阳性的，无需填写菌株信息，应在备注栏注明型别。各级疾病预防控制中心应在2个工作日内完成本级数据的审核及上报工作。

（6）地方各级疾病预防控制中心和国家食品安全风险评估中心应当按照《食源性疾病监测报告工作规范（试行）》的要求开展聚集性病例的分析、核实、报告等。

（7）省级疾病预防控制中心应将分离菌株在规定时间内统一送至国家食品安全风险评估中心。

（8）国家食品安全风险评估中心应当按时完成年度全国食源性疾病主动监测分析报告，并提交国家卫生健康委。

第四节　食源性疾病暴发监测

对经流行病学调查确认的食源性疾病暴发信息进行收集和归因分析，力争掌握食源性疾病暴发事件的发生特点、主要致病因子、高危食品和危险环节等信息，为食源性疾病的预防控制和保障食品安全提供依据。

一、监测主体

县级及以上疾病预防控制中心。

二、监测内容

所有发病人数在2人及2人以上或出现1人及1人以上死亡病例的食源性疾病暴发事件。

三、监测报告与要求

各级疾病预防控制中心开展流行病学调查结束后7个工作日内，通过"食源性疾病暴发监测系统"上报流行病学调查报告和相关信息。

地市级疾病预防控制中心在辖区内疾病预防控制中心通过网报系统上报食源性疾病暴发事件后的2个工作日内完成初次审核，同时在当月月底前完成辖区内所有上报食源性疾病暴发事件的审核。国家食品安全风险评估中心、省级疾病预防控制中心及时登录系统进行信息审核。

国家食品安全风险评估中心、省级和地市级疾病预防控制中心应定期对辖区内上报的食源性疾病暴发事件进行综合分析，并适时向本级卫生健康行政部门提交分析报告。

第五节　食源性致病菌分子溯源

对病人和食品中食源性致病菌分离株进行分子分型和聚类分析，为聚集性病例识别和调查提供技术支持，并构建食源性致病菌分子溯源数据库。

一、监测主体

"国家食源性疾病分子溯源网络（TraNet）"的监测技术机构，包括国家食品安全风险评估中心、省级疾病预防控制中心和具备检验能力的地市级疾病预防控制中心。

二、监测内容

监测技术机构需对辖区内的以下菌株进行分子分型分析，包括脉冲场凝胶电泳和全基因组测序。

（一）脉冲场凝胶电泳（PFGE）分子分型

1. 食源性疾病暴发调查分离的常见食源性致病菌

地方各级疾病预防控制中心参与食源性疾病暴发调查时，需对病人、可疑食品、加工从业人员、刀具案板等环境标本中分离的沙门氏菌、副溶血性弧菌、致泻性大肠埃希氏菌、金黄色葡萄球菌和志贺氏菌等食源性致病菌开展 PFGE 分子分型分析。

2. 哨点医院主动监测分离的食源性致病菌

省级疾病预防控制中心和具备检验能力的地市级疾病预防控制中心需对哨点医院主动监测分离的沙门氏菌和致泻性大肠埃希氏菌等菌株开展 PFGE 分子分型分析。沙门氏菌需要完成血清型鉴定，致泻性大肠埃希氏菌需要通过 PCR 试验确认类别。

3. 食品微生物及其致病因子监测分离的食源性致病菌

省级疾病预防控制中心和具备检验能力的地市级疾病预防控制中心对食品中微生物及其致病因子监测分离的沙门氏菌和致泻性大肠埃希氏菌等菌株开展 PFGE 分子分型分析。沙门氏菌需要完成血清型鉴定，致泻性大肠埃希氏菌需要通过 PCR 试验确认类别。

（二）全基因组测序（WGS）

省级和具备检验能力的地市级疾病预防控制中心对辖区内食源性疾病暴发事件中分离的沙门氏菌、致泻性大肠埃希氏菌，食源性疾病专项监测中分离的单核细胞增生李斯特氏菌、空肠弯曲菌，食品微生物及其致病因子监测的沙门氏菌、单核细胞增生李斯特氏菌等分离株开展全基因组测序分析。

三、监测方法

食源性致病菌 PFGE 分子分型和全基因组测序（WGS）方法应参照《实验室检验标准操作程序》中的"食源性致病菌 PFGE 标准操作程序"和"食源性致病菌全基因组测序标准操作程序"。

四、监测结果分析报送

地市级疾病预防控制中心完成 PFGE 和 WGS 后，及时上报检测结果。已和国家食源性疾病分子溯源网络（TraNet）取得对接的，则可直接通过该网络进行上报；尚未对接的，则及时上报至省级疾病预防控制中心。省级疾病预防控制中心按时通过国家食源性疾病分子溯源网络（TraNet）上报 PFGE 和 WGS 结果。原则上从接收菌株至结果上报不超过两周，WGS 数据要及时上报。

省级疾病预防控制中心应按要求将分离菌株统一送至国家食品安全风险评估中心。

有条件的地市级疾病预防控制中心应定期汇总辖区内分析结果，省级疾病预防控制中心应当每周汇总辖区内分析结果，发现分离菌株 PFGE 图谱完全一致，或 cgMLST 等位基因位点差异个数小于 10，并有共同食品暴露史的聚集性病例时，应当及时进行信息核实，核实后 2 个工作日内向本级卫生健康行政部门报告。

国家食品安全风险评估中心应在每个工作日内对全国上报数据和信息进行审核、汇总和分析，发现跨省的有共同食品暴露史的聚集性病例时，应当及时组织有关省份进行信息核实，经核实认为可能与食品生产经营有关的，应当在核实结束后及时向国家卫生健康委报告。

第六节 食源性疾病监测数据分析

目前食源性疾病监测网络已覆盖社区卫生服务中心、乡镇卫生院和二级及以上医疗机构，每年都会通过食源性疾病监测报告大量的数据，主要包括病例个案信息，如基本信息、食物暴露史、临床症状、样本实验室检测结果，以及暴发事件信息等。如何分析利用这些监测数据，有效发挥监测作用，降低或减少食源性疾病发生，是食源性疾病监测工作的最终目的。一般来讲，根据对数据的分析利用程度，我们可以将这些监测数据的分析分为常规分析和深入分析两种。

一、常规分析

（一）食源性疾病病例监测和主动监测

对病例个案信息主要进行三间分布等方面的分析，包括时间分布（季、月或周报告病例数量）、地点分布（不同县区或医疗机构报告数量）、人群分布（包括病例的性别、年龄、职业等）和单病种食源性疾病报告发病率及其变化趋势。此外，要对病例的可疑食物暴露信息进行分析，尤其是关注定型包装类食品。对病例发生场所的分析也很重要，虽然家庭内引起的病例往往最多，但不能忽视餐饮环节，通过对来自该环节病例结果的分析可能发现更有意义的结果，包括病例背后隐藏的事件、主要食源性病原体、可疑食物等。如：2017年浙江省1—12月报告的43568例有可疑食物暴露史的病例中，疑似食源性聚集性病例（即每个病例的共同就餐人数≥2人且有其他人发病）共2796例，可能涉及聚集性事件192起；其中进食地点为餐饮环节的聚集性病例（即每个病例的共同就餐人数≥2人且有其他人发病）为410例，占到整个食源性聚集性病例的42.22%（410/971），可能涉及疑似聚集性事件90起，占到整个事件总数的46.88%（90/192）；餐饮环节进食病例在整个报告病例中虽占比仅为12.98%（2580/19877），但相比其他进食环节，餐饮环节进食引起的疑似食源性聚集性病例数和可能引起的暴发事件起数占比却最高。

病例实验室检测结果分析与病例个案信息分析相似，主要包括检出时间分布、检出地点分布、检出人群分布（重点是不同年龄段主要检出食源性病原体）、病原体检出病例可疑食物分布、病原体血清分型和分子分型结果比对等方面。

在以上分析的基础上，还应对历年或历年同期的上述各类分析结果进行纵向比较，以便发现一些变化趋势或异常结果。对于首次监测发现或罕见/少见的食源性中毒性病例，如 2015 年温州地区出现的"地瓜米"中毒病例，应针对性加强食品安全宣教；对于食源性疾病高发季节、重点场所和重点食源性病原体，可根据《食源性疾病监测报告工作规范（试行）》的有关规定适时开展风险交流；对于食源性聚集性病例如一段时间内不同病例均报告同一可疑暴露食品（重点是定型包装食品），应及时向卫生健康行政部门报告，需要通报的还应及时向食品监管部门通报，以便第一时间采取相关措施。

（二）食源性疾病暴发监测

食源性疾病暴发监测系统是事后信息收集系统，用于收集各监测点调查处理发生人数在 2 人及以上或死亡 1 人及以上的食源性疾病暴发事件发生与发展的详细信息。监测结果主要分析引起食源性疾病暴发的主要食品、致病因子、场所及其随时间变化的趋势，同时分析引起暴发的特定致病因子 – 食品组合，基于归因分析识别高危食品和危险因素，为政府部门合理优化分配公共卫生资源，采取有针对性的预防控制措施提供依据。

目前监测资料分析主要以描述性分析为主，包括：①对事件总体情况的描述，如事件发生起数、暴露人数、发病人数、住院人数及死亡人数等；②对事件发生的流行病学特征进行描述，包括对致病因子、原因食品、季节性和地区性、暴发场所等方面的单因素分析和多因素组合分析。

由于病例监测得到的可疑食物仅仅是病例"自报的可疑食物"，疾病与食品之间的关联性并不明确，因此，目前能把食源性疾病与相关食品联系起来的数据只有暴发监测的数据。国外已开始利用暴发监测资料进行归因分析，来获得某种致病因子所致食源性疾病中不同食物的归因比例，国内此类研究尚在起步阶段，在食品分类、归因模型的选择及多年监测资料的权重等方面仍需进一步探索。

二、深入分析

在常规分析的基础上，还应加强对监测数据的深度挖掘，开展疾病预测、预警等分析，以发现上报的食源性疾病病例间是否存在某种聚集性关联，以及疾病 – 食品间可能的关联，为早期介入食源性疾病防控提供依据。此外，若能结合信息化手段 / 模型对食源性疾病的发生与发展进行直观展示，可达到更好效果。

作为疾病的一种，食源性疾病符合疾病的一般规律和特征。在传染性疾病中应用成熟的许多方法同样适用于食源性疾病。主要包括：①通过揭示食源性疾病（包括某病原体血清型和 PFGE 图谱）基线发展水平中的波动和异常，发出相应的预警信号；②食源性疾病病例 – 病例聚集分析、病例 – 食品关联性分析；③以历年平均数据为基础，对未来某一时期食源性疾病的发生进行预测，如时间序列法等；④基于空间流行病学的食源性疾病聚集热点区域分析；⑤基于回归模型的重要食源性疾病发生影响因素分析；⑥基于 ArcGIS 软件以电子地图形式呈现食源性疾病发病情况、地区分布情况；⑦通过食源性疾病暴发监测数据开展食品归因分析，即使用暴发数据利用概率归因模型估计不同食物在食源性疾病中所占的比例，从而获得食物的"低""可能"和"高"归因指数等。

在众多方法中，空间流行病学近年来在食源性疾病领域的应用逐步增多。如时空扫描统计量是一种比经典统计学更有效的用来分析食源性疾病时空格局的模型，将其应用于食源性疾病数据监测，可以弥补当前单纯流行病学（发病率）分析比较的不足，避免对食源性疾病聚集高发区域的人为判断，结合地理信息系统软件（ArcGIS）可视化展现，能够直观、全面地展示食源性疾病暴发热点聚集区域；同时结合（空间）回归模型可具体分析（主要）食源性疾病发生影响因素。

总之，对食源性疾病监测数据进行深入分析的技术有很多，但需要注意的是，不能过度依赖统计模型，任何一种方法只有在实践应用中才能进行有效检验并不断完善。

练习题

1. 下列有关食源性疾病监测的说法错误的是（　　）。

A. 从监测内涵和范围来讲，食源性疾病监测属于疾病监测，疾病监测属于公共卫生监测

B. 食源性疾病监测和肠道传染病监测具有一定的交叉性

C. 食源性疾病监测无需遵从公共卫生监测和疾病监测的基本原则

D. 国家建立食品安全风险监测制度，对食源性疾病、食品污染以及食品中的有害因素进行监测

2. 食源性疾病监测的目的包括（　　　）。

A. 早期发现和控制食源性疾病暴发

B. 系统掌握食源性疾病发生与发展

C. 食品安全风险评估重要信息来源

D. 以上都是

3. 以下属于食源性疾病监测数据来源的是（　　　）。

A. 投诉、媒体报道

B. 人群调查

C. 病例个案信息和实验室检验结果报告

D. 以上都是

4. 以下说法不对的是（　　　）。

A. 我国目前食源性疾病的监测方式仍然是被动监测方式

B. 我国将在 2020 年起开展食源性疾病单病种监测报告

C. 疑似病例监测报告要求临床医生在诊疗过程中，发现可能经食物引起的感染性、中毒性病例，应及时在网报系统中报告，尽管病例是否与进食有关尚待进一步的流行病学调查证实

D. 我国食源性疾病监测目前主要包括病例监测、主动监测、暴发监测和专项监测等内容

5. 以下属于食源性疾病监测特点的是（　　　）。

A. 主动性

B. 科学性

C. 高效性

D. 以上都是

6. 下列有关食源性疾病报告说法错误的是（　　　）。

A. 在诊疗过程中如发现食源性疾病暴发事件，医疗机构及时向发生地县级人民政府卫生行政部门报告即可

B. 未经许可，医疗机构不得擅自接受媒体采访，向其报道食源性疾病有关信息

C. 根据监测工作要求，医疗机构通过网报系统报告食源性疾病病例信息

D.《食品安全法》规定了医疗机构对食源性疾病病人的报告职责

7. 关于我国食源性疾病监测体系，以下说法正确的是（　　　）。

A. 我国食源性疾病监测体系仅对散发的食源性疾病病例信息进行收集、分析

B. 我国食源性疾病监测网络不断扩大，到 2017 年已覆盖社区卫生服务中心和乡镇卫生院

C. 近年来，在食源性疾病隐患发现、报告、处置、防控和国际交流等方面，我国食源性疾病监测体系发挥了应有的作用

D. 我国食源性疾病监测体系中的食源性疾病事件监测系统与 2004 年国家建立的突发性公共卫生事件报告平台中的食物中毒报告系统是一样的

8. 以下关于《食品安全法》说法正确的是（　　　）。

A. 第一百零三条规定，事故发生单位和接收病人进行治疗的单位应当及时向事故发生地县级人民政府卫生行政部门报告

B. 第一百零三条规定，事故发生单位和接收病人进行治疗的单位应当及时向事故发生地县级人民政府食品药品监督管理部门报告

C. 第一百零四条规定，医疗机构发现其接收的病人属于食源性疾病病人的，应当及时向所在地县级人民政府卫生行政部门报告有关疾病信息

D. 第一百零四条规定，医疗机构发现其接收的病人属于食源性疾病病人或者疑似病人的，应当及时向所在地县级人民政府卫生行政部门报告有关疾病信息

9. 以下不属于食源性疾病暴发监测系统的是（　　　）。

A. 食源性疾病病例监测报告系统

B. 食源性疾病暴发监测系统

C. 美国食源性疾病暴发网络（OutbreakNet）

D. 美国分子分型电子网络（PulseNet）

10. 目前我国食源性疾病主动监测开展的几种主要病原体检测包括（　　　）。

A. 沙门氏菌

B. 副溶血性弧菌

C. 志贺氏菌

D. 致泻性大肠埃希氏菌

E. 诺如病毒

F. 以上都是

练习题答案

1.C；2.D；3.D；4.A；5.D；6.A；7.C；8.D；9.A；10.F

参考文献

［1］从黎明，许文亮.公共卫生监测概论 [M].北京：人民卫生出版社，2014.

［2］金培刚，丁钢强，顾振华.食源性疾病防制与应急处置 [M].上海：复旦大学出版社，2006.

［3］王立贵，张霞，褚宸一，等.食源性疾病监测网络现状与展望 [J].华南预防医学杂志，2012，26（1）：89-90，93.

［4］WHO. WHO global salm-survstrategic plan（2001-2005）[R]. [2006-05-08]. http：who.Int/entity/salmsurv/Links/en/.

［5］Yang S. FoodNet and Enter-net：emerging surveillance programs for foodborne diseases[J]. Em erg Infect Dis，1998，4（3）：457-458.

［6］唐琳琳.PulseNe 与美国食源性疾病的监测 [J].解放军预防医学杂志，2013，31（5）：479-480.

［7］冉陆，张静.全球食源性疾病监测及监测网络 [J].中国食品卫生杂志，2005，17（4）：383.

［8］付文丽，陶婉亭，李宁，等.借鉴国际经验完善我国食品安全风险监测制度的探讨 [J].中国食品卫生杂志，2015，27（3）：271-276.

［9］国家卫生健康委.国家卫健委等六部委关于印发 2020 年国家食品安全风险监测计划的通知（国卫食品函〔2020〕120 号）[Z].2020.

［10］国家卫生健康委.国家卫健委食品司关于印发 2020 年国家食品安全风险监测工作手册的通知（国卫食品监便函〔2020〕62 号）[Z].2020.

［11］国家卫生健康委.国家卫生健康委关于印发食源性疾病监测报告工作规范（试行）的通知（国卫食品发〔2019〕59 号）[Z].2019.

［12］倪书华.空间统计学及其在公共卫生领域中的应用 [J].汕头大学学报（自然科学版），2014，29（4）：61-67.

（陈　江　齐小娟　陈莉莉）

第三章
医疗机构食源性疾病监测管理

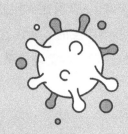

第一节　医疗机构食源性疾病监测管理措施

根据《食品安全法》第一百零三条、一百零四条及《食源性疾病监测报告工作规范（试行）》第四条、第五条和第六条的规定，医疗机构应当建立食源性疾病监测报告制度，做好食源性疾病信息的登记、审核、报告等工作，并协助疾病预防控制中心调查核实食源性疾病监测信息。

为了推进医疗机构食源性疾病监测管理标准化、规范化进程，使医疗机构医务人员掌握食源性疾病监测的相关知识，促进医疗机构食源性疾病监测工作，更好地履行法律赋予的职责，按照《食品安全法》《食源性疾病监测报告工作规范（试行）》等相关规定和浙江省卫生健康委等六部门印发的《浙江省食品安全风险监测方案的通知》精神，建立与完善医疗机构食源性疾病监测管理体系，保证医疗机构食源性疾病监测管理工作的顺利进行。

一、完善组织机构、建立三级食源性疾病监测管理体系

医疗机构要高度重视食源性疾病监测工作，依托基本公共卫生服务网络，建立院级、职能科室、监测科室三级食源性疾病管理体系；成立食源性疾病监测工作领导小组，分管院长为组长，防保科等相关职能部门负责人为小组成员，明确防保科或其他职能科室为食源性疾病监测的责任科室，负责监测工作的日常管理。

二、监测与防治并重

规范院级、职能科室、监测科室三级食源性疾病管理网络报告，配合流行病学调查与卫生学处理程序，提升应对食源性疾病事件的快速反应能力。医疗卫生机构成立食源性疾病监测会诊专家组，并下设医疗救治分队，在工作职责内开展食源性疾病防治相关工作。

三、建立健全食源性疾病监测工作制度与工作流程

医疗机构防保科负责制定院内食源性疾病监测岗位说明书、相关制度和报告流程，明确各部门和相关人员的工作职责。

四、建立完善应急管理预案，加强应急队伍建设

制定医疗卫生机构食源性疾病应急管理预案并组织实施。应急管理预案应明确职责，明确分工，流程清晰，报告及时，责任到人。各级应急管理预案相互衔接，协调统一，形成完整的管理链条。加强医疗机构食源性疾病事件应急处置队伍建设。

五、严格信息报告管理

（一）完善信息报告系统

各医疗机构（重点是二级及以上医疗机构）应完善医院信息系统（Hospital Information System，HIS）和实验室信息系统（Laboratory Information Management System，LIS）等模块系统，增开食源性疾病诊疗信息录入端口，将食源性疾病诊疗纳入医院日常诊疗活动范畴，并进行质量控制管理。发现食源性疾病确诊病例、疑似病例及聚集性病例后，立即展开救治，并根据监测要求进行报告。

（二）明确工作职责

明确食源性疾病监测报告程序及报告人员。确定肠道门诊、感染科、儿科、急诊、消化内科等为监测重点科室，落实工作责任。

1. 病例个案信息和标本的采集

实行首诊负责制，接诊医生全年对怀疑由食品引起的食源性疾病确诊病例、疑似病例及聚集性病例进行监测。

2. 实验室检测

化验室负责沙门氏菌、志贺氏菌、副溶血性弧菌、致泻性大肠埃希氏菌和诺如病毒等病原体进行检测，并结合检测能力逐步扩大病原体范围。在标本采样、保管、运送、检验检测等环节加强质量控制管理。

3. 病例相关信息报送

防保科负责监测病例信息上报，化验室负责检验数据上报。

六、协助流行病学调查和卫生学处理

医疗机构应协助疾控机构完成对食源性疾病聚集病例和食品安全事故的流行病学调查和卫生学处理。

七、加强食源性疾病监测队伍的能力建设

（一）业务培训

组织相关业务人员参加卫生健康行政部门和疾控机构举办的食源性疾病监测相关培训班，组织医疗机构相关监测科室医务人员食源性疾病监测及 HIS 系统网络报告知识专题培训，组织实验室检测培训，开展食源性疾病监测重点科室巡讲活动，不断提高食源性疾病监测业务和技能水平。

（二）应急演练及技能竞赛

配合卫生健康行政部门制订食源性疾病事件应急处置演练计划，组织应急处置演练。不定期组织相关医务人员开展食源性疾病事件医疗救治的应急处置技能竞赛，提高应对能力。

八、加强督导检查、质量控制，持续改进

（一）卫生健康行政部门

医疗机构应接受卫生健康行政部门组织的对各级医疗机构的食源性疾病防治、宣传和信息报送等工作情况的督导检查。医疗机构应重点关注食源性疾病相关工作制度的建立与落实情况，相关资料是否齐全等，对检查中存在的问题应及时根据整改意见督促落实。

（二）医疗机构

医疗机构应加强对内部食源性疾病监测工作开展情况的督导检查，并与每月医疗质量检查考核挂钩，发现问题及时提出整改意见并督促落实，持续改进。医疗机构防保科每月对临床医生填报的食源性疾病报告卡的质量情况进行汇总分析，由医疗机构质管科以医疗质量通讯形式将问题反馈相应科室进行整改，并持续跟踪整改状况。

（三）疾控机构

医疗机构应接受疾病预防控制中心不定期组织的致病微生物盲样考核活动安排，

由医院检验科负责检验并报送盲样结果。根据考核情况，医院对规章制度、检验仪器和试剂、样本保存、检验流程、检验人员培训等方面进行查漏补缺。

九、加大宣传力度

医疗机构应制订食源性疾病防治宣传工作方案并组织实施。一是积极参与本级政府食安办、食品安全监管部门和卫生健康行政部门组织的进机关、进企业、进学校、进社区、进乡村相关活动，大力开展食源性疾病防治宣传工作。通过广播、电视、报刊、三折页宣传单、健康教育宣传栏、展板和互联网等媒体形式广泛宣传具有季节特点、地域特点等食源性疾病的病因、症状、诊断、治疗、预防等医学常识，力争减少食源性疾病发生，有效保障群众身体健康。二是开展食品安全宣传周活动。如组织开展医务人员食品安全与食源性疾病监测知识竞赛活动，推动食源性疾病监测工作。三是医疗机构防保科做好食源性疾病检测阳性病例电话随访工作，开展相关宣教。

十、食源性疾病管理与持续改进

为不断提升医疗机构食源性疾病监测水平，应持续改进食源性疾病监测工作，落实食源性疾病监测质量管理，确保食源性疾病监测任务的顺利进行，制定和实施食源性疾病管理与持续改进制度。

第二节　医疗机构食源性疾病监测管理实例

以下以浙江省某医疗机构食源性疾病监测管理为例，对医疗机构信息化建设、食源性疾病监测等方面的实践进行阐述。

一、信息化管理流程

信息化建设管理是提升食源性疾病监测工作效率的重要手段。医疗机构信息化管理流程见图 3-1。

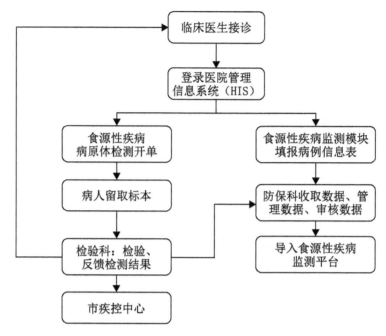

图 3-1　食源性疾病监测信息化管理流程

二、食源性疾病监测工作相关制度

（一）食源性疾病监测报告管理职位说明书（表 3-1）

表 3-1　食源性疾病监测报告管理职位说明书

部门：防保科 编号：	岗位名称：食源性疾病监测报告管理员工 岗位编号：
工作概要	主要负责食源性疾病的监测、报告和管理工作。
请示上报	防保科科长。
工作职责	1. 在科主任的指导下，负责食源性疾病监测、报告和管理工作。 2. 认真及时贯彻执行上级卫生行政部门相关规定。 3. 按照相关规定要求对临床医生上报的食源性疾病报告卡进行审核与报告。 4. 按时完成食源性疾病监测信息的统计、分析和登记工作。 5. 每月结合医疗质量检查结果，完成对各临床科室的食源性疾病监测与报告考核工作，对考核中存在的问题进行反馈、分析并提出整改意见与持续改进。 6. 定期对肠道门诊、感染科、儿科、急诊科等重点科室的食源性疾病监测与报告情况进行检查，并做好记录。 7. 做好食源性疾病监测的资料整理和归档工作。

续表

工作职责	8. 协助科主任组织重点科室医务人员及新上岗医务人员进行食源性疾病监测与报告的知识培训和考核。 9. 定期组织院内医务人员举办食源性疾病的知识竞赛，强化相关知识和技能。 10. 协助科主任配合疾病预防控制中心做好食源性疾病监测调研工作。 11. 发现疑似食源性疾病的异常病例时，及时组织专家组会诊，上报，并配合疾病预防控制中心开展相关调查工作。 12. 将霍乱监测与食源性疾病监测相结合，实时监测疑似霍乱病例，定期对监测结果进行上报。 13. 每月统计并通过"浙江省食源性疾病监测报告系统"填报腹泻病例月统计表。 14. 协助科主任，配合信息科做好食源性疾病网站的维护和信息更新工作。 15. 协助做好传染病、慢性病与死亡监测报告管理工作。
工作标准	1. 依据食源性疾病报告相关规定，于24小时内进行审核，及时导入"浙江省食源性疾病监测报告系统"（每2个工作日导入1次），报告及时率要求100%。 2. 已上报的食源性疾病病例均要求登记在册，登记率为100%。 3. 工作有计划、条理性强，对上级部门的指示执行能力强，能保质保量地完成本岗位工作。
工作要求	1. 了解医院的目标和发展战略，明确医院的使命和服务理念。 2. 熟悉并遵守医院的各项规章制度，上下班不迟到、早退。 3. 具有良好的职业形象意识，外表、着装符合医院要求。 4. 具有创新意识，根据本岗位的实际需要，提出新的方法和建议。 5. 发生聚集性的食源性疾病（事件）时，能够临危不乱，及时向上级主管汇报，并协助完成相关调查工作。 6. 能够应对上级部门对食源性疾病监测的检查工作。
专业技能	1. 熟练的计算机操作能力。 2. 良好的沟通合作能力。 3. 掌握食源性疾病相关知识及食源性疾病报告知识。 4. 能够充分贯彻《食源性疾病监测报告工作规范（试行）》《浙江省食品安全风险监测方案》等文件精神。 5. 主动学习新知识、新方法，积极参加业务学习及相关培训，与时俱进，不断提高自身的业务水平。
合作交流	1. 协助完成省市国家专家的检查和调研等工作。 2. 积极参加学术会议和研讨会，无保留地将自身的经验介绍给其他单位和部门。 3. 关心同事、自觉合作、乐于助人，能有效地将已获得的信息和理念分享给他人。 4. 虚心接受建议和反馈，并及时改进。 5. 与感染科、儿科、急诊科、消化科等临床科室，检验科等医技科室及市/区疾病预防控制中心保持良好的合作关系。
学历要求	预防医学、护理学或临床医学专科或以上学历。
工作经历	熟悉食源性疾病的专业知识，从事食源性疾病监测报告管理工作一年及以上。
体能要求	身体健康，精力充沛，工作有干劲、持久。
工作条件	配备电脑、打印机及其他办公室所需物品。

（二）食源性疾病监测相关制度（表3-2）

表3-2 食源性疾病监测相关制度

文件编号		文件名称	食源性疾病病例监测和主动监测制度	页数	
制度类别	质量与安全管理—预防保健	制定部门	防保科	附件数	0

1. 目的

通过对个案病例信息的采集、汇总和分析，了解重要食源性疾病的发病及流行趋势，及时发现食源性疾病聚集性病例和暴发线索，提高食源性疾病暴发和食品安全隐患的早期识别、预警与防控能力。

2. 适用范围

本制度适用××省××市××医院范围。

3. 参考文件

《中华人民共和国食品安全法》及其实施办法、《食源性疾病监测报告工作规范（试行）》、国家卫生健康委等六部门《关于印发××××年国家食品安全风险监测计划的通知》、省卫生健康委等六部门《关于印发××××年浙江省食品安全风险监测方案的通知》等相关文件。

4. 监测对象

食源性疾病病例监测：包括食源性疾病确诊病例、疑似病例和聚集性病例。

食源性疾病主动监测：有可疑食物暴露史（由食品或怀疑由食品引起）的以腹泻症状为主诉而就诊的病例。

5. 作业内容

5.1 建立医院疾病监测管理领导小组，有专人负责监测工作。

5.2 明确各科室职责，制定监测工作运转流程。

5.3 组织相关科室开展食源性疾病病例监测和主动监测、报告等培训，采取相关措施调动医护人员监测和报告积极性。监测报告工作知晓率100%。

5.4 医务人员实行首诊负责制，收集食源性疾病病例信息，包括基本信息、临床检查信息、暴露信息、样本采集信息等，并及时上报。防保科于24小时内进行审核，导入"浙江省食源性疾病监测报告系统"。

5.5 首诊医生采集有可疑食物暴露史（由食品或怀疑由食品引起）的以腹泻为主诉而就诊的病例的粪便或肛拭样本。由检验科承担样本初检并按时上报结果。

5.6 配合疾病预防控制中心做好流行病学调查工作。

5.7 首诊医生在日常诊疗中，一旦发现（疑似）食源性疾病聚集性病例、食源性疾病暴发事件，发病人数在2人及2人以上或出现1人及1人以上死亡病例的，立即上报防保科，由防保科根据《食品安全法》和食源性疾病监测工作相关规定，向当地市场监督管理局、卫生健康行政部门报告。

签发人：   签发时间：

（三）食源性疾病管理与持续改进相关检查要点（表 3-3）

表 3-3 食源性疾病管理与持续改进

序号	项目内容	检查要点	检查方法	扣分	扣分理由	得分
1	组织管理	有食源性疾病监测三级网络，建立食源性疾病监测管理领导小组，由分管院长任组长，有文件和相关工作会议记录。	查阅文件 查阅资料			
2	有专门部门和人员负责食源性疾病监测报告	1. 有专门部门和专兼职人员负责食源性疾病监测报告工作。 2. 有网络报告系统，现场查看医院食源性疾病监测系统录入的情况。 3. 按监测要求收集符合病例定义的病例信息和相关标本，报告符合上级要求。	查阅资料 现场查看			
3	有食源性疾病监测计划、总结，食源性疾病监测工作方案，食源性疾病监测报告的相关制度和相关工作记录	1. 建立医院食源性疾病监测方案、计划总结。 2. 有食源性疾病监测报告的相关制度和流程，如食源性疾病病例监测和主动监测制度及有关报告流程。 3. 食源性疾病监测持续改进相关工作记录。	查阅资料			
4	组织培训	1. 组织开展食源性疾病相关培训的情况，包括培训计划、培训方式、培训时间、培训课件、培训签到、培训效果（答卷）和培训工作记录等的相关资料。 2. 询问或抽考重点科室医务人员知识掌握情况。	查阅资料 询问或现场考核			
5	宣传活动	有食源性疾病宣传活动记录、宣传照片、宣传资料等。	查阅资料			

练习题

1. 医疗机构食源性疾病监测三级网络包括（　　　）。

A. 监测领导小组

B. 防保科或公共卫生科

C. 临床重点监测科室

D. 医务科

2. 医疗机构进行食源性疾病监测过程不直接承担的职责任务是（　　　）。

A. 病例监测

B. 医疗救治

C. 样本检测

D. 流行病学调查

3. 医疗机构防保科或公共卫生科在食源性疾病监测中主要的工作是（　　　）。

A. 对数据进行审核、管理和上传

B. 对重点科室临床医生进行培训

C. 完善相关制度，做好质量控制和持续改进

D. 配合上级单位的督导检查

4. 食源性疾病病例需在多少个工作日内进行上报？（　　　）

A. 2

B. 4

C. 7

D. 14

5. 医疗机构食源性疾病监测工作中质量控制的措施有哪些？（　　　）

A. 月医疗质量通报

B. 微生物质控盲样考核

C. 定期培训、考核

D. 督导检查

6. 医疗机构对食源性疾病暴发事件的处理包括（　　　）。

A. 迅速抢救患者

B. 采集患者排泄物送检

C. 对事件进行初步调查和处理

D. 向食品安全监管部门、卫生行政部门报告

7. 临床医生负责病例信息的采集，填写《食源性疾病病例监测信息表》，主要内容包括（　　　）。

A. 基本信息、饮食暴露史

B. 临床症状与体征

C. 初步诊断

D. 标本采集信息

8. 做好食源性疾病监测工作需要（　　　）。

A. 良好的沟通能力

B. 扎实的专业知识

C. 优良的学习能力

D. 创新能力

9. 医疗机构发现食源性聚集性病例时，应当在多少小时内向县级卫生健康行政部门报告？（　　　）

A. 24

B. 48

C. 72

D. 96

10. 接诊食源性疾病的医疗机构发现哪些情况时，应立即对其真实性进行核实，并在核实后 2 小时内通过电话、传真等方式向所在地县级市场监督管理、卫生健康行政部门报告？（　　　）

A. 食品安全事故病人人数 30 人及以上

B. 食品安全事故死亡 1 人及以上

C. 事故发生在学校、幼儿园、建筑工地等集体单位及地区性或全国性重要活动期间且一次发病人数 5 人及以上的

D. 以上均要

练习题答案

1.ABC；2.D；3.ABCD；4.A；5.ABCD；6.ABCD；7.ABCD；8.ABCD；9.A；10.D

（王惠萍）

第四章
细菌性食源性疾病

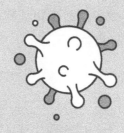

第一节　非伤寒沙门氏菌病

暴发示例一：

2018 年 7 月 14 日，新华社洛杉矶记者郭爽报道，美国疾病控制和预防中心的最新数据显示，美国已有 33 个州暴发了沙门氏菌疫情，造成 100 人感染，其中 30 人住院治疗，但尚无此次疫情引发死亡的报告。此次疫情始于 2018 年 3 月 3 日，原因可能是家乐氏公司生产的一种蜂蜜口味麦片含有沙门氏菌。感染者年龄从 1 岁至 95 岁不等，在 33 个暴发疫情的州中，佛罗里达州和科罗拉多州感染人数最多。家乐氏公司于 6 月 14 日宣布召回约 130 万份相关问题产品。

暴发示例二：

2018 年 8 月 23—26 日，第二十一届中国计算机辅助设计与图形学大会暨第十一届全国几何设计与计算学术会议在桂林召开，来自北大、清华等全国各地的专家学者、高校师生等 600 多人参加，参会者 25 日的会议晚宴在桂林某酒店餐厅举行。从 25 日晚上到 26 日凌晨，很多就餐者出现腹泻、呕吐、发烧等症状。桂林市疾病预防控制中心接到疫情报告后，立即赴现场和医院进行流行病学调查，采集各种样本 183 份。经检测，在涉事酒店留样食品"卤味拼盘"、患者和厨师粪便中均检出肠炎沙门氏菌，确认了本次食源性疾病暴发的病因。至 8 月 31 日，收集到 280 余病例的反馈信息，其中 252 人到医院就诊，经治疗，大部分患者病情好转，无危重及死亡病例。

一、病原体

沙门氏菌属（Salmonella Lignieres）感染是我国和世界各国常见的食源性疾病。非伤寒沙门氏菌感染是指伤寒及甲、乙、丙副伤寒以外的所有沙门氏菌所引起的急性传染病，属于其他感染性腹泻病，是我国法定丙类传染病。

沙门氏菌在自然界中广泛存在，主要以动物为其储存宿主，家禽如鸡、鸭、鹅，家畜如猪、牛、羊、马等，野生动物如鼠类、兽类均可带菌。感染动物的肉、血、内脏可含有大量沙门氏菌，鸡蛋、鸭蛋等也可带菌。非伤寒沙门氏菌绝大多数血清型宿主范围较广，家畜、家禽、节肢动物（包括苍蝇）等均可带菌，其中一部分是人畜共患病的病原菌，可引起人类食源性疾病或败血症，动物感染大多无症状或为自限性胃肠炎。

沙门氏菌属于肠杆菌科的革兰氏阴性杆菌，需氧，不产生芽胞，无荚膜，绝大多数有鞭毛、能运动。沙门氏菌具有复杂的抗原结构，主要有菌体（O）抗原、鞭毛（H）抗原，少数菌中还有表面（Vi）抗原。根据O抗原（脂多糖），H抗原（Ⅰ相/Ⅱ相，鞭毛蛋白）的不同，沙门氏菌属进一步分为2600多个血清型。凡含有共同特异性抗原成分的血清型归为一个群，分别种以A、B、C直到Z，再以O51—O65等表示，作为定群分类的依据，其中97%以上的沙门氏菌都包括在A—F群之内。

沙门氏菌对外界抵抗力较强，在水和土壤中能存活数月，在粪便中能存活1—2个月，在冰冻土壤中能越冬。不耐热，55℃1小时和60℃10—20分钟即被灭活，5%苯酚或1∶500L汞5分钟内即可被杀灭。以鼠伤寒沙门氏菌、肠炎沙门氏菌和猪霍乱沙门氏菌较为常见。

二、流行病学特点

（一）传染源

患病及带菌动物、病人及带菌者的粪便是主要的传染源。鸡是沙门氏菌最大的宿主。

致病食品以动物性食品为主，主要为畜肉类（猪肉、牛肉等）、禽肉类（鸡肉、鸭肉等）、蛋类及其制品（皮蛋等）。植物性食品多因存储不当或交叉污染引起。

（二）传播途径

本病通过粪–口途径传播。

1.食物传播为引起人类沙门氏菌感染的主要途径

沙门氏菌在食物内可以大量繁殖，因此进食被其污染而未煮透的食品如畜肉类、禽肉类、蛋类、奶类及其制品以及蔬菜水果等即可引起感染。食品加工工具、容器或食品储存场所生熟不分，带菌人员接触直接入口食品等均可导致交叉污染。

2. 水源传播沙门氏菌

通过动物和人的粪便污染水源，饮用此种污水可发生感染。供水系统被污染，可引起流行。

3. 接触传播

如医院内可因被污染的被服、医疗用具、手、玩具、公用的水管、门把柄等造成病人间感染。

（三）易感人群

人群对沙门氏菌普遍易感，感染后结果与菌种毒力及宿主免疫状态有关。免疫系统功能低下的人群，例如幼儿和老人以及慢性疾病患者感染严重，尤其一岁以内婴幼儿由于免疫功能尚未成熟，所以易于感染。

（四）流行特征

全年均可发生，夏、秋季节（5—10月）高发。

非伤寒沙门氏菌在全球范围流行，婴幼儿感染率较高，60%—80%病例为散发，也可呈暴发。有起病急、潜伏期短、集体发病等流行特征。病后免疫力不强，可反复感染。

非伤寒沙门氏菌感染居高不下的原因之一就是它在环境中广泛存在，可以通过各种途径污染各种食物，甚至一些商品化的食品，包括花生酱。某些特定沙门氏菌血清型的暴发常与某些特定类别的食物有关，例如肠炎沙门氏菌暴发常与鸡蛋有关。

三、临床表现

潜伏期：一般为6—48小时，偶尔长达4天。

症状：非伤寒沙门氏菌感染可分为以下几种临床类型。

（一）胃肠炎型

最常见。主要症状为：恶心、呕吐、腹泻、腹痛、发热等。急性腹泻以黄色或黄绿色水样便为主，有恶臭。症状可因病情轻重而反应不同。重者可引起痉挛、脱水、休克甚至死亡，多见于老人、婴幼儿和体弱者。病程一般为3—7天。

（二）伤寒型

临床症状似轻症伤寒，热型呈弛张热或稽留热，亦可有相对缓脉，皮疹少见，腹泻较多，肠道病变较轻的形成溃疡较少。

（三）败血症型

多见于儿童、慢性疾病患者及免疫力低下者。症状严重，以不规则热、稽留热、弛张热为主要表现。中毒症状重，婴幼儿多有高热、腹痛、腹泻及脓血便，并伴有皮疹或出血点、肝脾肿大，常伴有惊厥或昏迷。如未及时控制，可导致多器官受累，如脑膜炎、骨髓炎、胆囊炎、心内膜炎等。

（四）局部化脓感染型

多见于 C 群沙门氏菌感染。一般多见于发热阶段或热退后出现一处或几处局部化脓病灶。以支气管肺炎、肺脓肿、脑膜炎、胸膜炎、心内膜炎、肋软骨局部脓肿及肋骨骨髓炎等较为多见，亦可发生脾脓肿、胆囊炎、化脓性关节炎、腮腺炎以及皮肤溃疡等。

以上几种临床类型不易明确划分，常互相重叠。

四、实验室检验

采集可疑食品、食品加工人员与患者粪便 / 肛拭或呕吐物、食品加工环节涂抹物等进行病原菌分离培养、血清型鉴定以及脉冲场凝胶电泳（PFGE）检测，具体按照《食品安全国家标准 食品微生物学检验 沙门氏菌检验》（GB 4789.4—2016）、《感染性腹泻诊断标准》（WS 271—2007）等执行。

五、诊断

（1）符合该病的流行病学特点与临床表现，从可疑食物中检出沙门氏菌，可确诊。

（2）符合该病的流行病学特点与临床表现，两个或两个以上患者的生物标本中检出相同血清型或 PFGE 图谱一致的沙门氏菌，可确诊。

六、治疗原则

病情轻者多为自限性腹泻，一般采用支持疗法，不推荐使用抗菌药物。重症者使用抗菌药物治疗，同时进行对症治疗。

七、预防和控制

本病的预防以注意饮食卫生及加强肉、蛋类等食品卫生管理为主要措施。

（一）加强食品卫生管理

应加强对屠宰场、肉类运输、食品厂等部门的卫生检疫及饮水消毒管理。

（二）注意饮食卫生

不吃病、死畜禽的肉类及内脏，不喝生水。

食品均应煮熟煮透后方可食用；夏季吃剩的饭菜应该立即放入冰箱，不要在室温下放置过久（1小时以上）；用流动的洁净水彻底清洗新鲜的水果和蔬菜；接触动物和动物食品后及时洗手。

（三）保持厨房卫生

在肉类食品加工处理前后，彻底清洗刀具、砧板和手。生、熟食品处理和保存应该分开，避免交叉污染。

（四）及时就医和调离

食品从业人员发生腹泻时或已确认为非伤寒沙门氏菌感染，应及时就医，主动调离接触直接入口食品的岗位。

（五）建立食源性疾病监测系统

建立国家和区域食源性疾病监测系统，了解和跟踪疾病状况，同时便于及早发现并应对沙门氏菌病和其他肠道感染，防止进一步传播。

第二节　志贺氏菌病

2006年6月9—10日，广西武鸣县某幼儿园发生了一起42名幼儿因进食该幼儿园提供的中餐而引起福氏志贺氏菌感染食源性疾病事件。42例（男24例，女18例）病例中发病年龄最小的2岁半，最大的7岁半。患儿均有发热（38.2—40℃）、腹痛（上腹阵发性隐痛）、腹泻（为黏液、水样便，腹泻次数1—20次）症状；16例伴有呕吐（为胃内容物，呕吐次数为1—7次）；血检WBC在4.7—21×10^9/L之间，其中21例WBC≥10×10^9/L。大便常规检测15例，其中3例检出白细胞，2例检出红细胞，2 例检出脓细胞。所发病例全部住院治疗，病程 3—5 天，无二代病例，无危重病例和死亡病例。

一、病原体

志贺氏菌属（Shigella Castellani）是人类细菌性痢疾的病原体，通称痢疾杆菌。人类是志贺氏菌的唯一宿主，在被人类粪便污染的水中往往可以检出该菌。

志贺氏菌属为革兰阴性短小杆菌，无芽胞，无荚膜，无鞭毛，多数有菌毛，细菌形态与一般肠杆菌无明显区别。

抗原结构由菌体抗原（O）及表面抗原（K）组成。K 抗原是自患者新分离的某些菌株的菌体表面抗原，不耐热，加热 100℃ 1 小时被破坏。K 抗原在血清学分型上无意义，但可阻止 O 抗原与相应抗血清的凝集反应。O 抗原是分类的依据，分为型特异性抗原和群特异性抗原 2 种。

根据抗原构造的不同，将本属细菌分 A、B、C、D 共 4 个群 50 余个血清型（包括亚型）。A 群又称痢疾志贺菌群，有 10 个血清型，与其他各群细菌无血清学联系；B 群也称福氏菌群，已有 13 个血清型（包括亚型和变种），抗原结构较复杂，各型间有交叉凝集；C 群也称鲍氏菌群，有 18 个血清型，各型内无交叉凝集；D 群也称宋内氏菌群，仅有一个血清型，有 I、II 相之分。

志贺氏菌属对理化因素的抵抗力较其他肠杆菌弱，对热敏感，加热 60℃ 10 分钟可被杀死。对酸和一般消毒剂敏感，但在污染物品及瓜果、蔬菜上可存活 10—20 天，在适宜的温度下，在水及食品中繁殖，引起水源和食物型的暴发流行。在外界环境中的抵抗力以宋内氏菌最强，福氏次之，痢疾志贺菌最弱。

志贺氏菌致病因素包括侵袭力、内毒素和外毒素。A 群志贺氏菌 I 型和 II 型能产生志贺外毒素（ST），ST 能引起 Vero（E.coli Verotoxin）细胞病变，故也称 Vero 毒素（VT）。ST 具有细胞毒素、肠毒素和神经毒素 3 种生物学活性。肠毒素性有类似霍乱肠毒素的作用，能引起腹泻与呕吐；细胞毒性可以阻止小肠上皮细胞对糖和氨基酸的吸收；神经毒性可作用于由痢疾志贺氏菌引起的重症感染者的中枢神经系统，造成昏迷或脑膜炎。ST 在体外还可加重对血管内皮细胞的损伤，ST 和内毒素的持续存在的联合作用可能与志贺氏菌感染的溶血性尿毒综合征（HUS）等并发症有关。

二、流行病学特点

（一）传染源

人类是志贺氏菌属的唯一宿主，病人和带菌者是主要传染源。急性期患者排菌量大，每克粪便可有 10^5—10^8 个菌体，传染性强；慢性病例排菌时间长，可长期储存病原体；恢复期患者带菌可达 2—3 周，有的可达数月。

（二）传播途径

粪–口途径传播是志贺氏菌病传播的主要方式。常通过食物暴发或饮水传播。在拥挤和卫生条件差的情况下，也可以在人群中迅速传播。食物传播往往是由个人卫生不良的食品加工感染者污染食物引起。致病食品主要是被志贺氏菌污染的熟肉、生食蔬菜、瓜果或未煮熟食品。

（三）易感人群

人类对志贺氏菌较易感，营养不良的幼儿、老人及免疫缺陷者更为易感，10—150 个志贺氏菌即可引起典型的细菌性痢疾感染。常见的感染量为 10^3 个细菌，比沙门氏菌和霍乱弧菌的感染量低 2—5 个数量级。病后可获得一定的抵抗力，但持续时间短，不同菌群及血清型间无交叉保护性免疫，易反复感染。

（四）流行特征

一年四季均有发生，夏、秋季节（5—10 月）高发。

在不同国家和地区菌群存在差异，一般呈散发，但在流行季节，集体用餐单位易发生食物型和水型暴发流行。细菌性痢疾主要流行于发展中国家，全世界年病例数超过 2 亿例，其中 500 万例需住院治疗，年死亡病例达 65 万例。自 2003 年以来，根据我国卫生部公布的法定报告传染病的发病数和死亡数排序，痢疾发病数在前五位，死亡数在前十位。

三、临床表现

潜伏期：8—50 小时，最长 7 天。

症状：突然发生剧烈腹痛，多次腹泻。初期为水样便，以后可出现带黏液的脓血便，里急后重症状明显，伴有高热。一般持续数天至数月。食源性志贺氏菌病急性期治疗不彻底、不及时，或抵抗力下降、耐药等原因可导致慢性志贺氏菌病。约 2%—3% 病人可出现并发症（红斑性结节、脾肿大、关节膜炎、溶血性尿毒综合征等）。

临床分三种型：①轻型，不发热或低热，轻微腹痛，腹泻每日 3—5 次，无脓血便，无里急后重。②普通型，畏寒、发热，伴头痛、恶心、呕吐、腹痛，腹泻每日10 次至数十次，黏液脓血便，伴里急后重。③中毒型，多见于老人、儿童，全身感染症状严重。突发高热、惊厥，精神萎靡、嗜睡、昏迷、抽搐，血压下降，可迅速发生循环和呼吸衰竭，肠道症状较轻。

四、实验室检验

（一）粪便常规检查

白细胞或脓细胞大于等于 15/HPE（400 倍），可见红细胞、吞噬细胞。

（二）病原学检查

采集患者和食品加工人员粪便 / 肛拭、食品加工环节涂抹物、剩余食物等检验。粪便尽量在使用抗生素之前采集（挑取脓血或黏液部分，避免与尿混合），标本应新鲜（若不能及时送检，应将标本保存于 30% 甘油缓冲盐水或 Cary-Blair 氏运送培养基内）。对标本进行细菌分离培养与鉴定、血清学分型，确定菌群和菌型，也可以采用核酸杂交或聚合酶链反应（PCR）直接检查粪便中的志贺菌核酸，采用脉冲场凝胶电泳检测病原菌的基因型别。具体可以按照《食品安全国家标准　食品微生物学检验　志贺氏菌检验》（GB 4789.5—2012）、《细菌性和阿米巴性痢疾诊断标准》（WS 287—2008）、《痢疾防治手册》等进行检验。

五、诊断

（1）符合该病的流行病学特点与临床表现，从可疑食物中检出志贺氏菌，可确诊。

（2）符合该病的流行病学特点与临床表现，两个或两个以上患者的生物标本中检出相同血清型或 PFGE 图谱一致的志贺氏菌，可确诊。

六、治疗原则

（1）补液。

静脉输液、口服补液，纠正失水、酸中毒与电解质平衡失调，改善心肾功能。

（2）抗菌疗法。

可缩短病程，减轻疾病严重程度，减少菌排出持续时间。

（3）对症治疗。

七、预防和控制

应采用综合性防治措施。在消灭和管理传染源方面，应对急、慢性患者和带菌者实行三早措施（早诊断、早隔离、早治疗）；在切断传播途径方面，应加强对食物、水源和食品从业人员的管理，保持良好的卫生习惯等；对密切接触者，可以用大蒜、黄连、白头翁、马齿苋、地锦草等中草药进行预防服药。

第三节　副溶血性弧菌病

2007年9月4日，杭州市某酒店发生了一起91名员工因进食该酒店食堂提供的被副溶血性弧菌（血清型均为O3：K6型，神奈川溶血阳性）污染的凉拌猪头肉（9月3日中餐）或／和猪头肉炒青椒（9月3日晚餐）所导致的集体性急性食源性疾病事件。经调查，首发病例发生在9月4日凌晨2时，上午8时起病例大量增加，最后1例病例出现在9月4日中午11时10分，发病高峰集中在9月4日4：00—6：00和8：00—10：00。患者的主要表现为不同程度的腹痛、腹泻、恶心、呕吐等消化道症状，经医院治疗后，患者病情稳定且好转，康复痊愈。

一、病原体

副溶血性弧菌（Vibrio parahaemolyticus, Vp）分布极广，主要分布在海水和水产品中，我国华东地区沿岸海水的副溶血性弧菌检出率为47.5%—66.5%，海产鱼虾的平均带菌率为45.6%—48.7%，夏季可高达90%以上。

副溶血性弧菌属于弧菌属，为革兰阴性菌，目前已知至少有13种O抗原、65种K抗原。根据O抗原、K抗原可以进行血清学分型，O3：K6、O4：K8血清型副溶血性弧菌是引起食源性疾病的主要血清型。副溶血性弧菌是一种嗜盐性细菌，体外培养营养要求不高，在无盐培养基上不能生长，3%—6% 胨水中繁殖迅速，低于 0.5%或高于 8% 胨水中停止生长。副溶血性弧菌对酸较敏感，pH 值 6 以下，即不能生长，1%—2% 醋酸或 50% 的食醋中 1 分钟即死亡；对热敏感，50℃ 20 分钟、65℃ 5 分钟或 80℃ 1 分钟即可被杀死；对低温也敏感，低于 10℃ 逐渐丧失活性；对常用消毒剂抵抗力很弱，可被低浓度的酚和煤酚皂溶液杀灭。

副溶血性弧菌致病性包括溶血素、脂多糖、侵袭性和脲酶。溶血素是副溶血性弧菌致病的主要因素，目前研究较多的有不耐热溶血素（thermolabile hemolysin，TLH）、耐热溶血素（thermostable direct hemolysin，TDH）和 TDH 相关溶血素（thermostable direct hemolysin-relatedhemolysin，TRH）。TLH、TDH 和 TRH 分别由tlh、tdh 和 trh 基因编码。tlh 基因具有种特异性。目前认为，tdh 和 trh 基因是副溶血性弧菌的毒力基因。环境分离株极少携带 tdh 或 trh 基因，因此，自然界中非致病性的副溶血性弧菌极为普遍；而临床分离株通常携带 tdh 或 trh 基因，或二者兼有。

（一）耐热溶血毒素

从神奈川现象阳性的细菌培养滤液中分离到耐热溶血毒素，TDH 是不含糖或脂质的蛋白质，由两个相同的亚单位组成，对热耐受，100℃加热 10 分钟不能灭活，是副溶血性弧菌产生的重要的致病因子。

（二）TDH 相关溶血毒素

也有许多耐热溶血毒素阴性的副溶血性弧菌引起食源性疾病暴发，表明副溶血性弧菌除产生耐热溶血毒素外，还存在另外的致病因子，这种因子亦具有与 TDH 类似的结构以及在兔肠结扎试验中引起肠液潴留的活性，但不耐热，且溶动物红细胞种类与 TDH 不同，对牛红细胞的溶血活性很高，对马红细胞无溶血活性，已证实这是副溶血性弧菌产生的另一种与 TDH 相似，但不相同的新毒素，现命名为 TDH 相关溶血毒素。

（三）不耐热溶血毒素

近年来的研究发现，副溶血性弧菌除了产生 TDH 和 TRH 溶血素外，还可产生另一种溶血毒素，即不耐热溶血毒素，60℃ 以上加热 10 分钟即可灭活。TLH 不但溶解人的红细胞，而且溶解马的红细胞。生化试验表明，TLH 是一种非典型的磷脂酶，但其功能和致病性仍不十分清楚。

（四）脲酶

脲酶与细菌的致病性存在一定关系。许多试验证明，脲酶阳性菌与 TRH 之间呈正相关。在尿素缺乏时，副溶血性弧菌脲酶的表达活性极低，只达 1%，当有尿素作为介质时，其活性可提高 100 倍。目前认为脲酶可以作为快速检测致病性副溶血性弧菌，尤其是神奈川试验阴性菌的一个实验方法。

（五）侵袭力

副溶血性弧菌具有侵袭力，并且侵袭力是其毒力的一部分。

（六）脂多糖

用神奈川现象阴性的菌株做新生兔经口毒性实验，证明离心后的肉汤培养物质上清液无毒性，而存在于细菌体内的毒性物质，100℃ 30 分钟不被破坏，经胃酶消化或用 Wesphal 法提取的脂多糖内毒素，可使新生兔经口致死。从中毒患者和食物中分离出的神奈川现象阳性和阴性菌株，提取的菌体脂多糖及其肉汤培养物进行肠祥实验和灌胃实验，不论是小鼠肠祥还是乳鼠实验，均获得与肠毒素相似的能促进肠液分泌增多的结果。

二、流行病学特点

（一）传染源

致病食品为海产品（鱼、虾、蟹、贝类等）和直接或间接被本菌污染的其他食品。

（二）传播途径

经口食入含有副溶血性弧菌的食物导致的感染型食源性疾病。

1. 生食海产品

海鱼、贝壳类等海产品中的副溶血性弧菌在运输或储存中环境条件改变可以大量繁殖，迅速达到致病剂量。

2. 食物未烧熟煮透

烹调食物时，未烧熟煮透，加热不充分，容易产生副溶血性弧菌污染。

3. 交叉污染

若食品制作时，熟食被接触过生海产品的刀、砧板、容器等污染，熟食保管不善，一旦受到副溶血性弧菌污染，易于大量繁殖，达到足以致病剂量。

（三）易感人群

男女老幼均可患病，但以青壮年为多，病后免疫力不强，可重复感染。

（四）流行特征

每年 5—10 月是副溶血性弧菌感染的多发季节，7—9 月是高峰。

发病呈世界性分布，沿海地区发病率较高。近年来，由于食品生产及流通的全球化、人们饮食方式的改变、食用生鲜海产品的人群和地域在不断扩增，特别是在沿海省份，副溶血性弧菌引起的食源性疾病已经高居我国微生物性食源性疾病的首位。

三、临床表现

潜伏期：发病急，多数在 4—90 小时，平均 17 小时。

症状：主要表现为急性胃肠炎症状。发病初期为腹部不适，上腹部疼痛或胃痉挛，之后腹泻、腹痛、恶心、呕吐、发热。脐周阵发性绞痛为本病的特点。腹泻多为水样便，重者为黏液便和黏血便。预后一般良好，大多 1—2 天后症状减轻，也有因为其他并发症死亡的病例。

四、实验室检验

可以采集未服药或刚服药的病人、厨师（主要是冷餐制作师）的粪便 / 肛拭、呕吐物，可疑食物和接触过生海产品的刀、砧板、容器等环节涂抹物等样品，按照《食品安全国家标准　食品微生物学检验　副溶血性弧菌检验》（GB 4789.7—2013）、《感染性腹泻诊断标准》（WS 271—2007）等进行细菌分离培养和血清学分型，也可以通过聚合酶链反应（PCR）检测 tdh、trh 毒力基因和 tlh 种特异性基因，用脉冲场凝胶电泳（PFGE）方法量化不同副溶血性弧菌菌株之间基因水平的亲缘关系，进而可以确定传染源、流行范围等，便于进一步采取有效措施控制食源性疾病。

五、诊断

（1）符合该病的流行病学特点与临床表现，可疑食品或加工器具中检出与患者生物标本相同血清型或 PFGE 图谱一致的副溶血性弧菌，可确诊。

（2）符合该病的流行病学特点与临床表现，两个或两个以上患者生物标本中检出相同血清型或 PFGE 图谱一致的副溶血性弧菌，可确诊。

（3）符合该病的流行病学特点与临床表现，由可疑食物中检出 $> 10^5$ cfu/g（或

MPN/g）数量的副溶血性弧菌，可确诊。

（4）可疑食物中检出 tdh 基因阳性的副溶血性弧菌，可确诊。

六、治疗原则

以补充水分和纠正电解质紊乱等对症治疗为主，重症病例才使用抗生素治疗。

七、预防和控制

海产品储运温度应该低于4℃；食物做到烧熟煮透，隔餐或过夜食物再次食用前充分加热；在食物加工过程中严格生熟食物、厨具分开，避免造成食物交叉污染；炊事人员建立每日健康申报制度，并养成良好的操作规范和卫生习惯。

第四节　致泻性大肠埃希氏菌病

2011 年 5 月 17 日，云南省弥渡县某山区乡初级中学发生一起食源性疾病事件。经过调查，共有 47 名学生发病，中毒原因是进食了该学校第二食堂提供的被产志贺样毒素、有侵袭力的致泻性大肠埃希氏菌（ESIEC，我国比较少见）污染的饭菜。病人主要临床症状为腹泻、腹痛、腹胀、恶心以及呕吐等，少数伴有低热。腹泻多为糊状，少数出现水样便，最多 8 次 / 日。经过对症抗菌、补液治疗，全部患者 1—3 天后痊愈，无死亡病例。

一、病原体

大肠埃希氏菌（Escherichia coli），俗名大肠杆菌，属肠杆菌科埃希氏菌属。大肠埃希氏菌分为致病性和非致病性，非致病性大肠埃希氏菌是肠道正常菌群。致泻性大肠埃希氏菌存在于人和动物的肠道内，健康人肠道致泻埃希氏菌带菌率一般为 2%—8%，高者可达 44%；成人肠炎和婴儿腹泻患者的致泻性大肠埃希氏菌带菌率较健康人高，为 29%—52.1%，随粪便排出而污染水源、土壤。

大肠埃希氏菌为革兰阴性的短杆菌，它的抗原结构复杂，主要由菌体抗原（O 抗原）、包膜抗原（K 抗原）和鞭毛抗原（H 抗原）三部分组成，是血清分型的基础。O 抗原目前已发现有 170 多种，K 抗原在 100 种以上，H 抗原超过 50 种。新分离的大肠埃希氏菌有 70% 具有 K 抗原，能阻碍 O 抗原与 O 血清凝集，一般有 K 抗原的菌株比没有 K 抗原的菌株毒力强，致病性的菌株多数带 K 抗原。

致病性的大肠埃希氏菌常引起腹泻或食源性疾病的暴发，一般也称为致泻性大肠埃希氏菌。根据发病机制、临床特征、流行病学特征、O 抗原血清型及细菌的毒力不同，可以将致泻性大肠埃希氏菌分为 5 种，即肠道致病性大肠埃希氏菌（EPEC）、产肠毒素大肠埃希氏菌（ETEC）、肠道侵袭性大肠埃希氏菌（EIEC）、产志贺毒素大肠埃希氏菌 / 肠道出血性大肠埃希氏菌（STEC/EHEC，EHEC 是 STEC 中一个亚型）、肠道集聚性大肠埃希氏菌（EAEC）。

大肠埃希氏菌对热的抵抗力较其他肠杆菌强，55℃ 60 分钟或 60℃ 15 分钟仍有部分细菌存活，在土壤、水中可活数月。产肠毒素大肠埃希氏菌产生的肠毒素，可分为耐热毒素和不耐热毒素，前者加热至 100℃ 30 分钟不被破坏，后者加热至 60℃ 仅 1 分钟即被破坏。烹调食物，必须使食物的所有部分至少达到 70℃ 以上时才可杀灭该菌。

二、流行病学特点

（一）传染源
致病食品主要为被致泻性大肠埃希氏菌污染的各类熟肉制品及冷荤食品，其次为蛋及蛋制品，乳酪等食品。

（二）传播途径
经口食入产肠毒素大肠埃希氏菌、侵袭性大肠埃希氏菌、致病性大肠埃希氏菌、出血性大肠埃希氏菌、聚集性大肠埃希氏菌致泻大肠埃希氏菌导致的感染型食源性疾病。传播因素包括水、食品、日常生活用品、苍蝇等，还可以通过接触动物或带菌者传播。

（三）易感人群
老人及婴幼儿易感。

（四）流行特征

1. 致病性大肠埃希氏菌（EPEC）

传染源主要是病人及带菌者，以粪－口途径为主要传播方式，人群普遍易感，但幼儿多见，5—6月为发病高峰。

2. 产肠毒素大肠埃希氏菌（ETEC）

传染源主要是病人及带菌者，以粪－口途径为主要传播方式，主要通过被污染的水体、食物等传播。人群普遍易感，成人、小儿均可发病。可散发或暴发流行，多表现为"旅游者腹泻"，也是欠发达国家婴幼儿腹泻的一个重要病因。

3. 侵袭性大肠埃希氏菌（EIEC）

以粪－口途径为主要传播方式，可通过污染的水和食物引起暴发流行，也可因接触形成散发病例。成人、儿童均可发病，因与志贺氏菌所致的疾病相似，实际发病率可能会被低估。

4. 产志贺毒素大肠埃希氏菌／肠道出血性大肠埃希氏菌（STEC/EHEC）

家禽和家畜为其宿主和主要传染源，病人和无症状携带者也是传染源之一。经食物、饮水以及接触传播。人群普遍易感，但以老人、儿童为主。季节性明显，7—9月为流行高峰。O157：H7大肠埃希氏菌是EHEC的原型。STEC产志贺毒素（Stx1和／或Stx2），Stx1与痢疾志贺氏菌Ⅰ型产生的毒素几乎相同，Stx2的某些亚型可与溶血性尿毒综合征（HUS）密切相关。

5. 聚集性大肠埃希氏菌（EAEC）

EAEC被认为在不发达国家可引起长期腹泻，但很少引起大规模的食源性疾病暴发。

三、临床表现

不同致泻性大肠埃希氏菌引起的食源性疾病，症状各不相同。

（一）致病性大肠埃希氏菌（EPEC）

潜伏期：4—96小时。

症状：大量水样泻、呕吐和低热。轻症者不发热，大便每日3—10次，黄色蛋花样，量较多；重症患者可有发热、呕吐、腹痛、腹胀，显黏液便，腹泻严重者可有脱水、酸中毒表现。成人急性起病，脐周腹痛伴痢疾样大便。粪便镜检可见少许红、白细胞。20%左右的婴幼儿有上感症状，病情可持续2周以上，严重者可致死。

（二）产肠毒素大肠埃希氏菌（ETEC）

潜伏期：1—2 天，最短 8 小时。

症状：分泌性腹泻，大便显水样。伴有腹部痉挛、恶心、呕吐、头痛、肌痛，很少发热。病情轻重不等，有的仅有轻微腹泻，有的显重症霍乱样，重度脱水、酸中毒，甚至死亡。常为自限性，一般 2—3 天即愈。营养不良者可达数周，也可反复发作。

（三）侵袭性大肠埃希氏菌（EIEC）

潜伏期：12—72 小时。

症状：与痢疾相似，腹痛、腹泻、呕吐、发热、畏寒和全身不适。往往含有脓血便。通常在 5—7 天内缓解。

（四）产志贺毒素大肠埃希氏菌 / 肠道出血性大肠埃希氏菌（STEC/EHEC）

潜伏期：3—10 天，平均为 4 天。

症状：临床表现多为突发性痉挛性腹痛，初为水样便，后为鲜血样粪便，偶有低热，伴有上呼吸道症状。严重者（如婴幼儿或老年人）可并发溶血性尿毒综合征，血栓性血水板减少性紫癜，导致死亡。

出血性大肠埃希氏菌 O157：H7 为出血性大肠埃希氏菌（EHEC）的主要血清型，人感染该病原后，大多数起病较急，典型的出血性肠炎表现为腹部剧烈疼痛，先出现水样便，1—2 天后出现类似下消化道出血的鲜血样便或血便相混，低烧或不发烧。病程一般为 2—9 天。

感染中毒严重的人在便后不久可发生溶血性尿毒综合征，表现为急性肾功能衰竭、血小板减少、微血管异常溶血性贫血。也有的病例在血性腹泻后出现血栓性血小板减少性紫癜，除有发热、血小板减少、微血管异常溶血性贫血、急性肾功能衰竭等表现外，还可出现头痛、轻瘫、昏迷等神经系统症状，其病理特征为动脉透明血栓。该菌能产生大量志贺样毒素（SLT），可引起肠道出血性肠炎（HC）、溶血性尿毒综合征（HUS）、血栓性血小板减少性紫癜（TTP）。

（五）聚集性大肠埃希氏菌（EAEC）

潜伏期不详。该病主要与小儿顽固性腹泻有关，症状可持续 2 周或以上。

四、实验室检验

采集可疑食品、患者和食品加工人员的粪便 / 肛拭或呕吐物、食品加工环节等进行病原菌分离培养、血清型鉴定和毒力基因检测。

具体按照《食品安全国家标准 食品微生物学检验 致泻大肠埃希氏菌检验》（GB 4789.6—2016）、《食品安全国家标准 食品微生物学检验 大肠埃希氏菌 O157：H7/NM 检验》（GB 4789.36—2016）、《感染性腹泻诊断标准》（WS 271—2007）等执行。

五、诊断

（1）符合相应的致泻性大肠埃希氏菌各型的流行病学特点和临床表现，从可疑食品和患者的生物标本中检出携带相同毒力基因或 PFGE 图谱一致的致泻性大肠埃希氏菌，可确诊。

（2）符合相应的致泻性大肠埃希氏菌各型的流行病学特点和临床表现，两个或两个以上患者的生物标本中检出携带相同毒力基因或 PFGE 图谱一致的致泻性大肠埃希氏菌。

六、治疗原则

（1）对症治疗和支持治疗。
（2）对部分重症患者应使用抗生素，首选氯霉素、多粘菌素、庆大霉素。
（3）STEC 和 EHEC 慎用抗生素。

七、预防和控制

不吃生的或加热不彻底的牛奶、肉等动物性食物。不吃不干净的水果、蔬菜。

剩余饭菜食用前要彻底加热。放置食品时避免生熟交叉污染。养成良好的个人卫生习惯，饭前便后勤洗手。食品加工、生产企业特别是餐饮业应严格保证食品加工、运输及销售的安全性。

第五节 小肠结肠炎耶尔森氏菌病

1994 年 11 月 10 日，河北省承德市某幼儿园发生了一起因食堂食物交叉污染导致小肠结肠炎耶尔森氏菌食源性疾病事件。经过调查，共有 189 名儿童发病（总发病率为 41.2 %）。中毒儿童的主要临床症状以发烧、腹痛、腹泻为主。多数患儿体温在 37.5—39℃，最低 37℃，最高者达 41℃；腹泻最少 1 次，最多 10 次左右，一般 2—6 次；大便为软便、稀便，水样黏液便，镜下均有脓球；周围血象 WBC $6—17 \times 10^9$/L；中性粒细胞 70% 以上。从 11 月 10 日午餐素什锦和猪肉馅及 3 份粪便中检出 O：3 型小肠结肠炎耶尔森氏菌，10 名中毒儿童血抗体急性期均为阴性，恢复期血清为 1：8—1：32。临床表现与 O：3 型小肠结肠炎耶尔森氏菌引起的胃肠炎型食源性疾病相符。O：3 型小肠结肠炎耶尔森氏菌主要致病对象为幼儿。

一、病原体

小肠结肠炎耶尔森氏菌（Yersinia enterocolitica）是引起人类严重的小肠结肠炎的病原菌，20 世纪 80 年代以来引起全球广泛注意，为人畜共患病。本菌分布广泛，天然定植在多种动物体内，如鼠、兔、猪等，猪是主要保菌者。在自然环境中存在于饮水、污水及土壤中。由于该菌能在 4℃生长，可在保存于冰箱的食品中繁殖生长，带菌的食品在冰箱中储存多日后菌数可达 10^7 CFU /g。目前已经从冰淇淋、牛奶、牛肉、猪肉、牡蛎、贻贝及未加工的水果、蔬菜等食品中检出，可以通过进出口食品在不同国家间传播，很多国家已经将其列为进出口食品的常规检测项目。

小肠结肠炎耶尔森氏菌为革兰阴性杆菌或球杆菌，偶见两端浓染，不形成芽胞，无荚膜，有周鞭毛；但其鞭毛在 30℃以下培养条件形成，温度较高时即丧失，因此表现为 30℃以下有动力，35℃以上则无动力。本菌生长繁殖速度较一般肠道菌缓慢，耐低温，4℃时能保存和繁殖，最适温度为 20—28℃。

小肠结肠炎耶尔森氏菌根据 O 抗原可分为多个血清型，目前已经报道 60 个以上的血清型。研究发现其中只有少数血清型的菌株具有致病性，主要致病血清型有 O：1，2a，3；O：2a，3；O：3；O：8；O：9；O：4，32；O：5，27；O：12，25；O：13a，13b；O：19；O：20；O：21。引起人类疾病的主要是 O：9、O：8、O：5，

27 和 O：3 等。

根据其生化反应，小肠结肠炎耶尔森氏菌可分为6个生物型：1A、1B、2、3、4、5。研究认为，生物 1A 型的菌株均为非致病性菌株，而生物 1B、2—5 型中大多数为致病菌株。

此外有毒力菌株大多具有 V 和 W 抗原、外毒素蛋白等。V 和 W 抗原具有抗吞噬作用，为毒力的重要因子，与侵袭力有关，侵袭力可能是耶尔森氏菌肠道感染表现的病理基础。O：9、O：8、O：3菌株可产生耐热肠毒素，与大肠埃希氏菌肠毒素 ST 相似。耐热肠毒素，121℃ 30 分钟不被破坏，对酸碱稳定，pH 值 1—11 不失活。肠毒素产生迅速，在 25 ℃下培养 12 小时，培养基上清液中即有肠毒素产生，24—48 小时达高峰。肠毒素是引起腹泻的主要因素。

二、流行病学特点

（一）传染源
传染源为患者、带菌者和带菌动物。

致病食品病原分布广，可存在于生的蔬菜、乳和乳制品、肉类、豆制品、沙拉、牡蛎、蛤和虾中。

（二）传播途径
进食被小肠结肠炎耶尔森氏菌污染的饮用水和食物导致的感染性疾病。水源污染可能导致暴发流行。苍蝇和蟑螂体内带菌时间相当长，并能通过粪便向外排出，污染外部环境和食品，起到了传播作用。

（三）易感人群
年幼儿童（10 岁以下）、身体虚弱者、老年人和接受免疫抑制剂治疗的人群。

（四）流行特征
一年四季均有发病，以秋、冬、春季较多，这与小肠结肠炎耶尔森氏菌嗜冷特性有关。国内散发较多，暴发事例报道较少。

三、临床表现

潜伏期：4—10 天。潜伏期短者病情较重。

症状：突然发热、腹痛、腹泻，水样稀便，可带黏液，偶见脓血。少数病儿有呕吐。部分有类似于阑尾炎症状、慢性反应性关节炎及结节性红斑，以及败血症、凸眼性甲状腺肿等。大部分病人在发病后 2—3 天恢复正常，少数严重病人可因休克、昏迷而死亡。

（一）腹痛

多在上腹部、脐部附近，少数在回盲部。呈阵发性绞痛为其特点。发病后 5—6 小时时最重，以后逐渐减轻。腹痛大多维持 1—2 天，个别持续数天或更长时间。

（二）腹泻

开始是水样便，或部分患者有水样血便，以后转为脓血便、黏液血便或脓黏液便。每天腹泻多在 10 次以内，一般持续 1—3 天。少数患者有里急后重。由于腹泻常带有血液、黏液或脓血，往往被误诊为菌痢。

（三）恶心和呕吐

呕吐物多为胃内容物，大多数病人呕吐 1—5 次 / 天。

（四）发热

体温多在 37—38℃之间，少数病人可超过 39℃。

（五）脱水

由于呕吐、腹泻，30% 左右的病人有脱水症状，如口渴、皮肤干燥、眼窝凹陷等。

（六）其他

小肠结肠炎耶尔森氏菌病除上述常见的临床表现外，成年人中严重而常见的并发症是反应性关节炎，约半数为膝、足、手的单关节炎，半数可累及两个或多个关节。这些症状可以为急性发作，也有于肠炎发生后 1 周内出现。此外，罕见的并发症还有败血症、心肌炎、亚急性肝炎、结膜炎、急性肾小球肾炎、胆囊炎等。严重者可出现血压下降，甚至休克。大多数病人白细胞及中性粒细胞相对数增高。

四、实验室检验

按照《食品安全国家标准　食品微生物学检验　小肠结肠炎耶尔森氏菌检验》（GB 4789.8—2016）、《感染性腹泻诊断标准》（WS 271—2007）等要求，采集可疑食品、使用抗生素前的新鲜粪便和血液等标本进行分离培养，根据生化反应及动力等，做出初步判断，采用血清学试验进行鉴定，有条件的同时采用 PCR 法进行毒力基因检测。

五、诊断

（1）符合该病的流行病学特点与临床表现，两个或两个以上患者的生物标本中检出血清型或 PFGE 图谱一致的小肠结肠炎耶尔森氏菌，可确诊。

（2）符合该病的流行病学特点与临床表现，从可疑食品中检出与患者生物标本中血清型或 PFGE 图谱一致的小肠结肠炎耶尔森氏菌，可确诊。

六、治疗原则

（1）对症治疗。

（2）对重症病例可用抗生素。

七、预防和控制

加强对家畜、家禽排泄物和环境卫生的管理，防止鼠、蝇等昆虫媒介传播病菌。注意个人卫生及食品卫生，不饮用生水和不吃未熟透或未经彻底加热的食物。发现病人时，应及时控制传染源，以免病菌扩散。小肠结肠炎耶尔森氏菌具有"嗜冷性"，在水中和低温下能生长，因此，食品冷藏保存时，应防止被该菌污染。

第六节　空肠弯曲菌病

患者夏某，男，8 岁，1987 年 3 月 29 日发病，因发热、腹泻、排黏液便（一天 2—8 次），次日去医院就诊，当日做肛拭培养分离出空肠弯曲菌。该患儿在街道办的日托幼儿园入托。4 月 4 日对家庭成员和幼儿园同班儿童做肛拭培养，家庭成员中未发现阳性，但是同班儿童中空肠弯曲菌分离率高达 29.5%（13/44）。该幼儿园儿童来源于附近居民，年龄 2—6 岁，共 187 名儿童，一般在园内进食午餐、晚餐及点心各一次。食物均由各班保育员分发。工作人员共 18 名，仅 2 名炊事员在园内进餐，他们曾于 3 月 16 日发生腹泻，调查时均从大便中分离出空肠弯曲菌。

一、病原体

空肠弯曲菌（Campylobacter jejuni）是弯曲菌属的一个亚种，属人兽共患病原菌，被认为是引起全世界人类细菌性腹泻的主要原因。早在 1957 年，King 就发现该菌与人类肠炎有关，但直到 1972 年才在比利时首次得到确认。此后世界各地在腹泻病例中分离到空肠弯曲菌的报道日益增多。据报道，从腹泻病例中的分离率高达 5%—14%，而从无症状人群粪便中的分离率小于 1%。1980 年起，世界卫生组织已将空肠弯曲菌病列为常见的食源性疾病。目前空肠弯曲菌已有 60 多个血清型。

空肠弯曲菌是革兰染色阴性、细长弯曲的小杆菌，无荚膜，不形成芽胞。菌体可表现为各种形态，螺旋形、弯曲杆状，宽约 0.2—0.8 μm，长约 0.5—5 μm，有 1 个以上的螺旋，并可达 8μm，也可以出现 "S" 形或似飞翔的海鸥形。空肠弯曲菌有活泼的动力，菌体一端或两端有单根鞭毛，长度约为菌的 2—3 倍。超过 48 小时的培养物以衰老的球菌状居多，此时细菌无繁殖能力。

空肠弯曲菌在实验室培养较困难，是一类在微需氧环境中生长、繁殖的细菌。在有氧和绝对厌氧条件下都不发育。在 5% O_2、10% CO_2、85% N_2 的环境中发育良好。培养温度 23—43℃，最适宜温度 42℃。在 –20℃ 的条件下生存 2—5 个月，但在室温中仅能生存数天。本菌对外界的抵抗力不强，接触空气、干燥、加热、冰冻和长期保存可使细胞受损害，且较其他细菌难复苏，增加了培养的困难（这个可能也是空肠弯曲菌引起的食源性疾病报道较少的原因之一）。在培养基中加入排除氧气的物质如高铁血红素（Hemin）、血液、活性炭等，以及微需氧环境，可明显提高细菌的活力。

空肠弯曲菌已经被分离到的致病物质有细胞紧张性肠毒素（CE，引起水样腹泻）、细胞毒素（CYT，细胞变形坏死）、细胞致死性紧张毒素（CDT）和耐热毒素等。

二、流行病学特点

（一）传染源

本病为人畜共患病，主要传染源是家禽、家畜和鸟类。急性患者和带菌者也可为传染源。

（二）传播途径

主要经食物和水传播，也可接触传播。经口食入被空肠弯曲菌污染的食品导致的感染型食源性疾病主要食品以家禽肉为主，尤其是鸡肉。传播途径为食用未煮熟的鸡肉或其他受到生鲜鸡肉交叉污染的食品。直接与带菌动物、宠物接触也是屠宰场工人和儿童的感染原因。国际旅行常常是感染的危险因素之一，多发生于从发达国家前往发展中国家的旅行者。另外，除人与人之间密切接触可发生水平传播外，还可由患病的母亲垂直传给胎儿或婴儿。

（三）易感人群

人群普遍易感。暴发时各年龄组均可发病，而在散发的病例中，小儿较成人多。

（四）流行特征

全年均可发病，多发生在夏、秋季节（5—10月）。发展中国家的感染高峰季节在不同国家、不同地区之间存在很大的差别。

空肠弯曲菌是发达国家最常见的肠道致病菌，欧美发达国家（在美国食源性疾病的细菌中位居第三）的感染率为50—100/10万，且易感年龄呈二态分布，0—4岁和15—44岁是两大发病高峰；发展中国家患者多集中于5岁以下儿童，并且以2岁以下的幼儿居多，成人患者相对较少。我们国家食源性疾病暴发事例相对较少，儿童散发感染较多。

三、临床表现

潜伏期：一般为2—5天，也有报道1—11天。

症状：初期症状多为腹泻、腹绞痛、呕吐、发热38—40℃，腹泻多为水样便，奇臭。严重者腹泻可为血性便。该病多发于婴幼儿、儿童及青壮年。病程一般为2—10天。大多数感染为急性、自限性肠炎。格林巴利综合征（Guillain-Barre syndrome，GBS）是空肠弯曲菌感染后最严重的并发症。GBS是一种外周神经系统急性脱髓鞘性疾病，主要引起运动神经功能障碍，严重时可导致呼吸肌麻痹而死亡。我国神经内科学院士李春岩教授首先利用空肠弯曲菌成功制成GBS动物模型，证实了空肠弯曲菌是GBS的病因之一。由空肠弯曲菌引发的GBS往往症状严重，预后不佳。

四、实验室检验

采集可疑食品、患者和食品加工人员粪便/肛拭等进行粪便涂片直接镜检、病原菌分离培养、血清型鉴定和恢复期血清抗体效价测定、毒力基因检测等。具体按照《食品安全国家标准　食品微生物学检验　空肠弯曲菌检验》（GB 4789.9—2014）、《感染性腹泻诊断标准》（WS 271—2007）等执行。但是空肠弯曲菌在食品中存在的数量较少，所以从食品中分离到比较困难。

五、诊断

（1）符合空肠弯曲菌的流行病学特点与临床表现，从可疑食品中分离出与患者血清型或 PFGE 图谱一致的空肠弯曲菌，可确诊。

（2）符合空肠弯曲菌的流行病学特点与临床表现，两个或两个以上患者的生物标本中检出血清型或 PFGE 图谱一致的空肠弯曲菌，可确诊。

六、治疗原则

维持水和电解质平衡是治疗空肠弯曲菌肠炎的基本原则。对大多数患者无需抗生素治疗。在某些特殊情况下，如高热、血性便、病程延长（症状持续一周以上）、妊娠、HIV 感染和其他免疫功能低下状态，可用抗生素治疗，但应慎用。红霉素和环丙沙星被列为治疗空肠弯曲菌感染的首选药物。其他抗生素如四环素、庆大霉素等也可使用。

七、预防和控制

与导致食源性疾病的所有细菌一样，可以采取以下措施来避免感染空肠弯曲菌：食物烧熟煮透，不吃生的或未熟透的禽肉等，不喝未经巴氏消毒的奶；清洗干净生的蔬菜和水果；生熟食品、餐具、器皿等分开放置，避免交叉污染；剩菜尽早冷藏，食用前再加热要彻底。

另外因家禽是最主要的传染源，应注意饲养场的饲养卫生，处理好排泄物及其污染的物品，采取从农场到餐桌全程控制，防止污染。做好个人预防，加强卫生教育。净化水源，特别注意农村的用水卫生。尽量避免与牲畜、宠物的直接接触，减少感染机会。

第七节　单核细胞增生李斯特氏菌病

2011 年 9 月 12—27 日，美国 CDC 网站上陆续报道了一起由单核细胞增生李斯特氏菌引起的食源性疾病暴发事故。从 7 月 31 日出现首例报告病例至 9 月 26 日上午 11 点（美国东部时间），共报告病例 72 例，死亡 13 例，这是 10 多年来美国最严重的一起食源性疾病暴发事例。此次暴发共涉及美国 18 个州，病例较多的是在科罗拉多州、得克萨斯州、新墨西哥州、俄克拉荷马州、内布拉斯加州、堪萨斯州和威斯康星州。13 例死亡病例分布在新墨西哥州（4 例），科罗拉多州和得克萨斯州（各 2 例），堪萨斯州、马里兰州、密苏里州、内布拉斯加州、俄克拉荷马州（各 1 例）。通过流行病学、溯源和实验室调查后发现，这起暴发与食用来自科罗拉多州的格兰纳达波尼地区的 Jensen 农场种植的香瓜相关。

一、病原体

李斯特氏菌属（Listeria）普遍存在于环境中，最新的分类学研究表明可分为六个种。单核细胞增生李斯特氏菌（Listeria monocytogenes，简称单增李斯特氏菌）和伊氏李斯特菌可以引起老鼠和其他动物发病。

通常认为只有单核增生李斯特氏菌和人类的李斯特菌病相关，是一种人畜共患和经食物传播的病原菌。由于它能耐受盐环境和寒冷温度，成为冷藏食品威胁人类健康的主要病原菌之一，并且患者死亡率高达 20%—30%，因而受到国际卫生和食品组织以及各国政府的重视。

单增李斯特氏菌广泛存在于自然界中，在 -20℃可存活一年，耐碱不耐酸，在 pH 9.6 中仍能生长，在 10% NaCL 中可生长，在 4℃可生长，这样也就可以在食品生产环境中持续生存，给食品安全带来隐患。

据报道，健康人粪便中单增李斯特氏菌的携带率为 0.6%—16%，有 70% 的人可短期带菌，4%—8% 的水产品、5%—10% 的奶及其产品、30% 以上的肉制品及 15% 以上的家禽均被该菌污染。

单增李斯特氏菌为球杆状，常成双排列，革兰阳性，有鞭毛，无芽胞，可产生荚膜。根据菌体鞭毛抗原，分为 13 个血清型和若干亚型。单增李斯特氏菌在 5—45℃

均可生长，营养要求不高，在 5℃低温生长是典型特征之一，在室温中动力活泼，但在 37℃时动力缓慢，此特征可初步判定为该菌。能发酵多种糖类，与多种革兰阳性菌有共同抗原，故血清学诊断无意义。单增李斯特氏菌引起致病的物质为李斯特氏菌溶素 O，此溶素须细菌被吞噬后在细菌生长时释放。

二、流行病学特点

（一）传染源

致病食品主要为肉及肉制品、冷冻饮品、鸡蛋、生食蔬菜（蔬菜沙拉）、乳与乳制品、生食海产品以及直接或间接被污染的其他食品。

（二）传播途径

经口食入被单核细胞增生李斯特氏菌污染的食物导致的感染型食源性疾病。

约占 85%—90% 的病例是由被污染的食品引起的。该菌也可以通过眼及破损皮肤、黏膜进入体内而造成感染。孕妇感染后通过胎盘或产道感染胎儿或新生儿，栖居于阴道、子宫颈的该菌也引起感染。性接触也是本病传播的可能途径，且有上升趋势。

（三）易感人群

新生儿、孕妇、老年人及免疫缺陷患者。此外，酗酒者、免疫系统损伤或缺陷者、接受免疫抑制剂和皮质激素治疗的患者及器官移植者也易被该菌感染。

（四）流行特征

一年四季均可发病。有地理聚集性，可呈暴发流行，但是多数病例以散发形式出现。国内报道暴发事件较少。

三、临床表现

潜伏期：单核细胞增生李斯特氏菌引起胃肠炎的潜伏期相对较短，8—24 小时；严重的侵袭性疾病类型的潜伏期可能较长，3 天—3 个月。

症状：单增李斯特氏菌进入人体后是否发病，与菌的毒力和宿主的年龄、免疫状态有关，因为该菌是一种细胞内寄生菌，宿主对它的清除主要靠细胞免疫功能。发病可以引起两种类型的疾病，一种是胃肠炎型，表现为恶心、呕吐、发热、腹泻等，一般会自行消失；另一种是更严重的侵袭性类型，易发生死亡。感染通过血液进入神经系统（包括大脑），出现头痛、颈项强直、意识障碍、平衡失调和惊厥症状，可导致脑膜炎、脑炎和其他可能致命的疾病，死亡率为20%—30%。孕妇发生单增李斯特氏菌感染的比例较高，感染后典型症状是温和的感冒样，还会导致流产、死产、早产或新生儿严重感染。

四、实验室检验

采集的食品按照《食品安全国家标准　食品微生物学检验　单核细胞增生李斯特氏菌检验》（GB 4789.30—2016），其他组织、血液、脑脊液或其他正常无菌部位（如胎盘）的检测也可参照GB 4789.30—2016。一般仅粪便培养价值不大，因为有些健康人的肠道可能携带单增李斯特氏菌。

五、诊断

（1）符合该病的流行病学特点与临床表现，由可疑食品中检出与患者生物标本相同血清型或PFGE图谱一致的单核细胞增生李斯特氏菌，可确诊。

（2）符合该病的流行病学特点与临床表现，两个或两个以上患者的生物标本检出相同血清型或PFGE图谱一致的单核细胞增生李斯特氏菌，可确诊。

（3）符合该病的流行病学特点与临床表现，从人体正常无菌部分分离到单核细胞增生李斯特氏菌（侵袭性）。

六、治疗原则

轻型一般为自限性，不用治疗；若病情较重，使用抗生素治疗，首选氨苄西林。

七、预防和控制

在冰箱中冷藏的熟肉制品、即食食品、牛奶或新购未经消毒的牛奶，食前一定要彻底加热；保证储存食品的冰箱温度低于4℃。

第八节　金黄色葡萄球菌肠毒素中毒

2006 年 10 月 11—12 日，广州市某小学发生一起食源性疾病暴发事件，共有 237 名学生发病。经过调查，中毒食品是被金黄色葡萄球菌肠毒素污染的课间餐（红豆糕和豆浆）。患者发病时间集中在进食后 0.5—3 小时的共有 175 名病例。大部分病例先以恶心、剧烈地反复呕吐、腹痛为首发症状，之后部分病例出现发热、腹泻和伴有头晕、头痛等症状。

一、病原体

金黄色葡萄球菌（Staphylococcus aureus）也称"金葡菌"，隶属于葡萄球菌属，因菌落能产生金黄色色素而命名。金黄色葡萄球菌可引起食源性疾病、中毒性休克综合征、肺炎、术后伤口感染、医院内菌血症等。

金黄色葡萄球菌在自然界中无处不在，空气、水、灰尘及人和动物的排泄物中都可找到。因此，食品受到污染的机会很多。

典型的金黄色葡萄球菌为球形，直径 0.8 μm 左右，显微镜下排列成葡萄串状。无芽胞、鞭毛，大多数无荚膜，革兰染色阳性，是革兰阳性菌的代表。营养要求不高，在普通培养基上生长良好，需氧或兼性厌氧，最适生长温度 37°C，血平板上菌落周围形成透明的溶血环。对盐和糖高度耐受，可在 10%—15% NaCl 肉汤中生长。

金葡菌的致病力强弱主要取决于其产生的毒素和侵袭性酶。

（一）肠毒素

金葡菌能产生数种引起急性胃肠炎的蛋白质性肠毒素，分为 A、B、C、D、E 五个型，其中 C 型又分为 C1、C2、C3 型。肠毒素是热稳定性蛋白，100°C 30 分钟仍保持部分活性，分子量为 26—30 KDa。产毒菌株能产生一型或两型以上的肠毒素，因此，肠毒素的型别不能代替细菌的型别。以 A 型肠毒素引起的中毒最为常见，B 型次之，C 和 D 型少见。引起人中毒的最小剂量为 1.0—7.2μg/kg，中毒出现以呕吐为主的急性胃肠炎症状，其机制可能是肠毒素作用于腹部内脏感受器，反射性刺激呕吐中枢所致。

肠毒素的产生取决于温度、pH、营养条件、氧分压及培养时间等条件。含水分、淀粉或蛋白质丰富的食品，在 pH 6.0—8.0，20℃以上，通风状况不良的环境中利于肠毒素的产生。

（二）血浆凝固酶

致病性葡萄球菌可产生两种凝固酶，一种是与细胞壁结合的凝聚因子，称结合凝固酶；另一种凝固酶是分泌至菌体外，称为游离凝固酶。凝固酶使血液或血浆中的纤维蛋白沉积于菌体表面或凝固，阻碍吞噬细胞的吞噬作用。葡萄球菌形成的感染易局部化与此酶有关。血浆凝固酶与细菌毒力密切相关，是鉴别葡萄球菌有无致病性的重要指标。

（三）溶血毒素

主要有 α、β、γ、δ 四种，能损伤血小板，破坏溶酶体，引起肌体局部缺血和坏死。

（四）耐热核酸酶

金葡菌产生耐热核酸酶，100℃加热 30 分钟不被破坏。这也是鉴定葡萄球菌致病性的指标。

此外，金葡菌还产生溶表皮素、明胶酶、蛋白酶、脂肪酶、肽酶等毒素，破坏白细胞和巨噬细胞等。

二、流行病学特点

（一）传染源

被金黄色葡萄球菌污染的乳及乳制品、奶油糕点、蛋及蛋制品、熟肉制品、鸡肉和蛋类沙拉、含有乳制品的冷冻食品及个别淀粉类食品是最常见中毒食品。

金黄色葡萄球菌在自然界中无处不在，空气、水、灰尘及人和动物的排泄物中都可找到。食品制作人员的鼻腔（咽喉、皮肤）、化脓部位，患乳腺炎的牛、羊，也可为葡萄球菌的污染源。因此，食品受到污染的机会很多。

（二）传播途径

食品被葡萄球菌污染后，于 20—37℃，经 4—8 小时葡萄球菌即可在食品中产生达到中毒剂量的肠毒素。经口食入葡萄球菌肠毒素可引起食源性葡萄球菌肠毒素中毒。

（三）易感人群

人群普遍易感。

（四）流行特征

中毒多发生在夏、秋季节，其他季节也可发生。

金黄色葡萄球菌肠毒素是个世界性卫生难题，在美国，由金黄色葡萄球菌肠毒素引起的食源性疾病，占整个细菌性食源性疾病的 33%；加拿大则更多，占 45%；在中国，由金黄色葡萄球菌引起的食源性疾病事件也时有发生。

三、临床表现

潜伏期：一般在 2—6 小时，最短 0.5 小时，最长 8 小时。

症状：剧烈恶心、反复呕吐，可伴有上腹部绞痛，有时伴有腹泻。体温一般正常或低烧。多次腹泻和呕吐可导致虚脱、肠痉挛和严重失水。儿童对肠毒素比成人敏感，发病率高、病情重。病程一般较短，1—2 天内即可恢复。预后一般良好。

四、实验室检验

可以采集患者呕吐物以及可疑的中毒食品等进行细菌分离培养、鉴定，测定其金黄色葡萄球菌肠毒素，并确定其型别。具体按照《食品安全国家标准　食品微生物学检验　金黄色葡萄球菌检验》（GB 4789.10—2016）执行。

五、诊断

（1）符合该病的流行病学特点及临床表现，不同患者吐泻物中检出葡萄球菌，菌株经肠毒素检测，证实是相同型别肠毒素，可确诊。

（2）符合该病的流行病学特点及临床表现，食品与患者生物标本或两个及两个以上患者生物标本中检出 PFGE 图谱一致的金黄色葡萄球菌，可确诊。

（3）符合该病的流行病学特点及临床表现，由可疑食品中检出葡萄球菌肠毒素或检出金黄色葡萄球菌浓度 $\geq 10^5$ cfu/g（mL），可确诊。

六、治疗原则

以补水和维持电解质平衡等对症治疗为主，一般不需要抗生素。

七、预防和控制

除了一般的食品卫生应该有的措施外，应重点注意患有疮疖、化脓性创伤或皮肤病以及呼吸道疾病、口腔疾病等的患者，禁止其从事接触直接入口食品的加工及供应工作；患乳腺炎奶牛的奶不得供饮用或加工奶制品；剩余饭菜应及时低温（5℃以下）冷藏处理，尽量缩短剩余饭菜的存放时间，室温存放时间最好不要超过 4 小时，食用前必须充分加热。

第九节　伤寒与副伤寒沙门氏菌病

2013 年 10—11 月，深圳市坪山区坪山办事处一社区发生一起甲型副伤寒暴发疫情。采集首发病例、密切接触者及现症病例的血和粪便、末梢水、自备水源和食品及其他环境共 250 份进行检测，结果发现 13 例甲型副伤寒病例。10 月 11 日出现首发病例，最后病例发生在 11 月 2 日。疫情确诊的 13 例甲型副伤寒病例，菌株 PFGE 图谱完全一致，集中分布在某一社区范围内，其中男 8 例，女 5 例。20—30 岁年龄组多发。临床症状主要有发热、咳嗽、畏寒、头痛等；感染来源是携带甲型副伤寒杆菌的流动摊贩的餐饮从业人员（首发病例），不注意个人卫生（发病期间一直从事餐饮活动），污染食物（凉拌菜），导致感染密切接触者和就餐人员（12 位患者都有到流动摊贩买凉拌菜食物史）。通过对病例的隔离治疗、加强食品和环境管理等，暴发疫情得到有效控制。

一、病原体

伤寒与副伤寒沙门氏菌属于沙门氏菌属。伤寒沙门氏菌（Salmonella typhi）是引起伤寒的病原菌。伤寒沙门氏菌属沙门氏菌 D 属，在宿主体内可以形成 Vi 抗原，Vi 抗原可以阻止 O 抗原与其相应抗体的凝集反应，但是 Vi 抗原的抗原性较弱，当伤寒沙门氏菌从人体中清除时，Vi 抗原也随之消失。伤寒沙门氏菌不产生外毒素，其菌体裂解所释放的内毒素在发病机制中起重要作用。

副伤寒是由副伤寒甲、乙、丙沙门氏菌（Salmonella paratyphi A、B、C）引起的与伤寒相似的疾病。伤寒和副伤寒的致病机制和临床症状与处理措施基本相似，只是副伤寒的病情较轻，病程较短（以下副伤寒与伤寒特殊地方将做特殊说明，否则都以伤寒说明）。我国成人的副伤寒以甲型副伤寒为主，儿童以乙型副伤寒为较常见。伤寒、副伤寒是《中华人民共和国传染病防治法》中规定报告的乙类传染病。

二、流行病学特点

（一）传染源

传染源为患者及带菌者。带菌者有以下几种情形：潜伏期带菌者，即伤寒患者在潜伏期已经从粪便排菌；暂时带菌者，即恢复期仍然排菌但在 3 个月内停止者；慢性带菌者，即恢复期排菌超过 3 个月者。

原先有胆石症或慢性胆囊炎等胆道系统疾病的女性或老年患者容易为慢性带菌者，少数患者可终身排出细菌，是伤寒不断传播甚至流行的主要传染源。典型伤寒患者在病程 2—4 周排菌量大，每克粪便含菌量可达数十亿个，传染性强，而轻微患者由于难以被及时诊断、隔离，向外界环境排菌的可能性大，具有重要的流行病学意义。

致病食品主要是预制食品、乳制品（如生牛奶）、肉制品、贝壳类水生动物、蔬菜及沙拉。

（二）传播途径

主要通过粪 - 口途径传播的感染性疾病。病菌随患者或者带菌者的粪便排出，污染水和食物，或经手及苍蝇、蟑螂等间接污染水和食物而传播。

（三）易感人群

人群普遍易感，发病者以儿童和青壮年居多。

未患过伤寒和未接种过伤寒菌苗的个体均易感。伤寒发病后可获得较稳定的免疫力，第二次发病少见。伤寒和副伤寒之间没有交叉免疫。

（四）流行特征

伤寒可发生于任何季节，但夏、秋季多见。发病以学龄期儿童和青年多见。在发达国家，伤寒的发病率维持在低水平。但是，在发展中国家，伤寒仍然是一种常见的传染病。

三、临床表现

潜伏期：潜伏期长短与感染伤寒、副伤寒沙门氏菌数量有关，伤寒 3—42 天，平均潜伏期 8—14 天；副伤寒潜伏期 2—15 天。

（一）典型（普通型）伤寒

1. 初期

发病第一周，多缓慢起病，体温呈阶梯状上升，于第 5—7 日达 39.5℃或以上，伴有全身不适，食欲减退、咳嗽，部分患者出现腹泻或便秘交替。

2. 极期

病程的第 2—3 周。持续高热，稽留在 40℃左右，持续 10—14 天；相对缓脉和重脉；神经系统中毒症状，表情淡漠，反应迟钝（伤寒面容），耳鸣，记忆力减退，重症可有谵妄、昏迷或出现虚性脑膜炎表现；玫瑰疹；肝脾肿大；腹胀、便秘，少数重症有腹泻。

3. 缓解期

病程第 4 周。体温波动下降，各种症状逐渐减轻，食欲好转。

4. 恢复期

病程的第 4 周末，体温恢复正常，症状消失，食欲恢复，一般 1 个月左右完全恢复。

（二）不典型伤寒

1. 轻型

症状较轻，热程较短，全身毒血症状较轻，体温多在 38℃左右，1—2 周可恢复。

2. 暴发型

起病急，毒血症状重，有畏寒、过高热、休克、昏迷等表现，常有中毒性心肌炎、中毒性脑病、中毒性肝炎、DIC 等并发症。病情凶险。

3. 迁延型

起病早期表现同普通型，但由于人体免疫功能低下，发热持续不退，热程在 5 周以上甚至数月之久，热型呈弛张热或间歇型，肝脾肿大较显著。

4. 逍遥型

病初症状轻，常因突发性肠出血或肠穿孔方获诊断。

（三）老年伤寒

体温多不高，症状多不典型，神经系统和心血管系统症状严重，易并发支气管炎和心功能不全，常有持续的肠功能紊乱和记忆力减退。病程迁延，恢复慢，病死率高。

（四）小儿伤寒

起病一般较急，体温多为弛张热，呕吐、腹泻等胃肠道症状明显，肝脾肿大多见，易并发支气管炎和支气管肺炎。病程短，多数无相对缓脉及玫瑰疹，外周血白细胞计数常不减少，病程初期甚至可以升高。

（五）副伤寒

1. 甲、乙型副伤寒

急性起病，弛张热多见，中毒症状较轻，呕吐、腹痛、腹泻等消化系统症状多见且显著。皮疹出现较早、较多、较大。肠道病变轻且病灶较表浅，病程平均2—3周，病死率较低，复发率较高。

2. 丙型副伤寒

急性起病，热型不规则。较多表现为败血症型，其次为伤寒型或胃肠炎型，一般1—3周退热。败血症型可发生寒战、高热、黄疸。并发症多，可发生皮肤、骨、关节、胸膜、肝脏等化脓性迁徙病灶，偶可并发化脓性脑膜炎、心内膜炎。

四、实验室检验

采集患者血液、骨髓、粪便、胆汁以及可疑食品、水等，按照《伤寒和副伤寒诊断标准》（WS 280—2008）、《食品安全国家标准　食品微生物学检验　沙门氏菌检验》（GB 4789.4—2016）、《感染性腹泻诊断标准》（WS 271—2007）等进行检验。

五、诊断

应综合流行病学资料、临床资料和实验室检查结果做出判定：

（1）符合伤寒和副伤寒的流行病学特点与临床表现，从可疑食品或患者（包括食品加工人员）血液、骨髓、粪便、胆汁中检出伤寒或副伤寒沙门氏菌，可确诊。

（2）符合伤寒和副伤寒的流行病学特点与临床表现，患者恢复期血清中特异性抗体效价较急性期血清特异性抗体效价增高4倍以上，可确诊。

（3）符合伤寒和副伤寒的流行病学特点与临床表现，两个或两个以上患者的生物标本中检出相同血清型或PFGE图谱一致的伤寒或副伤寒沙门氏菌，可确诊。

六、治疗原则

（一）一般治疗

隔离消毒，观察、护理，注意饮食。

（二）病原治疗

首选第三代喹诺酮类药物；对氯霉素敏感的病例可选择氯霉素；第二代第三代头孢菌素类药物、复方新诺明、氨苄青霉素。

（三）治疗并发症

治疗肠出血、肠穿孔、中毒性心肌炎、溶血－尿毒综合征等并发症。

（四）对症治疗

高热的降温处理，保持大便通畅，处理腹胀、腹泻，糖皮质激素的应用。

七、预防和控制

（一）控制传染源

患者应按肠道感染病隔离。慢性携带者应调离饮食业，并给予治疗。接触者医学观察。

（二）切断传播途径

应做好水源管理、饮食管理、粪便管理和消灭苍蝇等卫生工作。避免饮用生水，避免进食未煮熟的肉类食品，进食水果前应洗净或削皮。

（三）保护易感人群

对易感人群进行预防接种，但是疫苗仅有部分免疫保护作用。因此，已经进行免疫预防的个体，仍然需要注意饮食卫生。

第十节　肉毒毒素中毒

2013 年 9 月 12 日，西藏昌都地区丁青县甘岩乡某寺庙僧尼发生一起肉毒梭菌中毒事件，经调查是食用了储存和加工不当、不明原因死亡的牛肉。发病共有 38

人，其中僧尼 36 人，罹患率为 42.35 %（36/85），其他人员 2 人，罹患率为 15.38 %（2/13）。最小年龄 13 岁，最大年龄 60 岁。38 人出现了视物不清、瞳孔散大、周身发麻、眼睑下垂、发声困难等不适症状。重症患者共有 8 人，最小 19 岁，最大 33 岁。潜伏期最短 3 小时，最长 96 小时，平均潜伏期 24 小时。现场采集 4 例典型重症患者的血液和粪便标本送西藏自治区疾控中心实验室检测，从患者的血液和粪便标本中分离到 A 型、B 型和 E 型肉毒毒素。从寺庙采集到的未加工的剩余牛肉样品中检测到了 B 型肉毒毒素。针对不同程度中毒患者，医院及时采取救治措施，对重症患者采取了洗胃、导泻、抗生素治疗，积极监测生命体征、补液、对症支持治疗，注射抗肉毒中毒血清，经规范治疗后均痊愈出院，未出现死亡病例。

一、病原体

人类肉毒中毒是由肉毒梭菌（Clostridium botulinum），又称肉毒梭状芽胞杆菌或肉毒杆菌引起，该病发病人数不多，但一旦得病，若不及时治疗，往往导致死亡。

肉毒梭菌属厌氧菌，广泛分布于自然界中。在罐头食品及密封腌渍食物中具有极强的生存能力。

肉毒梭菌为革兰阳性粗短杆菌，有鞭毛、无荚膜，产生芽胞。芽胞为卵圆形，位于菌体的次极端或中央，芽胞大于菌体的横径，所以产生芽胞的细菌呈现梭状。肉毒梭菌是梭状芽胞杆菌属的一种，除具有该菌属的一般共同特征之外，还产生一种独特的神经麻痹毒素，即肉毒毒素。肉毒毒素是肉毒中毒的直接致病物质，根据抗原特异性，并按其被发现的先后顺序，迄今共分为 A、B、C、D、E、F、G 七个型别。与毒素型别相对应，肉毒梭菌也分为七个型别，其中 A、B、E 和 F 型肉毒梭菌可引起人肉毒中毒，C、D 型可引起动物肉毒中毒，C、E 型可引起鸟类肉毒中毒，G 型尚无暴发的报告。大多数菌株仅产生一种型别的毒素，但有报告有些菌株也产生两种型别的毒素。

肉毒毒素在已知毒素中毒性最强，比氰化钾毒力大一万倍，比响尾蛇毒素毒力高10 万倍，而一个人的致死量大概在 1 μg 左右，所以和炭疽芽胞杆菌一样可以作为生物武器。

肉毒梭菌生长对厌氧条件要求严格，培养特性也不规律，不仅各型之间不一致，同型之间也常有不同。最适温度为 25—35℃。当 pH 值低于 4.5 或大于 9.0 时，或者环境温度低于 15℃或高于 55℃时，肉毒梭菌芽胞不能繁殖，也不产生毒素。其繁殖体对热的抵抗力与其他不产生芽胞的细菌相似，易于杀灭，但各型肉毒梭菌芽胞对热抵抗力较强，121℃高压蒸汽 4—10 分钟、干热 180℃ 5—15 分钟，或湿热 100℃ 3 小时，才能将其杀死。

二、流行病学特点

（一）中毒型

1. 传染源

主要以豆谷类发酵食品和肉制品为主，如臭豆腐、豆瓣酱、豆豉、面酱、火腿肠、血灌肠、风干牛肉等。中毒食品多数为家庭自制的风味或民族风俗食品，有密封隔氧的加工和储存过程；商品类食品以罐头等密封包装食品为主。

2. 传播途径

由带有肉毒梭菌或其芽胞的粪便、土壤、水污染畜禽肉、鱼肉、粮食、水果、蔬菜等食物原料或食品，在其加工储存过程中于厌氧和适宜的温度条件下产生肉毒毒素，食用前未再进行高温加热，经口食入含肉毒毒素的食物而导致的中毒性食源性疾病。该病一般以家庭暴发为主。

3. 易感人群

无性别、年龄差异。

4. 流行特征

一年四季均可发生。

（二）感染型

1. 传染源

中毒食品主要是蜂蜜和含蜂蜜的食物。

2. 传播途径

主要通过经口食入被肉毒梭菌污染的蜂蜜和含蜂蜜的食物而导致肠道感染性食源性疾病，也可通过其他媒介致使肉毒梭菌进入胃肠道而导致感染性疾病。

3. 易感人群

婴儿，一般为 1 岁以内。

4. 流行特征

一年四季均可发生。

三、临床表现

（一）中毒型

潜伏期：一般为 12—36 小时，短者 2 小时，长者 8—10 天或更长，潜伏期长短与被摄入食品中肉毒毒素含量和摄入食品量有关，摄入毒素量大者潜伏期短，病程急，量小且连续摄入，则呈现潜伏期较长，发病缓的特点。

症状：患者一般具有头晕、乏力、恶心、呕吐等前驱症状；继而出现肉毒中毒特有的神经麻痹症状，初期表现为视力减弱、视力模糊、复视、斜视、眼球震颤或固定、眼睑下垂、瞳孔散大、对光反射迟钝或消失等眼部症状；同时或稍后出现张口、伸舌、咀嚼、吞咽困难和语言障碍、声音嘶哑或失音等肌肉瘫痪症状，由于肌肉运动神经麻痹，导致口腔分泌物增多而不能下咽，气管分泌堆积导致呼吸困难，胃肠运动机能障碍而致便秘和腹胀，患者颈软不能抬头，四肢瘫软不能站立。重症病例终因呼吸肌麻痹所致呼吸障碍引起窒息、昏迷、心力衰竭和电解质紊乱而死亡，但患者知觉、体温、血压、血象等体征一般正常。

（二）感染型

潜伏期：不明确。

症状：初期婴儿突发便秘，继而出现神经症状，肌肉张力减弱。啼哭声和吮乳力减弱、面乏表情、吞咽困难、眼睑下垂、瞳孔散大、口腔分泌物增多且潴留，对光、腱、催吐等反应减弱，颈软而无力支撑头部。血压、心跳、肤色变化且不稳定，终因呼吸衰竭而死亡。

四、实验室检验

可将采集的可疑食物、粪便 / 肛拭子、胃内容物（呕吐物）等进行细菌培养分离或检测肉毒毒素。目前国内通用的检验标准为《食品安全国家标准　食品微生物学检验　肉毒梭菌及肉毒毒素检验》（GB 4789.12—2016）和《进出口食品中肉毒梭菌及其肉毒毒素的检验方法》（SN/T 0865—2000）。

五、诊断

（1）符合该病的流行病学特点和临床表现，由可疑食物、胃内容物（呕吐物）、患者血清、患者粪便／肛拭任意样品中检出 A、B、E、F 任意一型或其复合型肉毒毒素，可确诊。

（2）符合该病的流行病学特点和临床表现，对患者的抗毒素治疗有效，可确诊。

六、治疗原则

（1）急救：催吐、洗胃、导泻。

（2）对症和支持治疗。

（3）给予相应型别的肉毒抗毒素治疗。

目前主要采用抗毒素被动免疫治疗。临床诊断后应尽快、足量使用多价抗毒素（不必等实验室结果），以及早用药，可以有效降低死亡率。如无抗肉毒血清，可采用支持疗法和对症治疗。严重肉毒中毒病例需要辅助治疗，特别是可能需要数周甚至数月的机械通气（除创伤性肉毒中毒外）。

婴儿肉毒中毒的治疗应注意帮助同期呼吸和维持营养等支持疗法，抗生素不但无效，可能还有害，因为使用了抗生素后，肠道内大量的肉毒梭菌突然死亡，毒素释放，短期内大量吸收会加重病情。现在研制出的人源性肉毒免疫球蛋白，适用于婴儿肉毒中毒的治疗，也对成人有效，可缓解病情、缩短病程。

七、预防和控制

（一）做好加工环节的卫生控制

对食品原料进行初步处理时，需经筛选去除泥土、粪便，并用干净的水充分清洗；制作发酵食品的原料应高温灭菌或充分蒸煮；制作腌制或熏制的鱼、肉原料应新鲜清洁并充分冷却；加工过程中防止污染并烧熟煮透，罐头食品严格执行彻底灭菌方法。

（二）食用时或储存时控制好温度

加工后食品避免再污染，避免在较高温度下或缺氧条件下存放，应在通风和低温下保存。禁止食用腐败的食物，如发现罐头鼓起或变质，绝对不能食用，也不可喂食给家畜，且经过煮沸后废弃。可疑食品应做加热处理，破坏各型毒素，如腌制肉制品及家庭自制瓶装食物至少要煮沸 10 分钟后食用。

第十一节　蜡样芽胞杆菌病

2011 年 6 月 28 日，内蒙古赤峰市松山区某建筑工地发生了一起食用被蜡样芽胞杆菌污染的剩余小米饭引起的食源性疾病事件。经调查，该工地早餐就餐人数 171人，先后发病 76 人。早饭 1 小时后，就出现大量头晕、头痛、恶心、呕吐、腹痛和腹泻等的病人，最长潜伏期为 4.5 小时。采集病人粪便、呕吐物和剩余小米饭进行检测，结果均检出蜡样芽胞杆菌，剩余小米饭蜡样芽胞杆菌数量达到 2.4×10^8 CFU/g。经及时诊治和抢救后，病人在 6 小时左右就恢复健康，仅 1 例 14 小时后仍感觉胃部不适，无其他不适。

一、病原体

蜡样芽胞杆菌（Bacillus cereus）可引起食源性疾病和机会性感染，1950 年首次在挪威报告，以后类似的食源性疾病在许多国家都有报告。蜡样芽胞杆菌引起的病例数可能比已知的要多，因为大多数人只有轻微或短暂的症状而未去就诊，但是有些病例可以引起严重的疾病，甚至死亡。

蜡样芽胞杆菌属芽胞杆菌中的一种。革兰阳性大杆菌，末端方，成短或长链，（1.0—1.2）×（3.0—5.0）μm。兼性需氧，产芽胞，芽胞圆形或柱形，多位于菌体中央或次极端。生长温度 20—45℃，10℃以下生长缓慢或不生长。菌落大，表面粗糙似融蜡状（故名），扁平，不规则。

蜡样芽胞杆菌存在于土壤、水、空气以及动物肠道等处，对外界抵抗力强。能在 5—50℃，pH 4.35—9.35，水活性 0.912—0.95 范围内生长。菌株的芽胞能在 1—59℃，pH 4.35—9.30，水活性 0.99 以上发芽。此外还能合成青霉素酶，因而对青霉素有很强的抗性。蜡样芽胞杆菌有很强的耐热性，游离的芽胞能耐受 100℃ 30 分钟，干热灭菌需 120℃ 60 分钟才能杀死。

食物中有大量蜡样芽胞杆菌（10^6 CFU/g），表示生长和繁殖活跃，导致人类疾病的病原体数量为 $10^5—10^6$ CFU/g。蜡样芽胞杆菌可引起呕吐型和腹泻型两种类型的疾病。

二、流行病学特点

（一）传染源及传播途径

1. 呕吐型

以剩米饭、米粉、甜点心等含淀粉类食物为主。蜡样芽胞杆菌污染了富含淀粉类的食物后，如在危险温度带（5—57℃）下长时间存放，食品中蜡样芽胞杆菌会大量繁殖并产生耐热肠毒素，耐热肠毒素 100℃ 30 分钟不能被破坏，这种含肠毒素的食物在食用前又未经彻底加热，而导致疾病。

2. 腹泻型

由于食用了污染大量蜡样芽胞杆菌的食物，细菌在小肠中生产了不耐热肠毒素而引起腹泻型胃肠炎。

（二）易感人群

人群普遍易感，但年老体弱者多发。

（三）流行特征

常年均有发生，多发生在夏、秋季节（5—10 月）。我国发生的蜡样芽胞杆菌食源性疾病暴发事件一般为耐热肠毒素引起的呕吐型疾病。

三、临床表现

临床表现可分为呕吐型和腹泻型，或两型兼有。病程一般在 8—36 小时，预后良好。一般无死亡。

（一）呕吐型

潜伏期：一般为 30 分钟—5 小时。

症状：以恶心、呕吐为主，并伴有头晕、四肢无力，少数有腹痛、腹泻和发热。

（二）腹泻型

潜伏期：一般为 8—16 小时。

症状：以腹痛、腹泻为主，少数有恶心、呕吐和发热。

四、实验室检验

采集食物或者患者的呕吐物、粪便／肛拭等进行细菌分离培养、计数和毒素检测。具体按照《食品安全国家标准　食品微生物学检验　蜡样芽胞杆菌检验》（GB 4789.14—2014）执行。

五、诊断

（1）符合蜡样芽胞杆菌的流行病学特点和主要临床表现，从可疑中毒食品中检出蜡样芽胞杆菌，并且含量 ≥ 10^5 CFU/g（mL），可确诊。

（2）符合蜡样芽胞杆菌的流行病学特点和主要临床表现，患者生物标本与可疑食品中检出相同生化型别或 PFGE 图谱一致的蜡样芽胞杆菌，可确诊。

六、治疗原则

对症治疗为主，重症者可采用抗生素治疗。

七、预防和控制

对吃剩的米饭，快速冷却（摊平晾透）后放置冰箱储存，再食用时不可将剩的米饭放置在快烧熟的熟米饭上，也不宜用剩米饭做炒饭供应，应再行加热充分煮沸。在食品制作、贮存中保持清洁卫生，清除环境中可能污染食品的一切因素，消灭苍蝇、蟑螂等有害昆虫。

第十二节　布鲁氏菌病

2014 年 5 月，福建省龙岩市的一个马某家庭因为生食羊奶而感染了羊布鲁氏菌。经调查，5 月 1 日下午 4 时左右，马某及其妻子曾抱过一只高速路口经过的刚出生的羊羔，另外，触摸了数只羊。马某还购买了现场挤下来的羊奶，约 500 mL，分两次于当天及次日供儿子及侄子饮用，饮用前仅加热至 40℃左右。除此之外，马某一家无其他动物接触史。饮用羊奶的马某及其儿子和侄子均得病。主要临床表现为发热、多汗、肌肉关节酸痛、乏力、肝肿大等。马某一家 3 例病例经规范化治疗后出院，对涉事单位的羊只根据《布鲁氏菌病防治技术规范》全部进行捕杀及深埋。

一、病原体

布鲁氏菌（Brucella spp.）又名布氏杆菌，可感染人类、多种家畜和野生动物，是引起人畜共患传染病的病原菌，并引起相似的临床症状与病理损伤，如发热、流产与不育、慢性关节炎及神经损害等，严重威胁着人和多种动物的生命健康，导致巨大的经济损失和严重的公共卫生问题。

布鲁氏菌是一种无动力、无芽胞、无荚膜、无鞭毛的革兰阴性球杆菌或短杆菌，可以在很多种家畜体内存活，但是体外培养营养要求高。布鲁氏菌属分为 6 个生物种，使人致病的有羊（种）布鲁氏菌、牛（种）布鲁氏菌、猪（种）布鲁氏菌和犬（种）布鲁氏菌 4 个种［其他 2 个为绵羊附睾（种）布鲁氏菌、沙林鼠（种）布鲁氏菌］。

布鲁氏菌对常用的物理消毒方法和化学消毒剂敏感，但在自然环境中生存力较强，抗干燥能力强，在乳及乳制品、皮毛中能长时间存活。在病畜的分泌物、排泄物及死畜的脏器中能生存 4 个月左右，加热 60℃或日光下暴晒 10—20 分钟可杀死此菌。

布鲁氏菌的致病性与侵袭力、致敏源、内毒素和在巨噬细胞中的生存力有关。主要致病因子是内毒素，是一种多糖类脂蛋白质复合物。

二、流行病学特点

（一）传染源

目前已知有 60 多种家畜、家禽和野生动物是布鲁氏菌的宿主。与人类有关的传染源主要是羊、牛及猪，其次是犬、鹿、马、骆驼等。病畜和带菌动物，以感染的妊娠母畜最危险。

（二）传播途径

布鲁氏菌首先感染家畜。家畜临床表现不明显。但怀孕的母畜则极易引起流产或死胎，所排出的羊水、胎盘、分泌物中含大量布鲁氏菌，特别有传染力，其皮毛、尿粪、奶液中均有此菌，排菌可长达 3 个月以上。

人通过与家畜的接触，食用了被污染的奶及畜肉，吸入了含菌的尘土或菌进入眼结膜等途径，皆可遭受感染。

1. 经口传播

如食用含菌的乳类、水和食物而受感染。

2. 经呼吸道传播

染病菌污染环境后形成气溶胶，可发生呼吸道感染。在临床和疾控实验室人员中，也是最常见的实验室感染。

3. 经皮肤及黏膜接触传染（多为职业暴露）

例如接触病畜或其排泄物、阴道分泌物、娩出物；在饲养、挤奶、剪毛、屠宰以及加工皮、毛、肉等过程中没有注意防护，可经受损的皮肤或眼结膜感染，也可间接接触被病畜污染的环境及物品而感染。

4. 其他

如苍蝇携带，蜱叮咬也可传播本病。

（三）易感人群

人群普遍易感，人群感染率与传染源和传播媒介密切接触的机会、程度有关，患者可重复感染。

（四）流行特征

第一，本病流行多见于牧区，虽然各型菌有其主要的感染宿主，但也能转移于其他宿主，在转移储存宿主过程中，常出现由典型株变成非典型株的现象。

第二，有一定季节性，如羊型布病的发生是春季开始，夏季为发病高峰期，秋季逐渐下降。

第三，在我国流行的主要是羊布鲁氏菌，其次是牛布鲁氏菌。

三、临床表现

潜伏期：一般1—3周，平均2周，也可长至数月甚至1年以上。高热、多汗和反复发作是典型症状，并可持续数月和数年，故又称"波状热"。

临床上可分为急性感染、亚急性感染、亚临床感染、慢性感染、局限性感染和复发。急性感染，指患病3个月以内；亚急性感染，3个月到1年；慢性感染，1年以上。

（一）急性和亚急性感染

病多缓起，主要症状为发热、多汗、乏力、关节痛、睾丸肿痛等。发热多为不规则热，5%—20% 出现典型的波浪形，其特点为：发热 2—3 周后，间歇数天至 2 周，发热再起，反复多次。多汗亦为本病突出的症状之一，常于夜间或凌晨热退时大汗淋漓。关节痛常较剧烈，呈游走性，主要累及大关节。睾丸肿痛最具特征性，占男性患者的 20%—40%，由睾丸炎及附睾炎所致，多为单侧。肝、脾、淋巴结肿大常见。其他尚可有头痛、神经痛、皮疹等。

（二）慢性感染

慢性感染可由急性期发展而来，也可无急性期病史而直接表现为慢性。临床表现更是多种多样，基本上可分两类：一类是全身性非特异性症状，类似神经官能症和慢性疲劳综合征；另一类是器质性损害，其中以骨骼－肌肉系统最为常见，如大关节损害、肌腱挛缩等，神经系统病变也较常见，如周围神经炎、脑膜炎等，泌尿生殖系统病变也可见到，如睾丸炎、附睾炎、卵巢炎等。

（三）亚临床感染

亚临床感染常发生于高危人群，血清学检测 30% 以上有高水平的抗布鲁氏菌抗体，不能追溯明确的临床感染史。

（四）局限性感染

布鲁氏菌病可以局限在几乎所有的器官，最常局限在骨、关节、中枢神经系统，表现为相应临床症状和体征。

（五）复发

经抗菌治疗后约 10% 的患者出现复发。复发往往发生在初次治疗结束后 3—6 个月。复发往往与细菌的耐药性、细菌在细胞内的定位以及不规范治疗有关。

四、实验室检验

按照《布鲁氏菌病诊断》（WS 269—2019）检验，同时结合外周血象和特殊检查。

（一）外周血象

白细胞计数正常或偏低。淋巴细胞相对或绝对增加，可出现少数异型淋巴细胞。血沉在急性期加快，慢性期则正常或偏高，持续增速提示有活动性。

（二）初筛试验

平板凝集试验或虎红平板凝集试验（PAT）结果为阳性或可疑。

皮肤过敏试验后 24 小时和 48 小时观察，皮肤红肿、浸润范围有一次在 2.0 cm×

2.0 cm 及以上（或 4.0 cm² 以上）。

（三）分离细菌

取病人血液、骨髓、其他体液及排泄物等任何一种做细菌培养（急性期培养阳性率高），分离到布鲁氏菌。

（四）血清学检查

1. 试管凝集试验（SAT）

滴度为 1∶100++ 及以上，或病程一年以上滴度 1∶50++ 及以上，或半年内有布鲁氏菌疫苗接种史，滴度虽然达 1∶100++ 及以上，过 2—4 周再检查，滴度升高 4 倍及以上。

2. 补体结合试验（CFT）

滴度 1∶10++ 及以上。

3. 布鲁氏菌病抗人免疫球蛋白试验（Coomb）

滴度 1∶400++ 及以上。

（五）特殊检查

并发骨关节损害者可进行 X 线检查，有心脏损害者可做心电图，有肝损伤者做肝功能检查，对于肿大的淋巴结必要时可做淋巴结活检，有脑膜或脑实质病变者可做脑脊液及脑电图检查。

五、诊断

按照《布鲁氏菌病诊断》（WS 269—2019），对急性、亚急性感染应结合流行病学接触史、临床表现和实验室检查结果做出诊断，同时应该与风湿热、伤寒、副伤寒、肺结核、风湿性关节炎等做鉴别诊断。

（一）流行病学接触史

有传染源密切接触史或疫区生活接触史。

（二）鉴别诊断

具有该病临床症状和体征并排除其他疑似疾病。

（三）实验室检查

病原分离或血清学检查阳性：

（1）从可疑中毒食品中检出布鲁氏菌；

（2）患者血液、骨髓、其他体液及排泄物等任何一种分离到布鲁氏菌；

（3）患者恢复期血清中特异性抗体效价较急性期血清特异性抗体效价增高 4 倍以上。

六、治疗原则

（一）一般治疗及对症治疗
应注意休息，在补充营养的基础上，给予对症治疗。

（二）病原治疗
应选择能进入细胞内的抗菌药物，且采用联合治疗。

（三）慢性感染治疗
慢性感染治疗较为复杂，包括病原治疗、脱敏治疗及对症治疗。

七、预防和控制

（1）对疫区的传染源进行检疫，治疗或捕杀病畜，做好高危职业人群的劳动防护和菌苗接种。对流行区家畜普遍进行菌苗接种可防止本病流行，必要时可用药物预防。

（2）实验室所有能产生气溶胶的操作应该在 II 级生物安全柜内进行。

（3）加强畜产品的消毒和卫生监督。不吃未经严格消毒和灭菌的乳制品和其他畜产品。

第十三节　霍乱弧菌病

2008 年 7 月 26—30 日，重庆市万州区某酒楼举办宴会 4 起，26 日 2 起，27 日和 28 日各 1 起。进餐人数共 813 人，其中 26 日进餐人数 561 人，27 日、28 日、29 日和 30 日进餐人数分别是 181、32、31 和 8 人。7 月 28 日发病 2 例，首例病人周某，男，57 岁，28 日 3 时，出现腹泻，米泔样便，次数达 20 余次 / 天，喷射状呕吐。28 日 8 时左右由 120 急救车接至高梁镇中心卫生院救治，15 时转到重庆三峡中心医院住院治疗。29 日下午经三峡中心医院院内会诊以疑似霍乱，于 17 时 15 分电话报告区疾控中心。由于已大量使用抗生素，实验室检测未培养出霍乱弧菌。

第 2 例病人廖某，男，33 岁，28 日下午 5 时开始出现腹泻，8 次 / 天，实验室检测出 O139 霍乱弧菌。7 月 29 日发病 2 例，实验室检测出 O139 霍乱弧菌。至 8 月 3 日，累计霍乱病例 113 例，感染率 13.9%。根据流行病学调查、临床表现和实验室检测，该起疫情系 7 月 26 日最早接触携带 O139 群霍乱弧菌活甲鱼的某带菌女服务员污染食品所致。

一、病原体

霍乱弧菌（Vibrio cholerae）是指弧菌科弧菌属中与 O1 群霍乱弧菌具有共同鞭毛抗原、生化性状类似、仅菌体抗原不同的一组弧菌的统称。根据菌体（O）抗原的不同，目前霍乱弧菌可分为 200 多个 O 血清群。按世界卫生组织有关规定，仅 O1 群和 O139 群霍乱弧菌是引起霍乱的病原体，而对 O1 群及 O139 群以外的其他血清群统称为非 O1 非 O139 群霍乱弧菌，这些弧菌广泛分布于自然界水体和水生动物中，一般不致病或仅引起散发腹泻病例。

霍乱发病急、传播快、波及范围广，能引起世界大流行，是《国际卫生条例》规定的国际检疫传染病之一，也是《中华人民共和国传染病防治法》规定的甲类传染病。

霍乱弧菌是革兰阴性菌，弧形或逗点状，单端鞭毛，运动活泼，无芽胞，有菌毛，O139 群有荚膜。O1 群和 O139 群可产生一种称为霍乱毒素（CT）的肠毒素和毒素共调菌毛（TCP），与毒力有关。病原菌到达小肠后，通过鞭毛运动穿过肠黏膜表面的黏液层，通过菌毛黏附于肠黏膜上皮细胞并迅速繁殖，产生肠毒素，使肠黏膜细胞的分泌功能亢进，造成肠液大量分泌，使患者出现剧烈腹泻和呕吐，腹泻物呈米泔水样，多无腹痛。患者吐泻物和带菌者粪便污染水源后易引起局部暴发流行。

霍乱弧菌 O1 血清群和 O139 血清群是致病性弧菌中适应力最强的细菌，可在淡水和 3% 的盐水中生存。在河水中最长可存活 20 天，在冰中可存活 4 小时，在水果、蔬菜中可存活 7 天左右。但是霍乱弧菌对干燥、化学消毒剂等抵抗力弱，煮沸 10 分钟立即死亡，日光照射下一至数小时死亡，在 10 g/L 碳酸钠中 5 分钟死亡。在正常胃酸中仅可存活 4 分钟，在 55℃湿热中 15 分钟，煮沸后 1—2 分钟即死。

二、流行病学特点

（一）传染源

患者和带菌者是霍乱的传染源。重症患者吐泻物带菌较多，极易污染环境，是重要传染源。轻型患者和无症状感染者作为传染源的意义更大。近来已有动物（含水生动物）作为传染源的报道，值得重视。

引起发病的常见食品主要有水产品、海产品和直接或间接被本菌污染的其他食品。

（二）传播途径

经口摄入受霍乱弧菌污染的食物而感染。主要经水、食物、生活接触和苍蝇等传播。

（三）易感人群

不分种族、年龄和性别对本菌均普遍易感，但受胃酸及免疫力的影响，感染后并非人人都发病。新疫区成人发病多，而老疫区儿童发病率高。病后可获一定的免疫力。

（四）流行特征

全年均能发生，但多发于夏、秋季的6—10月份。

（1）霍乱在卫生状况差的国家非常严重，霍乱的传播与不能充分获得清洁饮用水和卫生设施密切相关。典型的高危地区包括城市周边的贫民区，这些地方没有基本的基础设施；还有境内流离失所者营地或难民营，这里的清洁饮用水和卫生设施仍然达不到最低要求。而其他国家偶有发生少数霍乱或者小规模的暴发。

（2）流行方式有暴发及迁延散发两种形式，前者常为经水或食物传播引起暴发流行，多见于新疫区，而后者多发生在老疫区。

三、临床表现

（一）潜伏期

一般1—3天，短者数小时，长者7天。

（二）临床分型

1. 轻型

仅有腹泻症状，极少伴呕吐，大便一天少于10次，大便性状为软便、稀便或黄水样便，个别患者粪便带黏液或血，皮肤弹性正常或略差，大多数患者能照常进食及起床活动，脉搏、血压、尿量均正常。

2. 中型

腹泻次数一日 10—20 次，精神表现淡漠，有音哑，皮肤干而缺乏弹性，眼窝下陷，有肌肉痉挛，脉搏细速，血压（收缩压）儿童＜ 9.33 kPa（70 mmHg），成人 12—9.33 kPa（90—70 mmHg），尿量每日＜ 400 mL，脱水程度儿童相当于体重 5%—10%，成人为 4%—8%。

3. 重型

腹泻次数一日 20 次以上，极度烦躁甚至昏迷，皮肤弹性消失，眼窝深凹，明显发绀，严重肌肉痉挛，脉搏微弱而速，甚或无脉，血压（收缩压）儿童＜ 6.67 kPa（50 mmHg），成人＜ 9.33 kPa（70 mmHg）或测不到等循环衰竭的表现，尿量每日＜ 50 mL 或无尿，脱水程度儿童相当于体重 10% 以上，成人 8% 以上。

4. 中毒型（干性霍乱）

为一较罕见类型，起病后迅速进入休克状态，无泻吐或泻吐较轻，无脱水或仅轻度脱水，但有严重中毒性循环衰竭。

四、实验室检验

霍乱是烈性传染病，对首例患者的病原学诊断应快速、准确，并及时做出疫情报告。可采集患者粪便 / 肛拭子、呕吐物和可疑食物、污染的水源、食品加工器具涂抹物等。对采集的样品可通过直接涂片染色镜检、分离培养、血清凝集试验和毒力基因检测。具体按照《霍乱防治手册》（第 6 版）、《霍乱诊断标准》（WS 289—2008）操作。

五、诊断

（1）符合霍乱弧菌的流行病学特点与临床表现，可疑食品或患者的生物标本中检出带 ctx 基因的霍乱弧菌，可确诊。

（2）符合该病的流行病学特点与临床表现，两个或两个以上患者的生物标本中检出相同血清型或 PFGE 图谱一致的霍乱弧菌，可确诊。

六、治疗原则

（1）补液。静脉输液、口服补液，纠正失水、酸中毒与电解质平衡失调，改善心肾功能。

（2）抗菌疗法。可减少液体损失和缩短病程。

（3）对症治疗。

七、预防和控制

除了做好一般细菌性食源性疾病的预防和控制要求外，针对霍乱弧菌的生物特性和流行特点，还应采取综合防治措施。

（一）预防性控制措施

包括确保安全供水，搞好环境卫生；加强食品安全的监督和管理；积极开展健康教育；做好疫情报告；加强疫情监测；建立、健全腹泻病门诊等。

（二）发生疫情后的控制措施

一旦发生疫情，应该做好疫点和疫区的消毒和管理；管控病人和带菌者、阳性食品和阳性水体；做好国内交通和国际卫生检疫。

第十四节　克罗诺杆菌病

2012年12月16日，重庆市永川区松溉镇旗山村4名儿童因食用严重变质的花生奶而引起克罗诺杆菌属（阪崎肠杆菌）食源性疾病事件。经调查，第一病例从进食到发病最短时间为2小时，表现为恶心、呕吐、腹痛和腹泻症状，随后有3例相继出现类似症状，均为同桌吃饭、共饮同瓶花生奶的儿童。患儿被送往卫生院，给予补液和口服抗生素等药物治疗后均好转，当天出院回家。现场采集剩余的异味花生奶约200 mL，未开封花生奶3瓶，4例患儿的呕吐物、粪便/肛拭子等样品，结果在剩余花生奶和患者呕吐物、粪便/肛拭中均检出生化反应完全一致的阪崎肠杆菌，其余标本中均未检出。患儿症状均较轻，可能与发现饮料感官异常后饮用量较少有关。

一、病原体

克罗诺杆菌（Cronobacter spp.）初期因其产黄色素，而被认为是肠杆菌属中阴沟肠杆菌的生物变形种黄色阴沟肠杆菌（yellow-pigmented Enterobacter cloacae）。

1980 年，依据 DNA 杂交、生化反应、黄色菌落产物以及抗生素敏感性等实验，将其更名为阪崎肠杆菌（Enterobacter sakazakii），隶属于肠杆菌属。

2008 年第 31 届国际食品卫生法典委员会根据 16S rRNA 基因序列分析、扩增性片段长度多态性指纹图谱、核糖体分型以及 DNA 杂交等检测结果，又将其归入克罗诺杆菌属，成为肠杆菌科一个新的种属。

Joseph 等证实克罗诺杆菌属包括 7 个种：阪崎克罗诺杆菌（C.sakazakii）、丙种二酸盐阳性克罗诺杆菌（C.malonaticus）、苏黎世克罗诺杆菌（C.turicensis）、都柏林克罗诺杆菌（C.dublinensis）、穆汀斯克罗诺杆菌（C.muytjensis）、康迪蒙提克罗诺杆菌（C.condimenti）、尤尼沃斯克罗诺杆菌（C.universalis）。

克罗诺杆菌在环境中分布广泛，土壤、水、家庭环境，甚至在牛肉馅、香肠、干酪、蔬菜、谷物类、豆腐、莴苣、草药和调味料中都曾经分离出该菌。

2009 年，FAO/WHO 在 7 个国家（巴西、印度尼西亚、约旦、韩国、马来西亚、葡萄牙和英国）的 8 家实验室开展了食品中克罗诺杆菌的监测，婴儿食品和饮料的检出率为 9.3%；我国市售婴儿配方食品也曾检出过克罗诺杆菌，检出率为 4.3%。

2002 年，美国食源性疾病主动监测网络（FoodNet）估计小于 1 岁的婴儿克罗诺杆菌病的年发病率为 1/10 万，低出生体重儿的年发病率为 8.7/10 万，虽然其发病率低，但症状严重且病死率高，新生儿感染的病死率可达 33%—80%，因此国际上对克罗诺杆菌病的预防越来越重视。

与其他一些细菌不同的是，该菌可以在如婴儿配方奶粉这些低湿性的食品中存活。

克罗诺杆菌为革兰阴性无芽胞、有荚膜杆菌，周身鞭毛，有动力，大多数产黄色素。阪崎肠杆菌兼性厌氧，营养要求不高，能在营养琼脂、血平板、麦康凯琼脂、伊红美蓝琼脂、脱氧胆酸琼脂等多种培养基上生长繁殖。在结晶紫中性红胆盐葡萄糖琼脂平板上首次划线分离时，生长 24 小时后可生成 2 种或 2 种以上的菌落形态，一种干燥或黏液样，周边呈放射状，用接种环触碰可发现菌落极富弹性；另一种是典型的光滑型菌落，极易被接种环移动。

二、流行病学特点

（一）传染源

主要为婴儿配方粉。另外，配方粉冲调、放置和喂食过程中不卫生的调制器皿和环境、配方粉冲调过程中添加的其他成分（如淀粉或糖）或食用其他食物也可能成为一种其他类型的污染源。

（二）传播途径

经口食入被阪崎肠杆菌污染的食物而感染。婴儿配方中极微量的阪崎肠杆菌污染就有可能导致感染的发生。受阪崎肠杆菌污染的调制配方在较高温度下存放，食用前加热不彻底、喂食时间较长等都可导致阪崎肠杆菌生长繁殖，增加患病的危险性。

（三）易感人群

阪崎肠杆菌可引起各年龄段的感染，但高危人群主要是婴儿（0—12月龄）和新生儿（0—28天），尤其是早产儿、低出生体重或免疫力低下的婴儿，发生严重感染的危险性最高。

（四）流行特征

无季节性，全年均可发生。

三、临床表现

（一）潜伏期

对于克罗诺杆菌病的潜伏期，现有研究的数据暂不明确，但文献报道病例发病时间的中位数为8.5天，提示婴儿感染克罗诺杆菌出现侵袭性症状的潜伏期较长，婴儿可在感染数天后发病。由于成人病例罕见，而且通常食物来源难以确定，因此成人的潜伏期不明。在幸存者中发现，细菌定植约2—8周。在死亡病例中，患者出现败血症后数小时或数天发生死亡。感染量可能与出血性大肠埃希氏菌O157：H7（即低剂量为10—100个细菌）、单核细胞增生李斯特氏菌相似。

（二）主要症状

初期为腹泻、腹痛，少数伴有恶心、呕吐等临床症状。严重者主要引起婴儿脑膜炎、败血症和坏死性小肠结肠炎。

1. 脑膜炎

早期症状主要是吮奶无力或不吃奶，体温不稳（多数病儿有发热，少数全身发凉，体温不升），呼吸窘迫，黄疸，呼吸暂停，中枢神经系统体征［如嗜睡，惊厥（特别是局灶性），呕吐，激惹］更特异性地提示脑膜炎。25%的病例有囟门的隆起或饱满，仅15%的病例有颈项强直，也可发现颅神经异常（特别是涉及第3、6、7对颅神经）。该菌引起的脑膜炎常引起脑梗死、脑脓肿、囊肿形成和脑室炎等并发症，并且可引起严重神经系统后遗症，包括脑水肿、四肢瘫痪和发育障碍等。

2. 败血症

早期体征通常是非典型的和轻微的。自发性活动减少、吸吮无力、呼吸暂停、心动过缓和体温不稳（过高或过低）最常见。其他症状和体征包括呼吸窘迫、神经系统症状（如惊厥和烦躁不安）、黄疸、呕吐、腹泻和腹胀。

3. 坏死性小肠结肠炎

婴儿可表现为腹胀的肠梗阻，胃胆汁性残留（在喂养后）可逐渐发生呕吐胆汁的情况，或肉眼或镜下血便。

四、实验室检验

采集病人的呕吐物、粪便 / 肛拭子、血液、脑脊液以及可疑食品等按照《食品安全国家标准　食品微生物学检验　克罗诺杆菌属（阪崎肠杆菌）检验》（GB 4789.40—2016）进行检验。

五、诊断

（1）符合该病的流行病学特点与临床表现，可疑食品中检出与患者生物标本PFGE图谱一致的阪崎肠杆菌（克罗诺杆菌属），可确诊。

（2）符合该病的流行病学特点与临床表现，两个或两个以上患者的生物标本中检出PFGE图谱一致的阪崎肠杆菌（克罗诺杆菌属），可确诊。

六、治疗原则

（一）轻症病例

应加强护理，对症治疗，保证液体和电解质的摄入，并注意随访。

（二）出现明显肠道症状者

应选用抗菌药物治疗，可选择阿莫西林／克拉维酸等抗菌药物，并根据药敏试验结果进行调整；可同时应用肠黏膜保护剂和微生态制剂。

（三）重症病例

可选用头孢他啶、头孢吡肟、美洛培南等进行抗菌治疗，并根据临床治疗效果和药敏试验结果进行调整。应加强对症支持治疗；坏死性小肠结肠炎患儿要禁食，腹胀严重者要给予胃肠减压，必要时给予外科手术治疗；脑膜炎患儿给予镇静、止惊、降颅压及针对并发症的治疗；有休克表现时及时给予抗休克治疗。

七、预防和控制

（1）在奶粉的生产过程中，巴氏消毒法会杀灭阪崎肠杆菌，阪崎肠杆菌污染可能发生在喷洒干燥环节之后。这可能是干燥环境下发生的污染，也可能是巴氏消毒法后添加热敏感成分过程中发生的污染。因此，应加强生产环境的清洁、消毒。

（2）预防和控制阪崎肠杆菌感染的关键是加强婴幼儿配方奶粉的病原监测和病例溯源，发现问题食品立即召回并进行相应卫生学处理。

（3）鉴于环境中可能存在阪崎肠杆菌，新生儿护理中心或托幼机构应加强食品卫生安全措施的落实，防止因使用不洁喂食器具引起阪崎肠杆菌感染。奶粉或辅食在冲调过程中易受到阪崎肠杆菌污染，食物冲泡后如放置时间过长，会导致阪崎肠杆菌的繁殖，因此奶粉或辅食在冲泡后应即冲即食，同时注意喂食器具的清洁和消毒。家庭中有婴幼儿发生脑膜炎或感染性腹泻，应及时到医院就诊并做相应检查，如果怀疑相关食品是引起感染的原因，应及时报告并将可疑食品封存送专业机构检测。

（4）完善病例监测和信息上报网络，提升识别暴发的能力。

第十五节　变形杆菌病

2014年8月12日晚，南京市浦口区发生一起奇异变形杆菌食源性疾病事件，中毒人数共28人，均是在食用了浦口医院旁某卤菜店销售的烤鸭、盐水鸭、盐水鸭翅或盐水鸭脘后，相继出现恶心（20 人）、呕吐、腹痛、腹泻和发热（8 人）等症状，1 人还出现虚脱、脱水。潜伏期为 5—16 小时，平均为 11.5 小时。采集的剩余 4 份卤菜食品、4 份食品用具、1 份销售人员手表面涂抹拭子、1 份销售人员肛拭子、28 份患者肛拭子中均检出奇异变形杆菌，12 份患者血清分别与分离的奇异变形杆菌抗原做血清凝集试验，恢复期血清凝集效价高于急性期 4 倍。28 名患者经医院抗菌治疗后均康复。

一、病原体

变形杆菌（Proteus species）是腐物寄生菌，在自然界中广泛分布，水、土壤、腐败有机物以及人和动物肠中都有存在。

变形杆菌属肠杆菌科的革兰阴性杆菌，呈多形性，有周身鞭毛，无芽胞，无荚膜，运动活泼兼性厌氧，营养要求不高，在营养琼脂和血琼脂上均可生长，适宜生长温度为 10—43℃。变形杆菌菌落常有爬行特点，不形成单个菌落，如将琼脂量提高至 5% 可得到单个菌落。在血琼脂平板上有溶血现象。

根据抗原和生化性能的不同，变形杆菌分为 4 个种：普通变形杆菌（P.vulgaris）、奇异变形杆菌（P.mirabilis）、产黏变形杆菌（P. myxofaciens）和潘氏变形杆菌（P.permeri）。根据菌体抗原 O 抗原分群，再以鞭毛抗原 H 分型，至少可以分成 100 多个血清型。

变形杆菌的抵抗力中等，对巴氏灭菌及常用消毒剂敏感。

变形杆菌类是一种条件致病菌，只有变形杆菌严重污染的食品被人摄食后，才能引起食物中毒。致病物质有肠毒素和脱羧酶。①肠毒素：变形杆菌产生的肠毒素，其化学成分为蛋白质和碳水化合物的复合物，具有抗原性，引起中毒性胃肠炎。②脱羧酶：摩根变形杆菌可产生具有很强催化作用的脱羧酶，在这种脱羧酶的强力催化下，食品中的组氨酸脱羧生成组胺，从而使人体产生过敏型中毒。

二、流行病学特点

（一）传染源

引起食源性变形杆菌病的食品主要以动物性食品为主，尤其以水产类和熟肉制品为多见，其次为豆制品和凉拌菜。

（二）传播途径

经口食入被变形杆菌污染的食品导致的感染性疾病。在制作食品过程中生、熟食品交叉污染，或受污染的熟食在较高的温度下存放较长时间后食用引起。

（三）易感人群

普遍易感染，各年龄组均可发病。

（四）流行特征

没有明显的季节性，全年均可发生，大多数发生在 5—10 月，以 7—9 月为常见。平时可以散发。自然因素，如气候、雨量、潮湿度，社会因素，如卫生条件的优劣、运输条件的好坏及人口流动（旅游）都可影响本病的发生和流行。

三、临床表现

潜伏期：3—20 小时。

症状：恶心、呕吐、腹周或上腹部刀绞样疼痛、腹泻，发热约 38℃左右。大便多为水样便，有恶臭，无脓血。中毒患者一般于 1—2 天内自愈。

四、实验室检验

可以采集病人的血液、尿、粪便 / 肛拭和可疑食物等按照《变形杆菌食物中毒及处理原则》（WS/T 9—1996）和《进出口食品中变形杆菌检测方法　第 1 部分：定性检测方法》（SN/T 2524.1—2010)、《进出口食品中变形杆菌检测方法　第 2 部分：MPN 法》（SN/T 2524.2—2010)、《乳及乳制品卫生微生物学检验方法　第 8 部分：普通变形杆菌和奇异变形杆菌检验》（SN/T 2552.8—2010）进行细菌分离培养和型别鉴定、血清学检测等。

五、诊断

（1）符合该病的流行病学特点与临床表现，可疑食品中检出优势菌，并和患者生物标本中检出的变形杆菌的生化型别或 PFGE 指纹图谱一致，可确诊。

（2）符合该病的流行病学特点与临床表现，患者的生物标本中检出优势菌，且两个或两个以上患者的生物标本中变形杆菌生化型别或 PFGE 图谱一致，可确诊。

（3）符合该病的流行病学特点与临床表现，可疑食品中检出的变形杆菌数量 ≥ 10^5 CFU/g（mL），可确诊。

六、治疗原则

对症治疗。

七、预防和控制

防止污染、控制繁殖和食用前彻底加热杀灭病原菌是预防变形杆菌食源性疾病的三个主要环节。严格做好炊具、食具及食物的清洁卫生；禁食变质食物；食物充分加热，烹调后不宜放置过久再食用；凉拌菜须严格卫生操作，及时食用。

第十六节　米酵菌酸中毒

2014 年 6 月 21 日，云南省文山州广南县某居民户因食用自制吊浆粑发生椰毒假单胞菌酵米面亚种食源性疾病事件。进食吊浆粑者 20 人，全部发病，其中一人食用5 个汤圆，于 20 分钟后出现恶心和呕吐症状，潜伏期最长者食用了半个汤圆，于 38小时后感觉恶心。主要临床表现为恶心（4/20）、呕吐（11/20）、头晕（5/20）、腹痛（6/20）、腹泻（1/20）、乏力（4/20）、意识模糊（1/20）、昏迷（6/20）。重症病例表现出头晕、意识模糊、昏迷，伴全身多器官损伤。未进食吊浆粑者和仅喝汤者无临床症状。给予催吐、保肝、解毒等治疗后，重症患者转入 ICU，并给予血浆置换、重要器官保护、抗感染等治疗。此次食源性疾病事件死亡 6 人，分别为 5、43、84 岁男性和18、43、50 岁女性，死亡诊断为多脏器功能衰竭。其他患者陆续出院，预后良好。

一、病原体

椰毒假单胞菌酵米面亚种，简称椰毒假单胞菌（Pseudomonas cocovenenans），是引起酵米面（臭米面）及变质银耳中毒的病原菌。制作酵米面的原料甚多，如玉米、高粱米、小黄米、大黄米、小米、稗子米等其中的一种或两种粮食用水浸泡，浸泡时间的长短因气温的高低而不同，一般一个月左右，气温高时只需 10 天左右；经水淘洗后湿磨成糊状水面子，用布兜起自然滤干或用柴草灰吸去过多的水分而成，含水 30% 左右，带有不同程度的酸臭味。用这些发酵的酵米面可以制成各种食品（面条、饺子等）。在我国东北地区、广东、广西、四川、云南等地农村，常有吃酵米面（壮族俗称吊粑，苗族俗称汤粑）的习惯。由于椰毒假单胞菌广泛分布于外环境，因此在长时间酵米面制作过程中很容易受该菌的污染，这些食物十分适合它的生长，在适当的温度、湿度等条件下能产生大量毒性很强的米酵菌酸（bongkrekicacid，BA）和毒黄素（toxoflavin，TF），对中毒者身体危害极为严重。

椰毒假单胞菌酵米面亚种为革兰阴性两端钝圆的短杆菌，无芽胞，有鞭毛，在自然界中分布广泛，易在马铃薯葡萄糖琼脂（PDA）上生长。生长温度为 25—37℃，最适生长温度为 37℃，最适产毒温度为 26℃，pH 5—6 范围内生长较好，培养 48 小时后产生黄褐色毒素，并渗透到培养基中。该菌生长条件与霉菌基本一致，常相伴而生。因此，当空气和食物中湿度较大、食物中氧气较充足时，如带湿存放的酵米面、湿团粉、瓜干粉团等中，该菌能大量生长繁殖，而且该菌所产生的毒黄素和米酵菌酸可抑制其他菌类而使此菌呈优势生长。

椰毒假单胞菌酵米面亚种对温度和常用消毒剂（如来苏儿、石炭酸、扎本溴铵和酒精等）敏感，在 56℃可存活 1 分钟，3 分钟被杀灭；在 0.5% 来苏儿可存活 5 分钟，10 分钟被杀灭。

椰毒假单胞菌生长过程中产生的米酵菌酸外毒素是主要毒素，它对酸、氧化剂和日光不稳定，但耐热性强，经 100℃煮沸和高压锅蒸煮也不被破坏，所以不论制成何种食品，也不论采用何种日常的烹调方法都不能破坏其毒性。毒黄素产生的量及毒性均比米酵菌酸低。

二、流行病学特点

（一）传染源

主要中毒食品为发酵玉米面制品、变质银耳及其他变质淀粉类制品。变质黑木耳也可引起椰毒假单胞菌产生的米酵菌酸中毒。

导致中毒的酵米面多有明显发霉现象，可见粉红、绿黑等霉斑，并有霉味，常见的食品有糯米面汤圆、吊浆粑、小米或高粱米面制品、马铃薯粉条、甘薯淀粉等淀粉类食品。椰毒假单胞菌酵米面亚种生长所需条件与银耳培植后期所需条件基本一致，若遇天气骤然变冷，银耳采后晾晒过程中又遇阴雨天气，更加促进了该菌的生长繁殖并产生毒素，因此变质银耳也可引起食源性疾病。

（二）传播途径

经口食入被椰毒假单胞菌酵米面亚种产生的毒素污染的食物而导致的食源性疾病。

（三）易感人群

人群普遍易感。可引起各年龄段的感染，无明显的年龄组和性别差异。

（四）流行特征

椰毒假单胞菌酵米面亚种食源性疾病多发生在夏、秋季节及梅雨季节，食品因潮湿、阴雨天气，贮存不当而变质。

引起椰毒假单胞菌酵米面亚种食源性疾病的食物与居民的特殊饮食习惯有关。印尼为发酵椰子食物，我国东北、河北省东部、四川东部、广西西部农村等为酵米面，近年来山东、河南、河北等省也有该菌引起的变质银耳食源性疾病的报道。中毒多发生在农村，特别是山区、半山区，城镇偶见。

三、临床表现

（一）潜伏期

发病急，潜伏期多数为 2—24 小时，长者 48—72 小时。其潜伏期长短、病情轻重及预后好坏与摄入的毒素量有关。酵米面进食量多，发病率高，病死率也高，可达30%—100%，其中小儿以及年老、体弱、长年多病者易死亡。

（二）主要症状

为上腹部不适，恶心、呕吐（呕吐物为胃内容物，重者呈咖啡色样物），轻微腹泻、头晕、全身无力，重者出现黄疸、肝肿大、皮下出血、呕血、血尿、少尿、意识不清、烦躁不安、惊厥、抽搐、休克。一般无发热。病情及预后情况与摄入的毒素量有关。临床上多以胃肠症状的出现为疾病的开始，如胃区不适、恶心、呕吐，呕吐物初为食物，后为黏液甚至咖啡色样物，伴腹胀、腹痛及腹泻。随后出现脑型、肝型、肾型或混合型的临床症状。

1. 脑型

有明显的神经综合征，如头痛、头晕、乏力、精神萎靡、嗜睡或烦躁不安、抽搐、惊厥以至昏迷，预后不良。

2. 肝型

以肝大、肝功能异常、黄疸等中毒型肝炎为主要临床表现，重症者出现肝性脑病，甚至死亡。

3. 肾型

该型中毒一般出现较晚，以尿中非蛋白氮含量增加、少尿、无尿等尿中毒症状为主要临床表现，重症者因肾衰竭而死亡。

四、实验室检验

采集中毒患者剩余食物及患者呕吐物或粪便，经过增菌、平板培养，用生化反应和血清学实验分型鉴定后，进行产毒培养和小鼠毒力试验，具体可按照《食品安全国家标准　食品微生物学检验　唐菖蒲伯克霍尔德氏菌（椰毒假单胞菌酵米面亚种）检验》（GB 4789.29—2020）和《食品安全国家标准　食品中米酵菌酸的测定》（GB 5009.189—2016）进行检测。

五、诊断

（1）符合该病的流行病学特点及临床表现，可疑食品或患者生物标本中检出米酵菌酸，可确诊。

（2）符合该病的流行病学特点及临床表现，可疑食品中检出椰毒假单胞菌酵米面亚种，菌株培养物中检出米酵菌酸或动物（小鼠）试验具有毒性，可确诊。

六、治疗原则

该病发病急，病情严重，发展迅速，病死率高，至今尚无特效的治疗方法。

出现中毒症状后要立即停止食用可疑中毒食品，马上用手指、筷子等刺激咽喉部催吐，并进行洗胃和导泻，尽早、尽快彻底地排除毒物。凡吃过同种食品的人，不论是否发病，一律送医院检查治疗。由于目前对米酵菌酸和毒黄素无针对性抗毒素，只能根据症状轻重对症治疗。危重患者重点急救，轻症患者当重症治，未发病者当患者治。保肝护肾、防止脑水肿是对症治疗的重点。

七、预防和控制

在主要流行区域进行广泛宣教工作，劝告有制作、食用酵米面习惯的人不制作、不食用，逐步改变饮食习惯，即便制作也要现做现吃，不贮存，更不能带湿存放。

银耳专业户在培养银耳时要注意无菌操作，覆盖纸要消毒，喷洒水要清洁，并要保证银耳生长的最适温度和湿度，使其苗壮生长，提高抗病能力。如遇因温度骤然变冷而出现烂耳时，应及时剔出烂耳并销毁，不能食用，更不能凉拌食用，收获的银耳要立即晒干或烘干。黑木耳不宜在室温下（尤其是夏、秋季）长期浸泡。

第十七节　产气荚膜梭菌病

2016 年 1 月 16 日，北京市发生一起产气荚膜梭菌引起的食源性疾病事件，共采集标本 25 份，包括食品标本 10 份、环境涂抹标本 10 份、患者粪便标本 5 份，共分离出 8 株产气荚膜梭菌。对分离出的 8 株产气荚膜梭菌进行 PCR 毒素检测，发现食品标本（凉拌芹菜 1 份）和患者粪便标本（5 份）的毒素携带情况完全一致，为 α、β和肠毒素 β2 阳性，是典型的 C 型产气荚膜梭菌。经流行病学调查可疑食品为鸡翅，提示阳性样本凉拌芹菜与鸡翅存在交叉污染。

一、病原体

产气荚膜梭菌（Clostridium perfringens）是由韦尔奇（W.H.Welch）等在 1892 年发现的，故又称韦（魏）氏梭菌，因能分解肌肉和结缔组织中的糖类而产出大量气体以及可以在体内形成荚膜而得名。

产气荚膜梭菌在自然界广泛分布于土壤、河水、饲料、食物、粪便以及动物和人的肠道内，细菌的芽胞可在土壤、沉积物和被人类或动物粪便污染的地方存活。

产气荚膜梭菌为厌氧革兰阳性粗大杆菌，菌体两端钝圆直杆状，形成的芽胞小于菌体，位于次极端，呈椭圆形，在组织和培养基上很难形成。产气荚膜梭菌虽厌氧但厌氧条件不是十分严格，20—50℃均能旺盛生长，最适温度42℃，此时该菌分裂繁殖周期仅为8分钟，易于分离培养。在血琼脂上多数菌株有双层溶血环。

产气荚膜梭菌按其产生毒素的种类分为A、B、C、D、E 5个型。与人类致病有关的为A、C型。其中A型产气荚膜梭菌是人类气性坏疽和食源性疾病的主要病原菌。长期以来产气荚膜梭菌一直仅被认为是一种创伤感染病原菌，直到1945年，才证实该菌可经消化道对人体产生危害，亦为食源性病原菌。

产气荚膜梭菌产生人类致病的主要毒素有肠毒素和外毒素。

（一）肠毒素

某些A型菌株（少数为C型）产生的肠毒素是引起食源性疾病的直接致病因子。肠毒素为一种蛋白质毒素，分子量为34000，不耐热，60℃ 10分钟加热即可被破坏，100℃立刻灭活。

（二）外毒素

产气荚膜梭菌产生的外毒素（或可溶血抗原）主要有4种，即α、β、ε、ι。各型产气荚膜梭菌均产生α毒素，但A型产量最大，A型产气荚膜梭菌产生的α毒素是引起气性坏疽的主要毒素。α毒素具有致死、坏死及溶血等活性，是一种磷脂酶C（卵磷脂酶），能分解人或动物组织中的磷脂，当作用于红血球表面磷脂质则引起溶血，作用于毛细血管则致使渗透作用发生障碍而引起水肿、出血及局部坏死等一系列病变，在气性坏疽的形成中起主要作用。B型和C型菌株产生β毒素。C型菌株产生的β毒素是人类坏死性肠炎的主要致病因子。ε毒素由B型及D型产气荚膜梭菌产生，ι毒素由E型产气荚膜梭菌产生。ε和ι毒素是鉴定菌型的主要指标。

二、流行病学特点

（一）传染源

致病食品多为同批大量加热烹煮后，在较高温度下长时间地（数小时）缓慢冷却，且不经再加热而直接供餐的肉、鸡、鸭、鱼或其他菜肴及其汤汁。

（二）传播途径

经口传播。中毒多发生于集体用餐者，或广泛散发于进食同一中毒食品的人群中，通常是由在烧煮肉类时在时间和温度方面处理不当所引起，若烹调温度不能杀灭产气荚膜梭菌的芽胞，当在室温下缓慢冷却、长时间贮存且再加热不充分的情况下，芽胞就会生长繁殖，释放出致病性毒素，导致疾病。

（三）易感人群

大多数人易感。

（四）流行特征

一年四季均可发病。产气荚膜梭菌食源性疾病是美国常见的食源性疾病之一，国内报道较少。

三、临床表现

（一）食源性疾病（胃肠炎型）

产气荚膜梭菌肠毒素引起的食源性疾病潜伏期短，约6—36小时，临床表现为腹泻和腹部痛性痉挛，较少恶心、呕吐，一般不发热，1—2天内可自愈。但是若患者为年幼儿童或老年人，症状较重，且病程可长达1—2周；为免疫系统功能低下的人群，病程更长，若不及时治疗，会导致相应的心律失常或其他并发症。

（二）急性坏死性肠炎

坏死性肠炎由C型产气荚膜梭菌引起，致病物质可能为β毒素，引发的病情更为严重。潜伏期短，发病急，有剧烈痛、腹泻、肠黏膜出血性坏死，粪便带血；可并发周围循环衰竭、肠梗阻、腹膜炎等，病死率达40%。

气性坏疽（非食源性疾病）为病原菌入侵伤口引起的严重急性感染，以组织坏死、水肿、胀气、全身中毒为特征，死亡率高达30%。其中60%—80%的气性坏疽中A型产气荚膜梭菌引起。

四、实验室检验

采集患者粪便（最好是发病2日以内的）或肛拭子及可疑食品检测产气荚膜梭菌，按照《食品安全国家标准　食品微生物学检验　产气荚膜梭菌检验》（GB 4789.12—2016）、《产气荚膜梭菌食物中毒诊断标准及处理原则》（WS/T 7—1996）进行细菌培养、分离鉴定和肠毒素检测。分离菌株血清型鉴定，用H0bbs型血清或以分离菌株按一般方法制备的免疫凝集素血清进行凝集试验。

五、诊断

（1）符合该病的流行病学特点与临床表现，两个或两个以上患者的粪便中检出产气荚膜梭菌肠毒素，可确诊。

（2）符合该病的流行病学特点与临床表现，两个或两个以上患者的生物标本中检出相同 PFGE 图谱的产肠毒素性产气荚膜梭菌，可确诊。

（3）符合该病的流行病学特点与临床表现，从可疑中毒食品中检出产气荚膜梭菌，并且含量 $\geq 10^6$ CFU/g（mL），可确诊。

（4）符合该病的流行病学特点与临床表现，患者的生物标本与可疑食品中检出 PFGE 图谱一致的产肠毒素性产气荚膜梭菌。

六、治疗原则

食源性疾病应按照急性肠炎处理，无特殊治疗方法。

气性坏疽病原菌种类较多，产生的毒素型别也较多，抗原复杂，故无相应的类毒素和抗毒素，目前尚无类毒素预防。

气性坏疽应及时处理伤口。感染早期注射多价抗毒素和抗生素如青霉素等，并辅以高压氧舱治疗。

七、预防和控制

在大多数情况下，产气荚膜梭菌食源性疾病的真正原因是食物煮熟后的储存温度和时间不当，在冷却（42—45℃）和储存预加工食物期间，这种病原菌比其他细菌更快地达到引起食源性疾病的水平。所以食物食用前再加热是预防产气荚膜梭菌食源性疾病的重要措施。

煮熟的肉类食品应快速降温，低温贮存，存放时间应尽量缩短；生鲜食物（蔬菜）等，应该用干净的自来水彻底清洗干净。

第十八节　创伤弧菌病

2012 年 6 月 24—25 日，天津市发生一起食用某烧烤店食物而发生创伤弧菌食源性疾病事件。经调查，该烧烤店同餐次约有 120 人用餐，共出现 33 例患者，发病率 27.5%。患者最短潜伏期 6 小时，最长潜伏期 32 小时，平均潜伏期为 24—28 小时。主要出现恶心、呕吐、腹痛、腹泻等胃肠道症状，重症患者出现寒战、肌肉痛和痉挛性腹痛，腹泻以水样便为主，部分患者体温 37—38℃。

对采集的样品进行检测，结果在 2 份食品样品（小龙虾半成品和毛豆花生）、3 份患者粪便中检出创伤弧菌，2 份食品样品与 3 份粪便细菌生化鉴定结果相同。中毒原因是水产品污染熟食。

一、病原体

创伤弧菌（Vibrio vulnificus）是主要的海洋致病细菌之一，以前称为贝内克菌属（Beneckeavulnifica）。首例人感染病例于 1979 年报告，同年被正式命名。此后，越来越多的国家和地区报告了创伤性海洋弧菌感染病例。感染该菌后如不及时治疗，病死率很高。

创伤弧菌隶属于弧菌属，生存于河海交界之处，因此又称海洋弧菌。创伤弧菌为革兰阴性杆菌，镜下呈逗点状、直棒状或球粒状，单极鞭毛，无芽胞，需氧及厌氧均能生长。经常寄生在贝壳类的海洋动物中。

创伤弧菌的最适宜生长温度为 20—35℃，在达到 41℃ 时也能生长。在低于 10℃（最低生长温度）时活性慢慢下降，因此不能将细菌放在冰箱中保存。创伤弧菌是一种嗜盐菌，牡蛎的含盐浓度最高，可达 23 ng/L，在淡水中创伤弧菌立即裂解。所有培养基至少需 0.5% 的 NaCl，最理想的浓度是 2% 的 NaCl，较容易从血液及表皮的坏死组织中培养得到。与其他弧菌一样，创伤弧菌对低的 pH、冰冻和高温（烹饪）非常敏感。大部分创伤弧菌可产生荚膜，但是所有菌株都可以被常用消毒剂（如漂白粉和酒精）杀死。

创伤弧菌具有一般认定的毒性因子，包括荚膜、菌毛、溶血素、金属蛋白酶和肠毒素，但是许多信息尚不清楚。

二、流行病学特点

（一）传染源

含有创伤弧菌的海水、贝类或鱼类等水生动物。生牡蛎是这种细菌的主要来源，在美国它约占了与所有海产品食品有关死亡报道的 95%。

（二）传播途径

该菌除了可经口感染外，主要通过伤口接触海水造成感染。

（三）易感人群

慢性肝脏病（酒精性肝病）、慢性淋巴细胞性白血病、慢性肾衰竭、消化性溃疡、滥用甾体类激素、器官移植受体等患者易感，感染创伤弧菌的危险性大 80 倍，病死率大 200 倍，有慢性肝病患者病死率为 56%—63%，超过无肝病患者 2.5 倍，后者病死率为 23%—30%。说明慢性肝病尤其是酒精性肝病患者容易感染创伤弧菌，并且病死率高，其机制尚不清楚。

（四）流行特征

创伤弧菌感染有明显区域性和季节性特点。大多生长在热带及亚热带的海洋地区，所需的温度是 20℃左右，还需较高盐分的海水，夏日（8—10 月）较常见，港湾水表平均温度大于 21℃，此时易感人群接触海水容易发病。

创伤弧菌主要引起散发病例。美国 CDC 估计，美国每年有 96 例创伤弧菌所致的食源性疾病。在温暖月份，当水温超过 20℃时，会出现更多的散发病例。如美国自1996—2010 年累计报告 1600 余例，病死率达 30%；中国台湾地区自 2003—2010 年累计报告近 100 例，病死率高达 60%；丹麦、西班牙、韩国、泰国、澳大利亚等国家和我国浙江等地也报告了感染病例。国内 1991 年由姜红首先报道创伤弧菌败血症死亡 1 例。

三、临床表现

潜伏期：经口感染出现胃肠道症状的潜伏期为 12—21 天（伤口感染患者出现症状的潜伏期可以短到 4 小时，发展到败血症的平均时间是 4 个月）。

症状：经口感染健康个体引起的胃肠炎特征是恶心、呕吐、腹痛、腹泻、头痛、水样便，一般无发热，有时有带血或黏液样腹泻，一般较为局部并具有自限性。在易感人群中，可引起原发性败血症（败血症性休克）。败血症患者中，有 60% 以上患者出现肢端继发性损害，这与伤口感染患者发生的情况相似。

四、实验室检验

对采集的病人粪便 / 肛拭、呕吐物或血液和可疑食物可以按照《食品安全国家标准　食品微生物学检验　创伤弧菌检验》（GB 4789.44—2020）进行细菌培养分离和鉴定。

五、诊断

（1）具有创伤弧菌的流行病学和临床表现，两个或两个以上患者的生物标本中检出 PFGE 图谱一致的创伤弧菌，可确诊。

（2）具有创伤弧菌的流行病学和临床表现，可疑食品和患者生物标本中检出 PFGE 图谱一致的创伤弧菌，可确诊。

六、治疗原则

对症支持治疗，药敏试验结果选用敏感的抗生素。

（一）抗感染治疗

抗生素治疗要早期、联合、足量，早期联合使用敏感的抗生素：三代头孢 + 喹诺酮类、三代头孢 + 氨基糖苷类；根据血液及分泌物培养结果选用抗生素。

（二）抗休克治疗

早期体液复苏，多个脏器功能支持，严密监测动脉血压（ABP）、中心静脉压、尿量，及时调整血管活性药物用量，根据医嘱补液。

七、预防和控制

提倡安全饮食方法，海产类食物要煮熟再吃，因为高温可以杀死创伤弧菌；处理海鲜时，应戴手套，以防止扎伤，避免将开放性伤口或皮肤破损暴露在温暖的咸水域，或者是贝类丰富的水域。

第十九节 嗜水气单胞菌病

2014 年 6 月 29 日，江苏省连云港市多名市民因食用 6 月 28 日中午海州区某餐馆（喜宴和散客）制作的盐水鸭后，引起嗜水气单胞菌食源性疾病。共搜索到 52 例病例，罹患率为 61.2%。临床表现主要为腹痛（92.3%）、恶心（67.3%）、腹泻（59.6%）、头晕等。腹痛多为阵发性绞痛，腹痛部位多为脐周及上腹部；大便性状多为黄色稀水便，每天 2—6 次不等。潜伏期 5—54 小时，平均 25 小时，中位数为 24 小时；病程 3—48 小时，平均 18 小时，中位数为 7 小时。病例发病时间曲线呈现一个高峰，为同源一次暴露。病例对照研究显示盐水鸭为可疑食品，并在盐水鸭及病例肛拭子中均检出嗜水气单胞菌。中毒事件的可能原因是盐水鸭在制作过程中受到嗜水气单胞菌污染，烹煮时间不够造成细菌未被完全杀灭，经过较高室温长时间储存后又造成细菌增长繁殖所致。

一、病原体

气单胞菌属（Aeromonas）广泛存在于淡水、污水及土壤中，是近年来不断引起医学界注意的革兰阴性发酵细菌之一。1891 年，Sanarelli 描述了嗜水气单胞菌，当时称其为 Bacillus hydrophila fuscus。1936 年由 Kluyver 和 Van Niel 提出气单胞菌属的概念。1994 年《伯杰氏鉴定细菌学手册》（第九版）将气单胞菌归属于弧菌科，气单胞菌属。气单胞菌属分为两个群（嗜冷群和嗜温群）、4 个种和 6 个亚种。其中对人类致病的气单胞菌主要是嗜温群的：嗜水气单胞菌（A.hydrophila）、温和气单胞菌（A.sobria）和豚鼠气单胞菌（A.caviae）。其中嗜水气单胞菌是气单胞菌的模式菌种，1970 年被确认为人类的肠道病原菌。嗜冷群的气单胞菌只对鱼类、蛙类致病，不感染人类。近年来，由于检测技术的进步，对气单胞菌的研究取得了很大的进展，发现不少新种，如中间气单胞菌（A.media）、嗜泉水气单胞菌（A.eucrenophila）、维隆气单胞菌（A.veronii）、舒伯特气单胞菌（A.schubertii）、简达气单胞菌（A.jandaei）、易损气单胞菌（A.trota）。这些新菌种的发现，使气单胞菌的分类更加完善。目前尚未发现中间气单胞菌和嗜泉水气单胞菌与人类致病有关。但目前对这些新种的分类及其鉴定方法仍存有争议，迄今仍以 Bergey's 的分类为主要依据。

以往认为气单胞菌对人类是一种低毒的条件致病菌，只可以引起免疫功能低下者有机会感染，但近年来关于该菌引起健康人腹泻的报告日益增多。嗜水气单胞菌可引起食源性疾病，包括肠道内感染和肠道外感染。肠道内感染主要导致健康者感染性腹泻。对机体全身或局部防御功能减退的慢性病患者可引发败血症、胆囊炎、腹膜炎等，病情发展快，死亡率高。

嗜水气单胞菌两端钝圆，直形或略弯，为革兰染色阴性的短杆菌，单个或成对排列，长约 0.5—1.0 μm。极端单鞭毛，有运动力，无荚膜，不产生芽胞，兼性厌氧。生长适宜的 pH 值为 5.5—9.0。最适生长温度为 25—35℃，最低 0—5℃，最高 38—41℃。在普通营养琼脂平板 28℃培养 24 小时后的菌落为光滑、微凸、圆整、无色或淡黄色，有特殊芳香气味。菌落大小因培养时间、温度而异，小如针尖，大的直径可达 2—3 mm，不产生色素。嗜水气单胞菌在水温 14.0—40.5℃范围内都可繁殖，以 28.0—30.0℃ 为最适温度。pH 值在 6—11 范围内均可生长，最适 pH 值为 7.27。嗜水气单胞菌可在含盐量 0—4‰的水中生存，最适盐度为 0.5‰。

嗜水气单胞菌致病性如下。

（一）肠毒素

约有 95% 的嗜水气单胞菌和温和气单胞菌可产生肠毒素，从腹泻者粪便中分离的菌株 80%—90% 为产毒素株，而在环境和非腹泻者粪便中分离的菌株只有 41% 能产生毒素。目前已经发现该菌属至少可产生 3 种不同的肠毒素：霍乱样肠毒素、细胞刺激性肠毒素和细胞毒性肠毒素。

气单胞菌的霍乱样肠毒素与霍乱肠毒素有交叉反应。其致病机制与霍乱肠毒素相似。细胞刺激性肠毒素的分子量约为 1500—3000，不耐热，与霍乱肠毒素无交叉反应，能激活肠上皮细胞上的腺苷酸环化酶，导致细胞内 cAMP 水平升高，引起肠上皮细胞的分泌亢进。细胞毒性肠毒素的分子量约为 50000，对 Vero 细胞有毒性作用，且具有溶血活性。

（二）黏附性

引起腹泻的肠道致病菌对肠黏膜的黏附性是其致病的第一步。研究证明，气单胞菌能产生可溶性的血凝素，并与霍乱弧菌的血凝素相似。产生血凝素的菌株可黏附到颊黏膜上皮细胞以及 Hep-2 细胞上。

（三）侵袭性

气单胞菌的侵袭性与其生物型有关。嗜水气单胞菌和温和气单胞菌均有侵袭性的菌株，而豚鼠气单胞菌无侵袭性。感染带有侵袭性的气单胞菌的患者往往产生痢疾症状。

二、流行病学特点

（一）传染源

带菌的鱼类、贝类及市场上肉类及其制品、饮用水。据报道，熟肉制品中，嗜水气单胞菌占 23.8%。

（二）传播途径

食源性疾病由于摄入含有大量致病菌食物（动物、海产品或其他制品）或饮用水引起。非经口途径而通过开放性伤口引起的感染可引起组织感染和败血症。

（三）易感人群

任何年龄均可发病，部分地区 2 岁以下儿童发病率较高。免疫功能缺陷者或患有肿瘤的病人易发生更加严重的感染或全身性感染。

（四）流行特征

嗜水气单胞菌感染一年四季均可发生，其中以夏、秋季为高峰。由于确定嗜水气单胞菌疾病真正发病率的研究近几年才开始，因此发病率尚不清楚，大部分是散发，发生大规模的暴发事件的报道并不多。

三、临床表现

潜伏期：约 8—20 小时。

症状：经口途径感染的食源性疾病表现为急性胃肠炎，临床症状以腹痛（脐下疼痛，不剧烈）、腹泻（为软便或水样便）为主，腹泻少者 1—3 次 / 天，多者 4—7 次 / 天。少数患者有恶心、呕吐、头痛，低热或不发热。病程 1—3 天。2 岁以下儿童可表现为痢疾样症状。大部分病例经 2—5 天自愈，重症可持续 1—2 周。

四、实验室检验

采集病人的粪便 / 肛拭、呕吐物、血液以及可疑食品、水样等，可以按照《致病性嗜水气单胞菌检验方法》（GB/T 18652—2002）和《进出口食品中嗜水气单胞菌检验方法》（SN/T 0751—2010）进行细菌分离、鉴定和脱脂奶平板试验或斑点酶联免疫试验的致病性鉴别。

五、诊断

（1）具有该病的流行病学和临床表现，患者的生物标本和可疑食品中检出 PFGE 图谱一致的嗜水气单胞菌，且脱脂奶平板试验或斑点酶联免疫试验为阳性，可确诊。

（2）具有该病的流行病学和临床表现，两个或两个以上患者的生物标本中检出 PFGE 图谱一致的嗜水气单胞菌，且脱脂奶平板试验或斑点酶联免疫试验为阳性，可确诊。

六、治疗原则

嗜水气单胞菌胃肠炎多为自限性，一般不用抗生素。重症腹泻或有基础疾病者，或肠道外感染者可选用庆大霉素，或妥布霉素、磺胺甲噁唑/甲氧苄啶（复方磺胺甲噁唑）、诺氟沙星等药物治疗。对局灶感染应抽除脓液或切开排脓。

七、预防和控制

嗜水气单胞菌主要经水和食物传播，应避免接触污水和饮用未煮沸或消毒的水和食物；受天然水污染的伤口及时清洁消毒；游泳时切勿呛咳；因该菌也存在于瓜果蔬菜中，食用之前要彻底洗净。

第二十节　河弧菌病

2006 年 5 月 28 日，南京市白下区某中学发生一起 43 名学生因进食食堂供应的红烧鲫鱼引起的食源性疾病事件，经现场流行病学调查和实验室病原学鉴定（红烧鲫鱼和 3 例病人粪便中均检出河弧菌），结合临床表现，证实这是一起因红烧鲫鱼被河弧菌污染引起的食源性疾病事件。患者潜伏期最短 7.5 小时，最长 19 小时，多数潜伏期为 10—12 小时。患者均有腹痛、腹泻症状，腹泻次数为 1—3 次 / 天，少数患者有呕吐、发热现象，粪便黄水样，部分患者经医院输液抗菌治疗后全部痊愈，病程约 1—3 天。

一、病原体

河弧菌（Vibrio fluvialis）被认为是新发的食源性致病菌，属致泻性弧菌之一，又名河流弧菌或河川弧菌，广泛分布于海水和稍带盐分的港湾水、河水中，以前称 F 群弧菌和 EF6 群，1981 年由 Lee 等定名为河弧菌。可引起人类腹泻，在有些地区可引起腹泻的暴发流行。1976—1977 年，在孟加拉国首府达卡曾发生一次流行，从 500 余例腹泻患者粪便中检出河弧菌，因而引起各国的注意，是弧菌属中仅次于霍乱弧菌和副溶血性弧菌的致病性弧菌。

河弧菌属于正常海洋微生物群（包括副溶血性弧菌、溶藻性弧菌、创伤弧菌、梅氏弧菌、海鱼弧菌、拟态弧菌、霍利斯弧菌等），由于海水的温度、盐度、pH 等均适于河弧菌的生长，在欧洲、美洲、非洲和亚洲等许多国家的自然海水和海产品中也相继有检出的报告。在夏、秋季，当海水表面温度升高大于 15℃时，细菌繁殖加快，海里的海产品以及与海相通的河流内的海产品带菌率增加，人们吃了被污染处理不当的海产品就会发病。

河弧菌可呈短杆状、弧状、球杆状，直或稍弯曲，革兰染色阴性，无芽胞，无荚膜，菌体极端有一根单鞭毛，有动力，细菌运动呈活泼的穿梭状。河弧菌原有两个生物群，生物 1 群发酵糖类不产气，是从腹泻病人及环境中分离而来；生物 2 群发酵糖类产气，只从环境中分离而得。1983 年，Brenner 等将生物 2 群命名为弗氏弧菌，现在的河弧菌实际上是生物 1 群。

河弧菌等在生化特性上与霍乱弧菌非常近似，但失去与霍乱多价血清凝集作用，这些细菌原来被归纳称作不凝集弧菌或非霍乱弧菌，或称为非 O—1 群霍乱弧菌。

河弧菌为嗜盐弧菌，无盐不生长，但我国曾有报道称河弧菌污染学校的饮用水源从而造成感染性腹泻暴发，早期也曾在淡水鱼中检测到河弧菌，这提示我们有些河弧菌可以在淡水中生存繁殖，并具有感染性。

河弧菌比一般弧菌抵抗力强，在最适宜的生长环境中能大量繁殖，但对酸及高温均敏感。

二、流行病学特点

（一）传染源

致病食品主要是海产品，如鱼、虾、蟹、牡蛎、蛤、蚶、螺等，其次是被海产品或加工器具污染的熟食。

（二）传播途径

河弧菌是经口传播的病原菌，人体通过摄入污染的水、食物而感染。此外由于储存不当，菌量增加，生熟食品交叉污染，烹调不当等原因，常引起食源性疾病的暴发。伤口直接接触河弧菌，也可引发感染。

（三）易感人群

人群普遍易感，但以婴幼儿和青少年多见。

（四）流行特征

一般在夏、秋季发病较多。可引起暴发流行，还可引起散发性腹泻。在英国、美国、西班牙、非洲、中东、东南亚均有发病，以婴幼儿和青少年多见。此外，此菌还是世界范围内海洋鱼类和贝类养殖的主要威胁之一。

三、临床表现

潜伏期：13—14 小时。

症状：河弧菌主要引起人类急性胃肠炎，以伴有呕吐的腹泻、腹痛为主，多数病人有中等程度的脱水，少数病人也有体温升高。腹泻为水样便，少数便中有血液和黏液，腹泻可持续 3—4 天，大多数在 2 天左右。

临床症状与霍乱样腹泻极为相似，患者出现腹泻、腹痛、头晕呕吐、食欲缺乏等症状。如果体液流失 4—12 小时得不到补充，会出现重度脱水、酸中毒，严重者甚至会出现低血容量性休克。但与霍乱不同的是，会有部分患者出现血便，便中黏液含有钠盐、钾盐、氯化物和碳酸氢盐等，部分患者粪便中有白细胞和红细胞。Bhattacharjee 等报道水样便和血便的比例可高达 86% 和 62%。如果伤口直接接触被河弧菌污染的水体、海产品，菌体或是其产生的毒力因子会使伤口迅速化脓溃烂形成坏疽，也可能引发蜂窝组织炎。河弧菌还可以引起败血症，症状主要包括高热和战栗，同时还经常伴随呕吐、腹泻、腹痛和骨痛。一些宿主的个体因素会导致河弧菌感染病情加重，目前已知的包括肝硬化、免疫力低下或免疫缺陷如艾滋病、铁过量如血色沉着病、糖尿病等。

四、实验室检验

对采集的病人粪便、呕吐物或可疑食品等可以参考《感染性腹泻诊断标准》（WS 271—2007）和《食品安全国家标准 食品微生物学检验 副溶血性弧菌检验》（GB 4789.7—2013）进行细菌培养分离和鉴定，或用 PCR 方法直接检测。

五、诊断

（1）具有该病的流行病学和临床表现，患者的生物标本及可疑中毒食品中检出相同 PFGE 图谱一致的河弧菌，可确诊。

（2）具有该病的流行病学和临床表现，两个或两个以上患者的生物标本中检出 PFGE 图谱一致的河弧菌，可确诊。

六、治疗原则

治疗河弧菌感染的关键是对症治疗，对脱水做有效的处理，及时补充液体和电解质。一般情况下，治疗轻到中度腹泻，口服加有碱式水杨酸铋或洛派丁胺的生理盐水即可有效治疗。肠胃炎通常口服抗生素治疗即可，无需肠道外给药，但是对于可能威胁生命的败血症或蜂窝组织炎就必须进一步通过注射抗生素治疗，尤其在出现低血压后，任何治疗的延误都会增加患者死亡的风险。对于河弧菌造成的肠道外感染尚无明确规定的治疗方案，应根据不同情况选用敏感的抗生素进行治疗，如头孢呋辛和复方新诺明联合、庆大霉素和环丙沙星联合、头孢他啶和氧四环素联合等。

七、预防和控制

加强饮食和饮水的卫生管理与消毒，海产品要煮熟烧透后食用，避免交叉污染。

练习题

1.一个新出生的婴儿有败血症及脑膜炎的症状，其母亲在分娩期曾出现过流感样症状，可能的诊断是（　　　）。

A.单核细胞增生李斯特氏菌感染

B.金黄色葡萄球肠毒素中毒

C.伤寒与副伤寒感染

D.肉毒杆菌中毒

2.一名患者因旅游去了海边两天，他曾吃过海鲜大排档售卖的生食牡蛎。他出现脐周阵发性绞痛、腹泻且显水样便等消化道症状，可能的诊断是（　　　）。

A.蜡样芽胞杆菌感染

B.金黄色葡萄球菌感染

C.肉毒梭状芽胞杆菌感染

D.副溶血性弧菌或其他弧菌感染

3.一名患者陈述，他和家人都出现了严重的呕吐。他们在出现呕吐症状的3小时之前吃过网店外送的米糕，可能的诊断是（　　　）。

A.沙门氏菌感染

B.志贺氏菌感染

C.金黄色葡萄球菌或蜡样芽胞杆菌毒素中毒

D.大肠埃希氏菌感染

4.一个3岁儿童出现腹部绞痛和严重血性腹泻，已经持续了两天，没有发热，可能的诊断是（　　　）。

A.O157：H7大肠埃希氏菌感染

B.志贺氏菌感染

C.沙门氏菌感染

D.变形杆菌感染

5.一名患者今天凌晨发病，主要症状为腹泻、腹部绞痛、寒战、发热和全身疼痛。他昨晚曾吃过街头卤味摊售卖的烤鸡，可能的诊断是（　　　）。

A.诺如病毒感染

B. 空肠弯曲菌感染

C. 沙门氏菌感染

D. 霍乱弧菌感染

6. 细菌性食源性疾病多见于夏、秋季，主要是由于（　　　）。

A. 夏季食物易受污染

B. 进食熟肉类食品多

C. 人口流动性大

D. 气温较高，微生物易于生长繁殖

7. 伤寒沙门氏菌感染是指哪些沙门氏菌所引起的急性传染病？（　　　）

A. 伤寒

B. 甲型和乙型副伤寒

C. 丙型副伤寒

D. 以上都是

8. 哪种志贺氏菌引起的腹泻最为严重，也是唯一能产生志贺毒素的血清型？
（　　　）

A. 痢疾志贺氏菌 I 型

B. 鲍氏志贺氏菌

C. 宋内氏志贺氏菌

D. 福氏志贺氏菌

9. 引起沙门氏菌食源性疾病的主要食物是（　　　）。

A. 蔬菜、水果

B. 豆类及其制品

C. 谷类

D. 肉类、蛋类及其制品

10. 大肠埃希氏菌食源性疾病症状主要有（　　　）。

A. 急性胃肠炎型

B. 溶血型

C. 神经、精神型

D. 败血症型

11. 哪种细菌实验室培养相对困难，在食品中含量低，很难检测到？（　　　）

A. 葡萄球菌

B. 沙门氏菌

C. 副溶血性弧菌

D. 空肠弯曲菌

12. 下列对李斯特氏菌的描述，哪些是错误的？（　　　）

A. 低于1℃下存活、生长

B. 在10% NaCL 中可生长

C. 耐受盐环境和寒冷温度

D. 冷藏食品可以避免感染

13. 哪种细菌引起的食源性疾病在沿海地区最普遍，已上升到细菌性食源性疾病首位？（　　　）

A. 霍乱弧菌

B. 河弧菌

C. 副溶血性弧菌

D. 创伤弧菌

14. 引起副溶血性弧菌属食源性疾病的中毒食品主要是（　　　）。

A. 奶类

B. 畜禽肉类

C. 蛋类

D. 海产品

E. 粮豆类

15. 关于肉毒梭状芽胞杆菌说法不正确的是（　　　）。

A. 喜氧

B. 在已知毒素中毒性最强

C. 产生神经麻痹毒素

D. 所污染的食品包括肉类食品和罐头类食品

16. 剩饭、米粉引起的细菌性食源性疾病最可能原因是（　　　）。

A. 沙门氏菌属

B. 副溶血性弧菌

C. 蜡样芽胞杆菌肠毒素

D. 肉毒梭菌毒素

17. 金黄色葡萄球菌肠毒素食源性疾病的临床表现为（　　　）。

A. 高烧 + 腹泻

B. 高烧 + 呕吐

C. 呕吐 + 腹泻

D. 不吐不泻

E. 呼吸困难

18. 霍乱弧菌是革兰阴性菌，哪些血清型可引起霍乱流行和暴发？（　　　）

A. O1 和 O139 型

B. O1 和 O39 型

C. O1 和 O13 型

D. O1 和 O3 型

19. 创伤弧菌隶属于弧菌属，是一种嗜盐菌，常寄生在哪些海产品中？（　　　）

A. 人体

B. 贝壳类的海洋动物

C. 海水鱼虾

D. 哺乳动物

20. 创伤弧菌大多生长在热带及亚热带的哪些环境中？（　　　）

A. 湿润泥土

B. 淡水沼泽

C. 海洋地区

D. 湖泊大江

21. GB/T 18652—2002《致病性嗜水气单胞菌检验方法》中，致病性嗜水气单胞菌检测结果判定应符合哪些特性？（　　　）

A. 氧化酶试验阳性

B. 吲哚试验阳性

D. 脱脂奶平板试验阳性

C. 在普通琼脂平板上培养物有特殊芳香气味

E. 以上都是

22. 椰毒假单胞菌酵米面亚种是（　　　）。

A. 广泛分布于亚热带到热带的土壤里

B. 耐盐亦不耐酸

C. 专性需氧菌

D. 两端钝圆的长杆菌

23. 下列哪种食物不会引发椰毒假单胞菌米酵菌酸中毒？（　　　）

A. 酵米面

B. 水果

C. 变质银耳

D. 变质木耳

E. 以上都是

24. 食源性阪崎肠杆菌病的主要致病食品是（　　　）。

A. 婴儿配方粉

B. 生肉及肉制品

C. 鸡蛋

D. 蔬菜沙拉

25. 关于蜡样芽胞杆菌的毒素，下列哪些是正确的描述？（　　　）

A. 仅产生耐热性肠毒素

B. 有致呕吐型和腹泻型胃肠炎肠毒素两类

C. 仅产生不耐热性肠毒素

D. 不会产生毒素

26. 布鲁氏菌属分为 6 个生物种，以下哪种可使人致病？（　　　）

A. 羊（种）布鲁氏菌

B. 牛（种）布鲁氏菌

C. 猪（种）布鲁氏菌

D. 犬（种）布鲁氏菌

E. 以上都是

27. 食源性疾病的处理应包括（　　　）

A. 迅速抢救中毒者

B. 禁止继续食用或出售可疑食品

C. 采集可疑食品及患者排泄物送检

D. 以上都是

28. 下列哪种细菌具有嗜冷特性，疾病暴发以秋、冬、春季较多？（　　　）

A. 小肠结肠炎耶尔森氏菌

B. 副溶血性弧菌

C. 创伤弧菌

D. 变形杆菌

29.产气荚膜梭菌致病毒素有（　　　）。

A. 外毒素

B. 外毒素和肠毒素

C. 内毒素

D. 内毒素、侵袭性酶和芽胞

30. 细菌性食源性疾病一般在哪个月份最多见？（　　　）

A.1—2 月

B.2—4 月

C.5—10 月

D.10—12 月

练习题答案

1.A；2.D；3.C；4.A；5.C；6.D；7.D；8.A；9.D；10.A；11.D；12.D；13.C；14.D；15.A；16.C；17.C；18.A；19.B；20.C；21.E；22.C；23.B；24.A；25.B；26.E；27.D；28.A；29.B；30.C

参考文献

［1］蒋原主.食源性病原微生物检测指南 [M].北京：中国标准出版社，2010.

［2］黄琼，郭云畅.食源性疾病防治知识 [M].北京：人民卫生出版社，2014.

［3］KEITH LAMPEL A，PH.D，SUFIAN AL-KHALDI，PH.D，SUSAN MARY CAHILL，B.S.食源性病原微生物和天然毒素相关疾病防控手册 [M].周祖木，主译.北京：人民卫生出版社，2014.

［4］崔艳丽.微生物检验技术 [M].北京：人民卫生出版社，2016.

［5］李凡，徐志凯.医学微生物学 [M].8 版.北京：人民卫生出版社，2013.

［6］李兰娟，任红 . 传染病学 [M]. 8 版 . 北京：人民卫生出版社，2013.

［7］陈坤 . 公共卫生案例教程 [M]. 杭州：浙江大学出版社，2006.

［8］李兰鹃，任红 . 传染病学 [M]. 北京：人民卫生出版社，2013.

［9］李仲兴，郑家齐，李家宏 . 诊断细菌学 [M]. 香港：黄河文化出版社，1992.

［10］孟昭赫 . 食品卫生检验方法注解微生物学部分 [M]. 北京：人民卫生出版社，
　　　1990.

［11］陈炳卿，刘志诚，王茂起 . 现代食品卫生学 [M]. 北京：人民卫生出版社，2001.

［12］中华人民共和国卫生部 . 全国伤寒、副伤寒监测方案（试行）[Z].2005.

［13］罗雪云，刘宏道 . 食品卫生微生物检验标准手册 [M]. 北京：中国标准出版社，
　　　1995.

［14］肖东楼 . 霍乱防治手册 [M]. 6 版 . 北京：人民卫生出版社，2013.

［15］杨小兵，程德明，刘建华，等 . 长阳县一起水源性细菌性痢疾暴发疫情的调查
　　　分析 [J]. 中国初级卫生保健，2007，21（7）：42-44.

［16］罗华 . 一起由致泻性大肠埃希氏菌（ESIEC）引起食物中毒的调查报告 [J]. 中国
　　　继续医学教育，2015，7（1）：78-79.

［17］于春兰，张宗一，张沈承 . 耶尔森菌引起儿童食物中毒调查分析 [J]. 河北医学，
　　　1995，1（6）：433-435.

［18］杨庆文，李琦涵 . 空肠弯曲菌的主要表面抗原成分在细菌分型及致病机制中的
　　　作用 [J]. 中国卫生检验杂志，2006，16（10）：1277-1280.

［19］吴蜀豫，张立实，冉陆 . 弯曲菌及弯曲菌病的流行现状 [J]. 中国食品卫生杂志，
　　　2004，16（1）：58-61.

［20］吴静，范文辉 . GBS 与空肠弯曲菌感染 [J]. 神经科学通报，2005，21（1）：
　　　87-89.

［21］景钦隆，何洁仪，毛新武，等 . 一起大型金黄色葡萄球菌食物中毒的调查 [J]. 中
　　　华预防医学杂志，2007，41（5）：429-430.

［22］舒进安，王红 . 一起甲型副伤寒暴发疫情的调查与处理 [J]. 河南预防医学杂志，
　　　2016，27（2）：148-150，154.

［23］孟庆贺，多布杰 . 一起疑似肉毒毒素食物中毒事件的调查[J]. 中国城乡企业卫生，
　　　2015，30（5）：58-60.

［24］杨冬梅，渠怡帆 . 一起由蜡样芽胞杆菌引起食物中毒的流行病学分析 [J]. 世界最
　　　新医学信息文摘，2015，15（2）：149.

［25］陈宏标，黄峥强，邓艳琴，等.2014 年福建省 3 起布氏菌病暴发疫情调查 [J]. 中国人兽共患病学报，2015，31（8）：778-781.

［26］曹际娟.食品微生物学与现代检测技术 [M].大连：辽宁师范大学出版社，2006.

［27］林仁卫，叶菊莲，罗芸，等.浙江省丽水市首起非 O1 群霍乱弧菌食物中毒分子生物学溯源分析 [J].疾病监测，2007，22（9）：582-584.

［28］陈克江，文小焱，胡秀娟，等.一起阪崎肠杆菌食物中毒的实验室检测 [J].海峡预防医学杂志，2013，19（4）：51-52.

［29］李成，韦加梅，刘秀平，等.一起由奇异变形杆菌引起的食物中毒的分离与鉴定 [J].中国卫生检验杂志，2016，26（17）：2494-2496.

［30］周帼萍，梁泉，黄庭轩，等.云南省文山州广南县吊浆粑食物中毒事件的病原学分析 [J].中国食品卫生杂志，2017，29（1）：71-75.

［31］李颖，李长青，王彦波，等.一起由 C 型产气荚膜梭菌引起的食源性疾病致病因子检测 [J].中国卫生检验杂志，2016，26（23）：3379-3381.

［32］卢中秋.创伤弧菌败血症的临床和流行病学特点 [J].中华预防医学杂志，2003，3（7）：5.

［33］尤明亮，王元萍.一起创伤弧菌引起食物中毒的实验室检测 [J].中国城乡企业卫生，2013，28（3）：103-104.

［34］胡薇薇，赵雪琴，付月华.从学校桶装饮用水中检出致病性嗜水气单胞菌的报告 [M].中国卫生检验杂志，2008，18（7）：1409-1410.

［35］舒杨，汤先伟，于兵.一起由嗜水气单胞菌污染饮用水源引起的腹泻病暴发调查 [J].环境与健康杂志，2006，23（5）：415.

［36］李振涛，郑浩.一起嗜水气单胞菌食物中毒的流行病学调查 [J].江苏预防医学，2005，26（6）：90-91.

［37］李奕新，鲍庆汉，吴明奖，等.一起由嗜水气单胞菌污染饮用水引起的腹泻暴发调查 [J].疾病监测，2006，21（12）：665，686.

［38］梁璞，阚飙，梁未丽.河弧菌研究概况 [J].疾病监测，2013，28（9）：775-779.

［39］段良松，廖红军，谢群，等.一起河弧菌污染学校饮用水源引起感染性腹泻病暴发的调查 [J].实用预防医学，2004，11（5）：971.

［40］郜杏丽.一起由河弧菌引起的食源性疾病 [J].现代预防医学，2007，34（8）：1572，1574.

［41］李爱军，王孝文，张晓健，等 . 一起肠炎沙门氏菌食物中毒事件调查 [J]. 中国公共卫生管理，2014，30（1）：63-64.

［42］危国强，韦芳青，张国汉 . 一起志贺氏菌食物中毒调查 [J]. 应用预防医学，2008，14（2）：127.

（胡薇薇）

第五章
食源性病毒感染

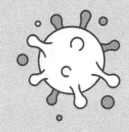

第一节　诺如病毒病

诺如病毒变异快、环境抵抗力强、感染量低，感染后潜伏期短、排毒时间长、免疫保护时间短，且传播途径多样、全人群普遍易感，因此，诺如病毒具有高度传染性和快速传播能力。诺如病毒感染发病的主要表现为腹泻和 / 或呕吐，国际上通常称之为急性胃肠炎。诺如病毒是流行性胃肠炎的最常见原因，占所有胃肠炎暴发疫情50%以上。在美国，每年约有 2100 万例可归因于诺如病毒的疾病。随着分子诊断技术性能的提高和更广泛的应用，诺如病毒暴发的检测和报告也有所增加。2012 年，德国发生了一起国内最大的食源性诺如病毒暴发事件，390 个医疗机构共报告了 11000 例急性胃肠炎病例，研究人员进行了 4 项分析流行病学研究、2 项病例对照研究、2 项调查（150 人），2 项病例对照研究均显示食用草莓导致发病的风险显著上升（研究 1，OR=8.2；95% CI：2.66—26.03；p<0.01。研究 2，OR=16.87；95% CI：5.23—54.4；p<0.01）。研究认为引起暴发的主要原因是食用了病毒污染的草莓。

一、病原体

诺如病毒（Norovirus, NV）属于杯状病毒科（Caliciviruses）的诺瓦克病毒属。1968 年，美国诺瓦克镇一所小学发生急性胃肠炎暴发。1972 年，Kapikian 等科学家在此次暴发疫情的患者粪便中发现一种直径约 27 nm 的病毒颗粒，将之命名为诺瓦克病毒（Norwalk virus）。此后，世界各地陆续从急性胃肠炎患者粪便中分离出多种形态与之相似但抗原性略异的病毒颗粒，统称为诺瓦克样病毒（Norwalk-like viruses, NLVs）。由于此病毒呈圆形，无包膜，表面光滑，也称作小圆状结构病毒（small round structured viruses, SRSVs）。诺如病毒目前被认为是世界范围内流行性、非细菌性胃肠炎暴发的主要原因，也是最大通过食源性感染的病毒因子。

诺如病毒为无包膜单股正链 RNA 病毒，病毒粒子直径约 27—40 nm。1992 年，诺如病毒的全基因组序列被解析。诺如病毒基因组分子大小为 7.3—7.6 Kb，分为三个开放阅读框（Open Reading Frames, ORFs）。ORF1 编码一个聚蛋白，ORF2 和 ORF3 分别编码主要结构蛋白（VP1）和次要结构蛋白（VP2）。通常根据 NV 病毒 RNA 聚合酶编码区核苷酸或外壳蛋白区氨基酸序列的差异，将 NV 分为 5 个不同的基因组（GI、GII、GIII、GIV 和 GV）。其中只有 GI、GII 和 GIV 可以感染人，而 GIII、GV 分别感染牛和鼠。我国目前最常见的诺如病毒为 GII、GI 型。诺如病毒变异速度快，每隔 2—3 年即可出现引起全球流行的新变异株。组织血型抗原（HBGAs）包括 H 型、ABO 血型和 Lewis 抗原被认为是诺如病毒的可能受体，与诺如病毒的感染有关。

诺如病毒感染量为 18—2800 个病毒粒子，是诺如病毒传染性强的重要原因。

二、流行病学特点

（一）季节性

本病一年四季均有发生，以秋冬季高发。

（二）传染源

人是诺如病毒目前已知的唯一宿主，诺如病毒胃肠炎患者及隐性感染者均可排出病毒而作为传染源感染其他人群。传染源排出的病毒可污染食物、水源、物品、空气等。

（三）传播途径

诺如病毒传播途径包括人传人、经食物和经水传播。人传人包括人与人直接接触传播和通过污染环境间接传播，可通过粪–口途径（包括摄入粪便或呕吐物产生的气溶胶）、或间接接触被排泄物污染的环境而传播。食源性传播是通过食用被诺如病毒污染的食物进行传播，污染环节可出现在感染诺如病毒的餐饮从业人员在备餐和供餐中污染食物，也可出现在食物生产、运输和分发过程中被含有诺如病毒的人类排泄物或其他物质（如水等）所污染。牡蛎等贝类海产品和生食的蔬果类是引起暴发的常见食品。经水传播可由桶装水、市政供水、井水等饮用水源被污染所致。一起暴发中可能存在多种传播途径。例如，食物暴露引起的点源暴发常会导致在一个机构或社区内出现续发的人与人之间的传播。

（四）易感人群

各年龄组人群对诺如病毒普遍易感，它是成人和学龄儿童病毒性胃肠炎的首要病因，也是幼儿病毒性胃肠炎中仅次于轮状病毒的第二位病原体。90% 以上的非细菌性胃肠炎是由诺如病毒引起的，主要分布在学校、家庭、医院、军队、幼儿园、旅游区等人群聚集性机构。

人感染诺如病毒后的免疫保护力仅能持续 6—24 个月，即使先前感染过诺如病毒，同一个体仍可重复感染同一毒株或不同毒株的诺如病毒。

部分人群即使暴露于大剂量诺如病毒也不会感染，这可能与先天宿主因素和后天获得性免疫有关。1，2- 岩藻糖转移酶基因突变导致组织血型抗原缺乏表达者（非分泌型），可能不容易感染诺如病毒。

三、临床特征

（一）潜伏期

诺如病毒的潜伏期范围 2—72 小时，通常 12—48 小时。

（二）临床表现

主要的临床表现症状为突然发病、恶心、呕吐、腹痛、腹泻，可有发热、头痛、头晕、寒战和肌肉痛等症状，发热以低热为主。儿童患者呕吐普遍，有的仅表现出呕吐症状，随着年龄的增加，呕吐的比例逐渐下降，腹泻的比例逐渐升高。成人患者以腹泻为多，4 小时内腹泻 4—8 次，粪便为稀水便或水样便，无黏液脓血，粪检白细胞阴性，严重者出现脱水。病程通常 12—60 小时。本病预后良好，多为自限性疾病，但婴幼儿、高龄人群和伴有基础性疾病患者恢复较慢，少数病例仍会发展成重症，甚至死亡。重症或死亡病例通常发生于高龄老人和低龄儿童。脱水是诺如病毒胃肠炎的主要死因。

四、实验室检测

（一）标本采集

1. 粪便

诺如病毒检测首选粪便标本。每份标本 5 g 或 5 mL 以上，直接放置于清洁、无菌、干燥的密闭容器内。容器内不可加入任何保护剂、培养基、去污剂或金属离子，不可稀释。一起聚集性（暴发）疫情，若病例在 10 例以下，全部采集；病例在 10 例以上，至少采集 10 例病例的标本。根据初步流行病学调查结果，尽量采集重点病例标本（如首发病例、指示病例、住院病例、食品从业人员病例、重点岗位病例等）。尽量采集出现临床症状后 2—3 天的病人标本，水样便或糊状便中病毒载量高。标本置于 4℃可存放 2—3 周，运送也要保持低温条件。

2. 呕吐物

病人呕吐物是粪便标本的最佳补充，有助于对病原的诊断。该标本的采集同于粪便。

3. 食物

尽早采集流行病学调查提示的可疑食品。需注意，目前实验室只能检测《食品安全国家标准　食品微生物学检验　诺如病毒检验》（GB 4789.42—2016）中限定的食品种类。因为食品中病毒含量不高，干扰物质复杂，诺如病毒 RNA 提取的回收率低，所以食品标本检验阴性不能作为排除诺如病毒污染可能性的依据。

4. 水

目前没有水样品采集量的权威规定。怀疑水源性暴发时，建议尽量采集 1 L 以上的水样品。桶装水、瓶装水等直接采集原包装，自来水需要以无菌容器采集。采用膜过滤法浓缩后检验，有助于提高检出率。

5. 环境涂抹样品

根据疫情调查需要采集疫情发生机构相关场所如厨房、厕所、门把手、玩具、墩布等环境涂抹样品。可用无菌拭子在无菌病毒采样液（PBS 缓冲液、Hank's 液）或商品化病毒采样管的液体中蘸湿，用力涂抹待采表面（约 100 cm^2）后，立即浸入病毒标本采样液中送检。

（二）标本保存和运输

采集标本应尽快送至实验室开展检测，不能及时送样和检测的标本需置于 4℃冰箱保存，不超过 3 天，也可在 –20℃冰箱冷冻短期保存，长期保存应置于 –70℃及以下条件，避免反复冻融。依据《人间传染的病原微生物名录》，含诺如病毒的标本属于 B 类包装分类，需按照 UN3373 规定进行包装和手续申报，并在冷藏或冷冻条件下运送。通常对于短途运输（1 天以内），包装盒内放冰袋或冰排，长途运输（1—2 天）需用干冰。但无论短途还是长途运输，均需保证冻存标本在运输过程中没有出现融化。标本送达实验室时应包装完整，包装盒内应有未融化的冰。在运输中应避免强烈震动、重力挤压等现象。标本保存和运送的条件应有详细记录。

（三）标本检测

实验室检测方法主要有：

（1）电镜检测病毒颗粒是诊断诺如病毒感染的金标准，但灵敏度低，只能用于早期大量排毒时采集的样本，且技术条件要求高。

（2）免疫电镜的灵敏度比直接电镜高 1000 倍。从临床样本中检测诺如病毒最初仅使用电镜和免疫电镜，需要复杂的设备和技术，限制了诺如病毒的流行病学研究。

（3）酶联免疫法检测病毒核衣壳抗原操作简单且价格低廉，是目前广泛应用的检测方法。单克隆抗体检测的灵敏度较高，但特异度有限；多克隆抗体检测的灵敏度很高，但也存在特异性有限的问题。

（4）放免法检测病毒核衣壳抗原灵敏度比酶免法高 10—100 倍，但操作复杂且价格昂贵，目前还没有商品化供应。

（5）诺如病毒的细胞和组织培养技术尚不完全成熟。

（6）近年来随着分子生物学技术的应用，特别是逆转录酶—聚合酶链反应（RT-PCR）方法，具有高敏感性和特异性，已经成为检测在粪便标本、水和食物中的诺如病毒的最主要手段。RT-PCR 方法既可以用于大规模流行病学研究中诺如病毒的筛查，也可以进行诺如病毒血清型分型，具体如下：①参见《感染性腹泻诊断标准》（WS 271—2007）方法处理病毒样本并提取病毒 RNA 作为模板。②由于 ORF1/ORF2 区是诺如病毒基因组中最保守的区域，在同一基因型不同毒株间有相同的保守序列，根据这段保守区域可用于设计 RT-PCR 的引物。③ PCR 反应体系及反应条件按选择的试剂及扩增仪器而有所不同，扩增产物按常规进行电泳。④结果判断可参见《感染性腹泻诊断标准》（WS 271—2007）和《诺如病毒感染暴发调查和预防控制技术指南（2015 版）》。

五、诊断

（一）疑似病例
24 小时内出现排便 ≥ 3 次且有性状改变（呈稀水样便），和 / 或出现呕吐症状者。

（二）临床诊断病例
在聚集性或暴发疫情中，满足疑似病例定义，且与实验室诊断病例有流行病学关联的病例。

（三）实验室诊断病例
疑似病例或临床诊断病例中，粪便、肛拭子或呕吐物标本经诺如病毒核酸检测阳性，或 ELISA 抗原检测阳性者。

（四）无症状感染者
粪便或肛拭子标本经诺如病毒核酸检测阳性或 ELISA 抗原检测阳性，但无临床

症状 / 体征者。

（五）聚集性疫情和暴发疫情判定标准

1.聚集性疫情

3 天内，同一学校、托幼机构、医疗机构、养老院等集体单位或场所，发生 3 例及以上有流行病学关联的诺如病毒感染疑似病例，其中至少 2 例是实验室诊断病例。

2.暴发疫情

7 天内，同一学校、托幼机构、医疗机构、养老院等集体单位或场所，发生 20 例及以上有流行病学关联的诺如病毒感染疑似病例，其中至少 2 例是实验室诊断病例。

3.卡普兰标准（Kaplan Criteria）

在疫情发现早期或不具备诺如病毒实验室检测能力，若符合以下 4 项特征，可判定为疑似诺如病毒感染聚集性暴发或疫情：①一半以上患者出现呕吐症状；②平均潜伏期 24—48 小时；③平均病程 12—60 小时；④排除细菌、寄生虫及其他病原感染。发现符合卡普兰标准特征的聚集性或暴发疫情时，应立即采取诺如病毒感染暴发的预防控制措施，并采集病人标本送检。

六、治疗原则

诺如病毒感染性腹泻属于自限性疾病，病程较短，一般 2—3 天，没有疫苗和特效药物，以对症或支持治疗为主，预后良好。脱水是诺如病毒感染性腹泻的主要死因，对严重病例尤其是幼儿及体弱者应及时输液或口服补液，以纠正脱水、酸中毒及电解质紊乱。

七、预防和控制

公众搞好个人卫生、食品卫生和饮水卫生是预防本病的关键，要养成勤洗手、不喝生水、生熟食物分开、避免交叉污染等健康生活习惯。目前，针对诺如病毒预防控制主要采用非药物性预防措施，包括病例管理、手部卫生、环境消毒、食品和水安全管理、风险评估和健康教育。这些措施既适用于聚集性和暴发疫情的处置，也适用于散发病例的预防控制。

为防止食源性诺如病毒暴发事件的发生，应重点关注接触直接入口食品从业人员因带病上岗污染食品，建立健全食品从业人员健康申报制度，及时调离有消化道疾病的即食食品加工人员。食品从业人员保持良好的个人卫生，尤其是手部卫生。食品烧熟煮透。水果彻底清洗干净。凉菜等即食食品加工过程防止交叉污染。对农村聚餐要重点关注加工用水的卫生，对使用非公共供水系统水源的，对水源进行消毒后方可接触食品、餐具及加工用具。

第二节　轮状病毒病

轮状病毒（Rotavirus，简称 RV）是世界范围内婴幼儿重型腹泻的主要病原之一，主要通过粪 – 口途径传播，感染后可无症状，也可因呕吐、发热、水样便等导致严重脱水甚至死亡，还存在肠道外感染，导致脑炎、心肌炎、无热惊厥以及对肝、肠、胰岛等脏器造成损害。2011 年世界卫生组织公布的来源于 43 个国家 RV 监测网的结果显示，5 岁以下住院儿童腹泻中 RV 的检出率为 36%。2013 年 7 月 10—24 日，位于太平洋岛国的基里巴斯塔拉瓦南部的轮状病毒暴发疫情，共报告 1118 例胃肠炎患者，罹患率 2.3%；其中 103 例患者住院治疗，6 例患者死亡，病死率 0.54%。对采集的粪便标本进行检测，轮状病毒阳性检出率 81%。患者的中位年龄为 1 岁（0—68 岁），其中 5 岁以下儿童占 93.4%。RV 感染给全球各国造成了巨大的经济损失和社会负担，目前尚无特效药可以治疗，疫苗接种是预防 RV 感染、减少严重肠胃炎的最佳途径。

一、病原体

1969 年，Mebus 最早从犊牛中发现轮状病毒，之后澳大利亚科学家 Bishop 在患有严重腹泻婴儿的胃肠道内也发现了同类病毒。Thomas Henry Flewett 使用电子显微镜观察该类病毒后，根据病毒颗粒形态酷似"车轮状"的特征建议将其命名为轮状病毒。轮状病毒是引起幼儿及各种幼龄动物非细菌性腹泻的主要病原体。轮状病毒无囊膜，呈 20 面体，直径约为 70 nm。该病毒是由 3 层病毒衣壳包裹编码 6 个病毒结构蛋白（VPs）及 5—6 个非结构蛋白（NSPs）的 11 个双链 RNA 片段组成的 20 面体病毒。根据内层衣壳蛋白 VP6 的血清型将其分为 7 个组（A—G）。A—C 组在人类和动物中均有发现，其中 A 群是引起婴幼儿腹泻的主要病原，不同群之间并没有交叉保护作用，而 D—G 组目前仅在动物中发现。根据病毒结构蛋白 VP4 和 VP7，可以对轮状病毒进行基因分型，分别称为 G（糖蛋白）和 P（蛋白酶的敏感性）基因型。目前至少确认了 12 种 G 基因型和 15 种 P 基因型。

二、流行病学特点

（一）季节性

在我国轮状病毒腹泻具有明显的季节性，A 和 C 组轮状病毒以秋冬季节多见，B 组轮状病毒常于 5—6 月短期暴发流行。

（二）传染源

传染源包括轮状病毒感染病人、隐性感染者和病毒携带者，动物病毒不引起人类发病；人类中的 B 和 C 组轮状病毒与动物中发现的完全不同。

（三）传播途径

该病毒传播迅速，可通过粪 – 口途径经污染的水源、食物等传播，也可以通过人 – 人直接接触、空气飞沫或者接触被污染物品（如玩具）等途径传播。

（四）易感人群

轮状病毒可感染所有年龄段的人群，是婴幼儿严重腹泻疾病和脱水的首要原因。婴幼儿首次感染轮状病毒的年龄多为 6—24 个月。A 和 C 组轮状病毒主要感染儿童，成人亦可感染 A 组轮状病毒。B 组轮状病毒主要感染成人。

三、临床表现

A 和 C 组轮状病毒以秋冬季节多见，一般潜伏期为 2—3 天，主要症状为腹泻和呕吐，可伴有发热和（或）呼吸道症状，严重者常伴有脱水及代谢性酸中毒，可并发肺炎、心肌炎、脑炎及病毒血症。大便为水样便或黄绿色稀便，无脓血及黏液。

B 组轮状病毒常于 5—6 月短期暴发流行，潜伏期为 2—3 天，以腹泻为主，伴有恶心、呕吐、腹痛、乏力等症状。大便多为黄色水样便，无脓血及黏液。镜检多无异常，少数可见少量白细胞。

病程具有自限性，自然病程 7—10 天，少数由于消化道紊乱需要更长的恢复时间。此外，也有引起中耳炎、颈淋巴结炎、良性肌炎、川崎病、婴儿猝死综合征、肠套叠等并发症的报道。

四、实验室检查

（一）粪便标本采集

1. 采集时间

哨点医院监测中，应在发病的 3 日内或患者入院 24 小时内收集标本。

2. 采集方法

标本的采集量要足够，每份取 5 g 或 5 mL 以上，直接放置于清洁、无菌、干燥的容器内，如带螺帽盖的塑料或玻璃广口容器。容器内不可加入任何保护剂、培养基、去污剂或金属离子；不可稀释；避免使用拭子采集。

3. 标本标签

在无菌容器上，贴好带有唯一识别号码的标签，内容应与该患者的个案登记表和标本采集表一致。

4. 标本储存

在标本采集30分钟内将其放入 $-20℃$ 的冰箱中，如有特殊情况未能及时放入 $-20℃$ 冰箱，标本可在 $4℃$ 短期储存，但不能超过 2 天，避免储存的标本发生反复冻融。

（二）粪便标本处理

制备 10% 的粪便悬液：将 0.2 g 或 200 µL 粪便标本加到 1.5 mL Eppendorf 管中，加入标本处理液，震荡 3 次，每次 10 秒。然后静置 10 分钟，再以 8000 r/min 离心 5 分钟，吸取上清进行下一步试验或 $-20℃$ 短期保存。

（三）实验室检查

轮状病毒检测的方法有多种，主要有电镜法（EM）、免疫电镜法（IEM）、免疫荧光技术（IF），酶联免疫吸附试验（ELISA）、核酸聚丙烯酸胺凝胶电泳（PAGE）、放射免疫测定、凝集试验、中和试验、补体结合试验（CF）、核酸探针以及 PCR 等技术。随着分子生物学新方法的不断涌现，核酸探针杂交技术、RT-PCR 技术也逐渐应用于 RV 的检测。RT-PCR 的敏感性可达 1 pg 水平，特异性、可重复性都很强，是目前最为常用的一种检测方法。临床上在对轮状病毒的检测中，RT-PCR 技术可以从粪便标本中检测出浓度很低的轮状病毒。

（1）根据病毒 VP7 或 VP4 基因在不同型的轮状病毒株之间这一变异区高度保守的特征，运用反转录后巢氏 PCR 可区分轮状病毒的不同基因型，并可检测到不同轮状病毒的混合感染。

（2）可根据检测不同基因片段的需要选择多对引物。

（3）PCR 反应体系及反应条件按选择的试剂及扩增仪器而有所不同，扩增产物按常规进行电泳及结果判断。

（4）检测方法详见《感染性腹泻诊断标准》（WS 271—2007）和《儿童急性感染性腹泻病诊疗规范（2020 年版）》。

五、诊断

由于人轮状病毒感染极为普遍，而临床发病与其血清中的抗体效价又无明显线性平行关系，所以，抗体测定在 RV 感染现症诊断上的价值不大，只能说明感染率，临床诊断主要依赖于抗原的检出。故符合该病的流行病学特点与临床表现，并从标本中检出病原体、特异性抗原、特异性核酸片段，可确诊。

六、治疗原则

治疗主要是及时输液，补充血容量，纠正电解质紊乱等支持疗法，以减少婴幼儿的病死率。

七、预防和控制

目前轮状病毒腹泻尚无特效治疗药物，轮状病毒感染率在发展中国家和发达国家中并无明显差异，单纯卫生条件的改善对于预防 RV 腹泻没有明显效果，因此轮状病毒疫苗的研制和推广应用成为减少全球重症腹泻发病和死亡的重要手段。疫苗预防是降低轮状病毒胃肠炎发病率和病死率的主要措施。

第三节　甲肝病毒病

2016 年 8 月，美国甲型肝炎流行并开始并肆虐，据 CNN 报道，疾病已造成数十人死亡，数千人患病，密歇根州死亡人数最多，为 22 人。密歇根州卫生与公共服务部发言人 Lynn Sutfin 指出，目前密歇根州共有 677 个病例，目前认为人与人之间的传播是感染的主要途径。由于甲肝疫苗短缺，一些地区抵抗疾病暴发仍是一项挑战。此外，根据加州公共卫生部的数据，目前该州正处于自 20 世纪 90 年代中期以来最大的人与人之间暴发的时期。圣地亚哥的死亡人数最多：在 686 例报告病例中，有 21 例死亡。有关官员说，无家可归者的流动也将病毒传播到犹他州、亚利桑那州和科罗拉多州。犹他州的官员宣布在盐湖城的一家便利店暴发了一场新的疫情，卫生部发言人报告有 97 例与疫情有关的病例，与一名便利店的工作人员有关，该工作人员检测出该病毒的阳性株与圣地亚哥的相同。幸运的是，没有看到任何死亡。

一、病原体

甲型肝炎病毒（Hepatitis A virus，HAV）为小 RNA 病毒科嗜肝病毒属。1973 年，Feinslone 首先用免疫电镜技术在急性期患者的粪便中发现甲型肝炎病毒。甲型肝炎病毒呈球形，直径约为 27 nm。无囊膜。衣壳由 60 个壳微粒组成，呈 20 面体立体对称，有 HAV 的特异性抗原（HAVAg），每一壳微粒由 4 种不同的多肽即 VP1、VP2、VP3 和 VP4 所组成。在病毒的核心部位，为单股正链 RNA。除决定病毒的遗传特性外，兼具信使 RNA 的功能，并有传染性。HAV 的单股 RNA，其长度相当于 7400 个核苷酸。在 RNA 的 3′末端有多聚的腺苷序列，在 5′末端以共价形式连接一由病毒基因编码的细小蛋白质，称病毒基因组蛋白（Viral protein genomic，VPG）。它在病毒复制过程中，能使病毒核酸附着于宿主细胞的核蛋白体上进行病毒蛋白质的生物合成。

1979 年，Provost 等首次成功地将已适应在狨猴传代的毒株培养于原狨猴肝细胞或恒河猴胚肾细胞 FPhK6 株中。我国学者也先后成功地使 HAV 在肝癌细胞株中增殖。病毒在组织培养细胞中可增殖，但不引起细胞病变，增殖与细胞释放均甚缓慢。应用免疫荧光试验，可检出组织细胞中的 HAV；亦可用放射免疫方法，自细胞溶解物中检出 HAV。HAV 对外界抵抗力较强，耐酸碱，室温下可生存 1 周，干粪中 25℃能生存 30 天。

二、流行病学特点

（一）季节性
一年四季都可发生，但秋、冬及早春季节多见。

（二）传染源

传染源主要为甲肝病毒感染的病人，包括急性临床患者和亚临床型感染者。急性患者排毒量大，尤其在黄疸出现之前传染性最强；虽然亚临床型感染者的排毒量不及临床患者，但因其活动不受限制，前者与后者的比例为（3—10）∶1。甲型肝炎的潜伏期为 15—45 天，病毒常在患者转氨酸升高前的 5—6 天就存在于患者的血液和粪便中。发病 2—3 周后，随着血清中特异性抗体的产生，血液和粪便的传染性也逐渐消失。长期携带病毒者极罕见。HAV 随患者粪便排出体外，通过污染水源、食物、海产品（如毛蚶等）、食具等的传播可造成散发性流行或大流行。也可通过输血或注射方式传播，但由于 HAV 在患者血液中持续时间远比乙型肝炎病毒短，故此种传播方式较为少见。

（三）传播途径

甲型肝炎以粪–口为主要传播途径，通过日常生活接触、水和食物 3 种方式传播。日常生活接触传播是维持一个地区甲型肝炎地方性流行及散发性发病的主要传播方式。水和食物的传播，在我国西南地区较常见，常引起不同程度的暴发流行，我国东部和沿海地区出现不洁贝类水生动物如毛蚶等造成的暴发流行。1988 年，上海市由于食用受粪便所污染的毛蚶而引起中华人民共和国成立以来最大一次甲型肝炎流行，在 4 个月内共发生 31 万例。

（四）易感人群

普遍易感，各年龄段均可感染，幼年儿童的亚临床型感染比例要比成年人高，发病率随年龄增长而递减。甲型肝炎病毒感染后可获得持久免疫力。

（五）流行病学史

发病前 2—7 周内有不洁饮食（水）史，或与甲型肝炎急性患者有密切接触史，或当地出现甲型肝炎暴发或流行，或有甲型肝炎流行区出差、旅游史。

三、临床表现

潜伏期为 14—49 天，平均为 30 天。甲型肝炎可分为急性黄疸型、急性无黄疸型和急性淤胆型，其中急性淤胆型是急性黄疸型的特殊性，是由于肝细胞分泌胆汁功能受损。急性无黄疸型的症状与黄疸型相似，但无黄疸，病情较轻。甲肝病例常见症状如下。

（一）全身和消化道症状

发热较为常见，但热度不高，38℃左右，半数病人伴有乏力、厌油腻、食欲不振、恶心、呕吐、腹胀、腹泻（粪便变白）等全身和消化道症状。

（二）肝区症状和体征

自觉有轻度肝区不适或隐痛，但急性者肝痛较少见。可有肝肿大，体检时在肋缘下可扪及肝脏，肝区有轻度触痛和叩击痛。

（三）黄疸

甲型肝炎患者以急性黄疸型较常见。起病3—7日开始出现黄疸，1—2周达高峰，持续2—6周。表现为巩膜和皮肤黄染，以巩膜出现最早。黄疸出现前，即有尿色加深，往往是清晨第一次尿黄最明显，一般似浓茶样，尿黄显著者如酱油样或血色样。急性黄疸型肝炎随着黄疸出现，发热即消退，消化道症状亦减轻。

甲型肝炎患者恢复快，病程一般在3—4周，大多于3个月内恢复健康，一般不转为慢性。若黄疸与消化道症状继续加重，提示可能发展成重型。

四、实验室检验

（1）肝功能检查：血清丙氨酸氨基转移酶（ALT）明显异常。

（2）发病早期，检测患者血清抗 HAV-IgM 抗体呈阳性。

（3）检测患者血清抗 HAV-IgG 双份血清抗体滴度呈 4 倍升高。

（4）患者食用的可疑食物，患者的血液、粪便／肛拭检测 HAV RNA 呈阳性。

（5）甲型病毒性肝炎抗体的检测以及甲型病毒性肝炎病毒分离及病毒核糖核酸检测见 WS 298—2008。

五、诊断

（一）疑似病例

符合该病的典型临床表现，且2—7周前有食用不洁食物、饮用生水或与甲肝患者密切接触等，可定为疑似病例。

（二）临床诊断病例

符合下列一条即可诊断：

（1）疑似病例中血清丙氨酸氨基转移酶（ALT）明显升高者。

（2）疑似病例中血清丙氨酸氨基转移酶（ALT）明显升高、血清总胆红素（TBIL）大于正常上线数值一倍以上和（或）尿胆红素阳性者。

（3）符合该病的典型临床表现，且血清丙氨酸氨基转移酶（ALT）明显升高者。

（4）符合该病的典型临床表现，且血清丙氨酸氨基转移酶（ALT）明显升高、血清总胆红素（TBIL）大于正常上线数值一倍以上和（或）尿胆红素阳性者。

（三）确诊病例

由于无论是临床表现还是肝功能检查，都无法将急性甲型肝炎病毒感染与其他类型的肝炎病毒感染相鉴别，因此病原学检查结果对于确诊急性甲型肝炎病毒感染病例十分重要。临床诊断病例中符合以下一条即可诊断为确诊病例。

1. 血清抗 HAV-IgM 抗体呈阳性

在发病早期，患者血清抗 HAV-IgM 抗体呈阳性，可确诊。HAV 感染后早期产生 IgM 型抗体，是新近感染的证据，是早期诊断甲型肝炎最简便而可靠的血清学标志。在发病后数天即可阳性，一般持续 8—12 周，少数可延续 6 个月。

2. 抗 HAV-IgG 双份血清呈 4 倍升高

抗 HAV-IgG 双份血清呈 4 倍升高者，可确诊。IgG 型抗体出现稍晚，于 2—3 个月达到高峰，是过去感染的标志，可持续多年或终身。

3. 甲肝病毒 PCR 呈阳性

从患者食用的可疑食物或粪便/肛拭检测甲肝病毒 PCR 呈阳性。

六、治疗原则

甲型肝炎是自限性疾病，一般以支持治疗为主，辅以适当药物，避免饮酒、疲劳和使用损肝药物。强调早期卧床休息，至症状明显减退，可逐步增加活动，以不感到疲劳为原则。急性黄疸型肝炎宜住院隔离治疗，隔离期（起病后 3 周）满，临床症状消失。血清总胆红素在 17.1 μmol/L 以下，ALT 在正常值 2 倍以下时可以出院，但出院后仍应休息 1—3 月，恢复工作后应定期复查半年至 1 年。另外，还应注意：①在饮食方面，合理饮食是甲肝患者治疗过程中的重要组成部分，因此应为甲肝患者准备一些增强食欲，有利于病情恢复，营养恰当的饮食；②适当的休息，对于甲肝患者来说，在治疗过程中注意休息是需要特别注意的一点，避免过度劳累，很多的甲肝患者病情复发都是不注意休息造成的；③甲肝患者在家中进行调养的应该定期到医院进行复查，及时监测病情发展，确保治疗有效。

七、预防和控制

甲型肝炎的预防主要为控制传染源，切断传播途径，加强饮食、水源、粪便等环境卫生的管理，并做好卫生宣教工作。注射丙种球蛋白及胎盘球蛋白，对应急预防甲型肝炎有一定效果。我国生产的甲肝活疫苗只注射一次即可获得持久免疫力。基因工程疫苗研制亦已成功。

第四节　戊肝病毒病

戊肝全称戊型病毒性肝炎，是由戊肝病毒（Hepatitis E virus，HEV）感染导致的急性传染病，是我国乙类法定传染病之一，可引起暴发流行。戊肝既往被称为"肠道传播的非甲非乙型肝炎"，1989年起被命名为戊肝。2004年，苏丹达尔富尔戊肝病毒暴发，发病2621例，死亡45例；2012年8月始，南苏丹戊肝病毒暴发，截至2013年9月23号，发病人数达12386人，死亡225人；2013年10月始，乌干达纳帕克区戊肝暴发，截至2014年3月6号，发病人数达967人，死亡23人；2014年，尼泊尔暴发戊肝疫情，患病人数超过10000例，4月疫情暴发初始，短短两周内6000人发病，9人死亡，35人在特护病房接受治疗。戊肝暴发流行常见于基础卫生条件落后的发展中国家；而曾经仅有输入病例的工业化国家，近年来也频繁出现本土散发病例。戊肝已成为全球重要的公共卫生问题。

一、病原体

自1955年印度由水源污染而致的急性肝炎，先后在印度、尼泊尔、苏丹、苏联吉尔吉斯及我国新疆等地流行。由于当时缺乏特异性的病原学诊断方法，其病因一直不明，直到20世纪80年代初建立了甲型肝炎和乙型肝炎的特异性诊断方法后，对该次流行进行回顾性调查时发现，患者血清内缺乏甲型肝炎病毒感染的指标，表明有另一种能引起流行性肝炎的病原体存在。1983年，苏联学者应用免疫电镜技术首先在一位志愿感染者的粪便中发现了病原，将其命名为戊型肝炎病毒。1989年9月，东京国际 HNANB 及血液传染病会议正式将其命名为戊型肝炎，其病原体戊型肝炎病毒（Hepatitis E virus，HEV）在分类学上属于戊型肝炎病毒科戊型肝炎病毒属。HEV 是一种无包膜的单股正链 RNA 病毒。HEV 基因组全长约 7.5 kb，有 3 个开放阅读框（ORF）ORF1，ORF2，ORF3 和 5′ 端非编码区、3′ 端非编码区。ORF1 最大，包含 1693 个密码子，编码具有甲基转移酶、解链酶、RNA 依赖的 RNA 聚合酶和 papain 样丝氨酸蛋白酶的非结构蛋白。另外，ORF1 内的高变区域可能与病毒的病原性相关；ORF2 编码包膜蛋白，包含质粒回收信号蛋白和 3′N- 糖蛋白位点；ORF3 编码小磷蛋白，对病毒复制和聚集起到重要作用。HEV 分为 1—8 共 8 个基因型，其中基因 1—4 型与人类疾病关系最为密切。基因 1、2 型只感染人，主要流行于卫生条件较差的发展中国家，常因水源被污染而造成大规模流行。发达国家以人兽共患的 HEV 基因 3、4 型引起的散发病例为主，多由摄入未煮熟的被 HEV 感染的动物肉类引起。

二、流行病学特点

（一）季节性

一年四季均可发病，但戊肝暴发有明显的季节性，雨季和夏季是水源性戊肝暴发流行的高发季节。1—3 月为我国散发病例的高峰，原因可能与居民在春节期间摄入较多的肉类和海鲜产品有关。

（二）传染源

传染源包括临床型感染者、亚临床型感染者和宿主动物，人是 HEV-1 型和 HEV-2 型的唯一自然宿主和传染源。有症状感染者为主要传染源，潜伏末期和急性早期粪便排毒量最高，传染性最强；亚临床及无黄疸 HEV 感染者为次要传染源，可持续排毒，对病毒在环境中持续存在有重要意义。目前已公认戊肝是一种人畜共患病，HEV-3 型和 HEV-4 型为人畜共患型，猪是重要的自然宿主，部分猪 HEV 株与人 HEV 株高度同源。此外，鼠、狗和牛等动物血清中也曾检出抗 HEV，也有研究从兔、鳟鱼和蝙蝠等动物体内分离到新型 HEV 株，虽尚未发现能感染人类，但提示存在跨种传播的可能。

（三）传播途径

有粪 - 口传播、输血传播、垂直传播和密切接触传播。最常见的是粪 - 口传播，包括感染者粪便污染生活用水而造成的水源性传播，以及食用感染 HEV 动物的内脏或肉制品、被粪便或水源污染的食物和因使用受污染炊具而导致的食源性传播等。

（四）易感人群

人群普遍易感。戊型肝炎临床病例主要见于青壮年和中老年人，老年人感染后病程长，黄疸水平高，症状严重。孕妇感染 HEV 后，病情较为严重，尤其是妊娠中晚期孕妇感染 HEV，病死率可高达 20%。儿童、青少年以亚临床感染为主。

（五）流行病学史

发病前 15—75 天内有不洁饮食（水）史，或有接触戊型病毒性肝炎患者史，或有到戊型病毒性肝炎高发区或流行区出差、旅游史。

三、临床表现

潜伏期为 15—75 天，平均为 40 天。临床表现类似甲型病毒性肝炎，但病死率更高。

主要有：①无其他原因可解释的持续乏力、食欲减退或其他消化道症状和（或）肝肿大，伴有触痛或叩击痛。②尿黄、皮肤巩膜黄疸，并排除其他疾病所致的黄疸。③肝衰竭患者表现为乏力、消化道症状、黄疸等临床表现进行性加重，并可出现腹水和（或）神经精神症状（表现为烦躁不安，定向力障碍，甚至神志不清、嗜睡、昏迷）。

儿童感染后多表现为亚临床型，成人则表现为临床型。戊型肝炎一般比甲型肝炎病程更长，重型肝炎发病率高。

四、实验室检测

（一）肝功能检查

谷丙转氨酶（ALT）明显升高。血清总胆红素（TBIL）>17.1 μmol/L（10 mg/L）和（或）尿胆红素阳性。肝衰竭患者的凝血酶原活动度进行性降低至 40% 以下。排除甲、乙、丙型肝炎。

（二）血清学检测

抗 HEV-IgG 和（或）抗 HEV-IgM 阳性。检测方法见 WS 301—2008。

（三）HEV RNA 检测

患者食用的可疑食物，患者的血液、粪便/肛拭检测 HEV RNA 呈阳性。

五、诊断

（一）诊断原则

依据流行病学史、症状、体征及实验室检查结果，并结合患者具体情况及动态变化进行综合分析，做出诊断。因为戊型病毒性肝炎的临床表现与其他急性肝炎极其相似，确诊依赖于特异性的血清学检查。

（二）临床诊断病例

1. 无黄疸型急性戊型病毒性肝炎

符合戊肝的流行病学史及临床表现，且血清学排除急性甲、乙、丙型肝炎。

2. 黄疸型急性戊型病毒性肝炎

符合黄疸型急性戊型病毒性肝炎临床诊断标准，且出现尿黄、皮肤巩膜黄疸，以及血清总胆红素（TBIL）>17.1 μmol/L（10 mg/L）和（或）尿胆红素阳性。

3. 急性肝衰竭戊型病毒性肝炎

符合黄疸型急性戊型病毒性肝炎临床诊断标准，且起病 14 天内出现乏力、消化道症状、黄疸等临床表现进行性加重，并出现腹水和（或）神经精神症状以及凝血酶原活动度进行性降低至 40% 以下。

4. 亚急性肝衰竭戊型病毒性肝炎

符合黄疸型急性戊型病毒性肝炎临床诊断标准，且起病后 14 天以上至 6 个月出现乏力、消化道症状、黄疸等临床表现进行性加重，并出现腹水和（或）神经精神症状以及凝血酶原活动度进行性降低至 40% 以下。

（三）确诊病例

符合戊肝的临床诊断标准，且抗 HEV-IgG 和（或）抗 HEV-IgM 阳性。

六、治疗原则

戊型肝炎尚无特效的治疗方法，普通免疫球蛋白对戊型肝炎患者作紧急被动免疫无效。因此，通常对于戊型肝炎重症患者只能采用对症治疗。戊型肝炎在大多数人中亦为自限性疾病。孕妇对戊肝病毒抵抗力较差，病情可能更加严重并发展迅速，故考虑住院治疗。

七、预防和控制

预防戊型肝炎关键是采取以切断粪–口传播途径为主的措施，防止病从口入，保护水源，防止水源被粪便污染，保证安全用水，加强环境卫生的管理，并做好卫生宣教工作。对住院戊肝患者要进行隔离，对戊肝患者用过的一次性物品，应严格消毒处理，防止引起交叉污染。孕妇尤其要注意不要探视、接触或护理肝炎患者。

疫苗接种是个体防护最经济有效的手段，2012年10月，我国在全球率先批准上市戊肝疫苗，2013年戊肝疫苗被列入世界卫生组织疫苗预认证优先级别清单。戊肝疫苗适用于16岁及以上易感人群，推荐用于戊型肝炎病毒感染的重点高风险人群，如畜牧养殖、屠宰及加工销售人员、食品从业人员、经常在外就餐者等；易引起暴发的场所，如学校、养老院、厂矿、军队、监狱等地的聚集性人群；前往流行区或基础卫生条件较差地区的旅行者；洪涝干旱灾区居民；乙肝表面抗原携带者；准备怀孕的育龄妇女等。

第五节　其他食源性病毒病

2011年6月，南昌市某校区发生一起突发公共卫生事件，持续3天近百名教师和学生出现腹泻、腹痛、呕吐、水样便。现场流行病学调查发现，此次疫情出现在暴雨之后，其学校供水系统的储水池曾被雨水淹没，校方未对供水系统进行全面清洗消毒，从而高度怀疑此疫情的传染源为水源。对二次供水5份，桶装水2份，蓄水池水1份，病人肛拭子7份、粪便1份、呕吐物1份，运用RT–PCR技术筛查确立可疑病原微生物。结果5份二次供水、1份蓄水池水均检出人星状病毒核酸，7份病人肛拭子中4份阳性，1份粪便和1份呕吐物也均检出人星状病毒核酸，同时排除人杯状病毒、轮状病毒和腺病毒核酸的存在。结合流行病学调查进一步证实本次急性胃肠炎暴发流行是由星状病毒污染水源引起的。此外，近年来有关腺病毒、冠状病毒和札幌病毒引发的腹泻、腹痛、呕吐等病例报告也逐渐增多。

一、病原体

虽然诺如病毒、甲肝病毒、戊肝病毒和轮状病毒是引起食源性疾病暴发的主要原因，但许多其他病毒如星状病毒、腺病毒、冠状病毒和札幌病毒也可引起食源性疾病的暴发。人星状病毒（Human Astrovirus，HAstV）于 1975 年从腹泻婴儿粪便中分离得到。HAstV 呈球形，是无包膜的单股正链 RNA 病毒，长约 7.5 kb，基因组从 5' 端到 3' 端包括一个约 85 个核苷酸的 5' 非编码区、3 个开放读码框架（ORF1a、ORF1b、ORF2）、1 个约 80 个核苷酸的 3' 非编码区和 1 个大约 30 个核苷酸的多聚腺苷酸尾。电镜下表面结构呈星形，有 5—6 个角。HAstV 有 8 个血清型，HAstV-1 至 HAstV-8，其中 HAstV-1 与病毒性胃肠炎最为密切。

肠道腺病毒（Enteric Adenovirus，EAdv）自 1953 年首次从人体腺组织中分离到以来，已发现并公认了 47 个人类 Ad 血清型，也有 49 个血清型的报道，它们与多种人类疾病相关，包括急性上下呼吸道感染、暴发性眼结膜炎、急性出血性膀胱炎、急性肠胃炎等。在电镜下，腺病毒呈现直径为 70—90 nm 的颗粒，中心为 40—45 nm 的 DNA 核心，外层为蛋白外壳。EAdv 粒子为无囊膜型的 20 面体对称结构，在 EAdv 颗粒 20 面体的顶部五邻体上，都有纤维状突起，长度 28—35 mm 不等，是典型的 20 面体。EAdv 为双链 DNA 病毒。用限制性内切酶切割腺病毒 DNA，不同血清型的腺病毒甚至同一血清型的不同株系会产生不同的酶切电泳图谱。根据核酸序列分析、DNA（G+C）含量等特点将肠道腺病毒分为 6 个亚型。其中 Ad40 和 Ad41 是儿童腹泻的重要病因，仅次于轮状病毒，占总病例的 7%—20 %。

冠状病毒（Coronaviruses）最先是 1937 年从鸡身上分离出来的，病毒颗粒的直径为 60—220 nm，平均直径为 100 nm，呈球形或椭圆形，具有多形性。病毒有包膜，包膜上存在棘突，整个病毒像日冕，不同的冠状病毒的棘突有明显的差异。在冠状病毒感染细胞内有时可以见到管状的包涵体。在系统分类上，冠状病毒属冠状病毒科（Coronaviridae）冠状病毒属（Coronavirus）。冠状病毒属的病毒是具外套膜的正链单股 RNA 病毒，其遗传物质是所有 RNA 病毒中最大的，只感染人、鼠、猪、猫、犬、禽类脊椎动物。冠状病毒的核酸为非节段单链（+）RNA，长 27—31 kb，是 RNA 病毒中最长的 RNA 核酸链，具有正链 RNA 特有的重要结构特征，即 RNA 链 5' 端有甲基化"帽子"，3' 端有 PolyA "尾巴"结构。冠状病毒的 RNA 和 RNA 之间重组率非常高，病毒出现变异正是由于这种高重组率。

札幌病毒（也称札如病毒，Sapporo-like Viruses，SLV）归属于嵌杯病毒科札幌样病毒属，最初于 1977 年在日本札幌通过电镜进行检测被发现。与诺沃客病毒类似，均属于人类杯状病毒（Human Caliciviridae，HuCV），是非细菌性急性胃肠炎的主要病原体之一，可感染人和动物，引发肠胃炎。SLV 是一种无囊膜的正链单股 RNA 病毒，其基因组为 7.3—8.3 kb，有 2—3 个开放阅读框（ORFs）。典型的病毒粒子直径 41—46 nm，而且有 10 个或以下纤突在病毒的衣壳上。电镜下可以看见杯状病毒的典型形态。

二、流行病学特点

（一）季节性

星状病毒感染具有明显的季节性。在温带地区，星状病毒感染的流行季节主要为冬季，在热带地区则为雨季。我国星状病毒感染与轮状病毒流行季节相似，主要集中在 10 月份至次年的 3 月份。腺病毒感染婴幼儿一年四季均可发病，但以夏、秋两季较为常见；冠状病毒引起的感染主要发生在冬季和早春；札幌病毒感染没有明显的季节性。

（二）传染源

传染源主要包括患者，隐性感染者及健康携带者亦可称为感染源。还包括污染的食物，也包括污染的水源、物品、空气等。

（三）传播途径

传播主要途径包括人传人、经食物和经水传播。此外，呕吐物的气溶胶、空气飞沫等也是重要的传播方式。

（四）易感人群

感染对象的易感人群主要是年幼儿童、老年人及免疫功能缺陷的人群。

三、临床表现

（一）星状病毒

星状病毒感染后，潜伏期一般为 3—4 天。星状病毒是引起病毒性腹泻的重要病原之一，既可引起散发性腹泻，也可引起暴发性腹泻。机体感染星状病毒后，可出现症状，也可表现为无症状的带毒者。成人及免疫功能低下的星状病毒感染患者多因腹泻而就诊，儿童可出现水样便、呕吐、食欲减退，偶有发热、腹痛。

（二）肠道腺病毒

肠道腺病毒感染后，潜伏期一般为 3—10 天，主要症状为腹泻为水样便或稀便，腹泻次数较多，病程 7—14 天，可伴有发热、呕吐和呼吸道症状，病情常较轻较缓，病情严重时也可持续 2—4 周。

（三）冠状病毒

冠状病毒感染后，潜伏期一般为 4—5 天。典型的冠状病毒感染呈流涕、不适等感冒症状。冠状病毒感染可以出现发热、寒战、呕吐等症状。病程一般在 1 个星期左右，临床过程轻微，没有后遗症。冠状病毒还可以引起婴儿、新生儿急性肠胃炎，主要症状是水样便、发热、呕吐，每天 10 余次，严重者可以出现血水样便。

（四）札幌病毒

札幌病毒感染的潜伏期一般为 10—70 小时。札幌病毒感染引起的婴幼儿主要症状有腹泻、呕吐和发热，但症状较轻。

四、实验室检验

主要的病毒检验方法有电镜法、免疫学方法、分子生物学方法和病毒分离培养法。目前对星状病毒的检测主要依赖于免疫学方法中的酶联免疫吸附试验（ELISA）及分子生物学方法中的荧光定量 RT-PCR 法；肠道腺病毒的检测方法主要有聚丙烯酰胺凝胶电泳（PAGE）和 RT-PCR 法；而荧光定量 RT-PCR 法也是札幌病毒和冠状病毒最常用的检测方法。

五、诊断

此类病毒的临床诊断可通过分子生物学方法检测粪便或血清来确定。通过免疫电镜和多种酶免疫法可检出早期、急性期粪便中的病毒。确诊往往需要用血清学方法分析急性期和恢复期双份血清检测抗体滴度的转化情况，最后参考实验室检验结果，结合流行病学特征和患者临床表现做出诊断。

六、治疗原则

治疗主要是及时输液，补充血容量，纠正电解质紊乱等支持疗法，以减少病死率。

七、预防和控制

公众搞好个人卫生、食品卫生和饮水卫生是预防本病的关键，要养成勤洗手、不喝生水、生熟食物分开、避免交叉污染等健康生活习惯。

练习题

1. 一名来就诊的病例，在过去的 24 小时出现恶心、乏力和低烧。小便颜色变深，24 小时内排便 4 次，粪便颜色都较浅。进一步询问，该患者一个月前在菲律宾出差期间生食过贝类海产品。可能的诊断是（　　　）。

A. 副溶血性弧菌

B. 霍乱弧菌

C. 甲型肝炎病毒

D. 诺如病毒

2. 目前，检测在粪便标本、水和食物中的诺如病毒的最主要手段是（　　　）。

A. 逆转录酶—聚合酶链反应（RT-PCR）

B. 酶联免疫法

C. 免疫电镜法

D. 诺如病毒的细胞和组织培养技术

3. 诺如病毒感染性腹泻潜伏期一般为（　　　）。

A.12—48 小时

B.12—24 小时

C.48—72 小时

D.6—12 小时

4. 诺如病毒最低感染量为（　　　）个病毒粒子。

A.18000

B.18

C.180

D.1800

5.诺如病毒感染途径为（　　　）。

A.食物

B.饮用水

C.粪便或呕吐物产生的气溶胶

D.以上都是

6.下列哪项不属于诺如病毒感染的临床表现特征？（　　　）

A.儿童患者呕吐为主

B.成人患者呕吐为主

C.平均潜伏期（或中位）为12—48小时

D.平均病程为12—60小时

7.下列哪项不属于轮状病毒肠炎的特征？（　　　）

A.A组轮状病毒以秋冬季节多见

B.A组轮状病毒主要感染儿童

C.A组轮状病毒5—6月易暴发

D.A组轮状病毒感染主要症状为腹泻和呕吐

8.确诊甲型肝炎病例时，检测病人血清抗HAV-IgG双份血清呈（　　　）倍升高。

A.2

B.3

C.4

D.5

9.作为甲型肝炎病毒新近感染的证据，早期产生（　　　）型抗体。

A.Ig M

B.Ig A

C.Ig G

D.Ig A和Ig G

10.下列哪项不符合戊型病毒性肝炎的特征？（　　　）

A.临床病例主要见于婴幼儿

B.传播途径主要以粪–口途径为主

C.一般在冬、春季暴发较多

D.潜伏期为15—75天

练习题答案

1.C；2.A；3.A；4.B；5.D；6.B；7.C；8.C；9.C；10.A

参考文献

［1］谢雅晶，刘贤金.食源性诺如病毒在果蔬农产品中的污染及检测研究 [J].病毒学报，2015，31（6）：685-697.

［2］HALL A J, WIKSWO M E, PRINGLE K, et al. Vital signs：foodborne norovirus outbreaks – United States, 2009-2012[J].MMWR Morb Mortal Wkly Rep, 2014, 63（22）：491-495.

［3］BERNARD H, FABER M, WILKING H, et al. Large multistate outbreak of norovirus gastroenteritis associated with frozen strawberries, Germany, 2012[J]. Euro Surveill, 2014, 19（8）：20719.

［4］LUNESTAD B T, MAAGE A, ROIHA I S, et al. An Outbreak of Norovirus Infection from Shellfish Soup Due to Unforeseen Insufficient Heating During Preparation[J]. Food Environ Virol, 2016.

［5］ANDO T, NOEL J S, FANKHAUSER R L. Genetic classification of "Norwalk-like viruses" [J]. The Journal of infectious diseases, 2000, 181（Supplement 2）：S336-S348.

［6］GLASS R I, PARASHAR U D, ESTES M K. Norovirus gastroenteritis[J]. New England Journal of Medicine, 2009, 361（18）：1776-1785.

［7］HANSMAN G S, KATAYAMA K, MANEEKARN N, et al. Genetic diversity of norovirus and sapovirus in hospitalized infants with sporadic cases of acute gastroenteritis in Chiang Mai, Thailand[J]. Journal of clinical microbiology, 2004, 42（3）：1305-1307.

［8］HUANG P, FARKAS T, MARIONNEAU S, et al. Noroviruses bind to human ABO, Lewis, and secretor histo-blood group antigens：identification of 4 distinct strain-specific patterns[J]. The Journal of infectious diseases, 2003, 188（1）: 19-31.

［9］ ZINGG W, COLOMBO C, JUCKER T, et al. Impact of an outbreak of norovirus infection on hospital resources[J]. Infection Control & Hospital Epidemiology, 2005, 26（3）: 263-267.

［10］ SIEBENGA J J, VENNEMA H, ZHENG D P, et al. Norovirus illness is a global problem: emergence and spread of norovirus GII. 4 variants, 2001 - 2007[J]. The Journal of infectious diseases, 2009, 200（5）: 802-812.

［11］ PARRINO TA, SCHREIBER D, Trier J, et al. Clinical immunity in acute gastroenteritis caused by Norwalk agent[J]. N Engl J Med, 1977, 297（2）: 86-89.

［12］ LEE R M, LESSLER J, LEE R A, et al. Incubation periods of viral gastroenteritis: a systematic review[J]. BMC infectious diseases, 2013, 13（1）: 446.

［13］ Division of Viral Diseases, National Center for Immunization and Respiratory Diseases, Centers for Disease Control and Prevention. Updated norovirus outbreak management and disease prevention guidelines[J]. Mmwr.recommendations & Reports Morbidity & Mortality Weekly Report.recommendations & Reports, 2011, 60（RR-3）: 1.

［14］ 郭云昌，李宁 . 2018 食品安全风险检测工作手册 [D]. 国家食品安全风险评估中心，2018.

［15］ 中华人民共和国卫生部 . 感染性腹泻诊断标准：WS 271—2007[S]. 北京：人民卫生出版社，2008.

［16］ 中国疾病预防控制中心 . 诺如病毒感染暴发调查和预防控制技术指南：2015 版 [N]. 传染病专报，2015-11-17.

［17］ 蔡炯 . 食源性疾病的现状与防制 [J]. 中国卫生检验杂志，2005, 15（9）: 1150-1152.

［18］ TABUNGA T, UTIERA M, TEKOAUA R, et al. Response to a large rotavirus outbreak on South Tarawa, Kiribati, 2013[J]. Western Pacific surveillance and response journal: WPSAR, 2014, 5（2）: 9.

［19］ HOSHINO Y, KAPIKIAN A Z. Rotavirus serotypes: classification and importance in epidemiology, immunity, and vaccine development[J]. Journal of Health, Population and Nutrition, 2000: 5-14.

[20] CUNLIFFE N A, GONDWE J S, BROADHEAD R L, et al. Rotavirus G and P types in children with acute diarrhea in Blantyre, Malawi, from 1997 to 1998: predominance of novel P [6] G8 strains[J]. Journal of medical virology, 1999, 57 (3): 308-312.

[21] NELSON E A S, BRESEE J S, PARASHAR U D, et al. Rotavirus epidemiology: the Asian rotavirus surveillance network[J]. Vaccine, 2008, 26 (26): 3192-3196.

[22] SHARMA R, HUDAK M L, PREMACHANDRA B R, et al. Clinical manifestations of rotavirus infection in the neonatal intensive care unit[J]. The Pediatric infectious disease journal, 2002, 21 (12): 1099-1105.

[23] STAAT M A, AZIMI P H, BERKE T, et al. Clinical presentations of rotavirus infection among hospitalized children[J]. The Pediatric infectious disease journal, 2002, 21 (3): 221-227.

[24] SZAJEWSKA H, MRUKOWICZ J Z. Probiotics in the treatment and prevention of acute infectious diarrhea in infants and children: a systematic review of published randomized, double-blind, placebo-controlled trials[J]. Journal of pediatric gastroenterology and nutrition, 2001, 33: S17-S25.

[25] MELNICK J L. Properties and classification of hepatitis A virus[J]. Vaccine, 1992 (10): S24-S26.

[26] WEITZ M, BAROUDY B M, MALOY W L, et al. Detection of a genome-linked protein (VPg) of hepatitis A virus and its comparison with other picornaviral VPgs[J]. Journal of virology, 1986, 60 (1): 124-130.

[27] VALLBRACHT A, HOFMANN L, WURSTER K G, et al. Persistent infection of human fibroblasts by hepatitis A virus[J]. Journal of general virology, 1984, 65 (3): 609-615.

[28] YIJUN Y. Research on Food-borne Virus HAV and Its Related Food Safety[J]. Academic Periodical of Farm Products Processing, 2010 (3): 20.

[29] 汪健翔, 汤一苇, 钱婉华, 等. 上海市 1988 年甲型肝炎暴发的血清流行病学研究 [J]. 复旦学报（医学版）, 1988 (5): 12.

［30］CIOCCA M. Clinical course and consequences of hepatitis A infection[J]. Vaccine，
2000（18）：S71-S74.

［31］CROWCROFT N S, WALSH B, DAVISON K L, et al. Guidelines for the control
of hepatitis A virus infection[J]. Communicable Disease and Public Health, 2001,
4（3）：213-227.

［32］成军. 我国病毒性肝炎的流行现状与治疗方向 [J]. 中华全科医师杂志, 2006, 5
（7）：389-391.

［33］中华人民共和国卫生部. 甲型病毒性肝炎诊断标准：WS 298—2008[S]. 北京：
人民卫生出版社, 2009.

［34］陈奕娟, 秦淑文, 缪梓萍, 等. 戊型肝炎流行病学研究新进展 [J]. 预防医学,
2017, 28（10）：1014-1018.

［35］HOLLA R P, AHMAD I, AHMAD Z, et al. Molecular virology of hepatitis E
virus[C]//Seminars in liver disease. Thieme Medical Publishers, 2013, 33（1）：
3-14.

［36］ZAFRULLAH M, OZDENER M H, PANDA S K, et al. The ORF3 protein of
hepatitis E virus is a phosphoprotein that associates with the cytoskeleton[J].
Journal of virology, 1997, 71（12）：9045-9053.

［37］SMITH D B, SIMMONDS P, JAMEEL S, et al. Consensus proposals for
classification of the family Hepeviridae[J]. J Gen Virol, 2014, 95（10）：2223-
2232.

［38］KAMAR N, BENDALL R, LEGRAND-ABRAVANEL F, et al. Hepatitis E[J].
Lancet, 2012, 379（9835）：2477-2488.

［39］中华人民共和国卫生部. 戊型病毒性肝炎诊断标准：WS 301—2008[S]. 北京：
人民卫生出版社, 2009.

［40］田庚善. 病毒性肝炎的整体治疗及处理原则 [J]. 中国实用内科杂志, 1993, 13
（9）：523-524.

［41］STRAIN, ERROL, et al. Genomic analysis of closely related astroviruses[J].
Journal of virology, 2008, 82（10）：5099-5103.

［42］WADELL, GÖRAN, et al.Enteric adenoviruses.Ciba Foundation Symposium
128 - Novel Diarrhoea Viruses[M].Wiley-Blackwell, 1987.

［43］LAI, MICHAEL M C, DAVID CAVANAGH. The molecular biology of coronaviruses.Advances in virus research. Vol. 48[M].Academic Press, 1997.

［44］VINJÉ, JAN, et al. Molecular detection and epidemiology of Sapporo-like viruses[J].Journal of clinical microbiology, 2000, 38（2）: 530-536.

［45］KOTLOFF, KAREN L, et al. Enteric adenovirus infection and childhood diarrhea: an epidemiologic study in three clinical settings[J].Pediatrics, 1989, 84（2）: 219-225.

［46］KOOPMANS, MARION, et al. Foodborne viruses[J].FEMS Microbiology Reviews, 2002, 26（2）: 187-205.

［47］HEDBERG C W, KRISTINE M L, MICHAEL O T. Changing epidemiology of food-borne disease: a Minnesota perspective[J]. Clinical infectious diseases, 1994: 671-680.

［48］WALTER, JOLAN E, DOUGLAS MITCHELL K. Astrovirus infection in children[J].Current opinion in infectious diseases, 2003, 16（3）: 247-253.

［49］UHNOO I, OLDING-STENKVIST E, KREUGER A. Clinical features of acute gastroenteritis associated with rotavirus, enteric adenoviruses, and bacteria[J]. Archives of Disease in Childhood, 1986, 61（8）: 732-738.

［50］ALMAZÁN F, DEDIEGO M L, GALÁN C, et al. Construction of a severe acute respiratory syndrome coronavirus infectious cDNA clone and a replicon to study coronavirus RNA synthesis[J]. Journal of virology, 2006, 80（21）: 10900-10906.

［51］陈志，朱紫杭，周文，等 . 医务人员食源性疾病相关知识、诊疗态度和诊疗行为的调查分析 [J]. 中华行为医学与脑科学杂志，2014，23（2）: 159-161.

（廖宁波　缪梓萍）

第六章
寄生虫性食源性疾病

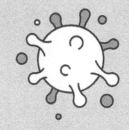

寄生虫性食源性疾病是食源性疾病的重要组成部分，是一类通过饮食传播的人体寄生虫病。随着人民生活水平的不断提高，食物来源及饮食方式的多样化，因食源性寄生虫病造成的食品安全问题愈加突出，由此引发的寄生虫性食源性疾病发病人数及发病率大幅度增加。寄生虫性食源性疾病增多的主要影响因素有以下几个方面：一是部分地区生食或半生食淡水鱼和肉类的饮食习惯难以改变；二是淡水养殖业迅速发展，鱼类等食品的卫生检疫工作相对滞后；三是针对寄生虫性食源性疾病的防治工作尚未系统地开展。因此，寄生虫性食源性疾病的监测和防治工作任重道远。

第一节　华支睾吸虫病

患者，男，48岁。近来有食欲缺乏、腹泻、腹胀、肝脾不适等症状。近1个月，患者病情加重，出现消瘦、巩膜及皮肤重度黄染，恶心、呕吐，乏力。住院查治，经磁共振、腹部彩超检查，肝功能检查：总胆红素246 μmol/L，丙氨酸转氨酶56 U。血常规检查：白细胞总数增高，嗜酸性粒细胞增多，占白细胞总数的33%。经多方检查提示：肝内胆管扩张，梗阻，考虑高位胆管癌，收至介入科治疗。经皮胆道外引流术，发现胆汁内有异物蠕动，实验压片检查，确定为华支睾吸虫成虫，胆汁涂片查到华支睾吸虫虫卵。根据患者的临床症状及寄生虫学检查，确诊为华支睾吸虫病。采用吡喹酮15 mg/kg，每天3次，胆管引流，保肝治疗。患者于40天后治愈出院。

一、病原体

华支睾吸虫在发育过程中必须在其第一中间宿主（纹沼螺、长角涵螺、赤豆螺）体内进行无性生殖，在第二中间宿主（淡水鱼虾）体内发育至成熟囊蚴。如终宿主（人和犬、猪、猫等哺乳动物）生食或半生食含活囊蚴的鱼、虾，囊蚴在终宿主的十二指肠脱囊成为童虫，童虫经胆总管进入肝脏的小胆管内发育为成虫，华支睾吸虫成虫的寿命长达 15 年以上。反复感染可以导致重度感染，成虫数量多会造成胆管阻塞，甚至在胆总管和胆囊寄生，偶见胰腺内异位寄生。

在人体内，华支睾吸虫成虫的机械运动和代谢产物，与部分胆囊炎、胆管炎和肝硬化有密切的因果关系。华支睾吸虫感染造成人体的营养和代谢紊乱，是患儿生长发育障碍的主要原因。

二、流行病学特点

华支睾吸虫主要分布在亚洲，如中国、日本、朝鲜、韩国、越南等国家。在我国，华支睾吸虫病在广东、广西、吉林、黑龙江、辽宁、湖南、江西、四川、山东、江苏、河南、安徽、湖北、福建、陕西、山西、河北、贵州、重庆、天津、北京、上海及台湾省和香港特别行政区均有该病的流行或病例报道。

该病的流行与水系分布有关，以池塘或小沟为主的地区，呈点状分布；以河流为主的地区，呈线状或片状分布。华支睾吸虫病在一个地区流行的关键因素是当地人群有生食或半生食淡水鱼、虾的习惯。人群感染可分为两种类型，一种以成人感染为主，如广东、广西、黑龙江和吉林等省、自治区。另一种是以儿童和青少年感染为主，如河南、山东、安徽和四川等省的一些地区。全国多数流行区感染率男性高于女性，可能与男性外出就餐多，导致感染机会多有关。华支睾吸虫病的流行环节包括以下几个方面。

（一）传染源

能够排出华支睾吸虫虫卵的病人、带虫者和保虫宿主。保虫宿主主要为猫、犬、猪、鼠等。

（二）传播途径

华支睾吸虫病的传播有赖于虫卵有机会下水，且水中存在第一中间宿主（沼螺、豆螺、涵螺）和第二中间宿主（淡水鱼虾），以及当地人群有生吃或半生吃淡水鱼虾的饮食习惯。感染方式主要包括吃鱼生、鱼生粥、烫鱼片，野外食用未烧熟的烧烤鱼虾，生熟砧板不区分等。

（三）易感人群

人群普遍易感。

三、临床表现

华支睾吸虫病的临床表现因寄生虫体的多少、机体抵抗力或免疫状态有关。潜伏期一般为1—2个月。轻度感染时无自觉症状，重度感染时才出现症状。急性期主要是过敏反应和消化道不适，包括发热、上腹部疼痛、食欲不振、肝区痛，血液检查嗜酸性粒细胞明显增多。临床上的病例多为慢性期，一般以消化系统的症状为主，表现为乏力、上腹不适、食欲减退、厌油腻、经常性腹痛与慢性腹泻、肝区痛等，常见体征有肝大，有压痛和叩击痛，严重感染者伴有头晕、消瘦、贫血和水肿等，晚期可发展成肝硬化和门脉高压，出现腹水、腹壁静脉曲张。儿童罹患可伴有明显的营养不良和生长发育障碍。肝功能失代偿是重症华支睾吸虫病死亡的主要原因。

四、实验室检验

（一）病原学检查

采集患者粪便样本，应用直接涂片法和集卵法检测华支睾吸虫虫卵。直接涂片法操作简单，但由于所取粪便量少，易于漏检，因此多采用盐酸乙醚离心沉淀法、改良加藤法检测虫卵。此外，胶囊拉线法、手术等方法也可发现华支睾吸虫虫卵或成虫。

（二）免疫学检查

应用间接血凝试验（IHA）、酶联免疫吸附试验（ELISA）检查血清中的特异性华支睾吸虫抗体，应用于临床辅助诊断。

（三）影像学检查

可对患者的肝胆系统进行B超检查、CT检查，其影像特征如下。

1. 肝脏型

肝实质点状回声增粗、增强，有短棒状、索状或网状回声。

2. 胆管型

肝内胆管轻度扩张，以部分节段扩张常见，同时伴有管壁增厚，回声增强；肝外胆管内可见层叠排列的"双线征"回声，其长10—20 mm，宽2—3 mm。

3. 胆囊型

胆囊壁毛糙，囊内常见漂浮斑点、"小等号"样光带及沉淀物回声，可见"双线征"或"细条征"，或直或弯，长10—20 mm，宽2—3 mm的高回声光带。

五、诊断

华支睾吸虫病的诊断依据包括流行病学史、临床表现及实验室检查，应结合三者予以诊断，具体可依据 WS 309—2009《华支睾吸虫病诊断标准》。

（一）急性华支睾吸虫病

1. 疑似病例

符合该病的流行病学特点，且有畏寒、发热、头痛、食欲不振、恶心、乏力、腹胀、腹泻和右上腹痛等症状，并伴有肝大、黄疸及外周血嗜酸性粒细胞增多等体征。

2. 临床诊断病例

疑似病例且符合华支睾吸虫病免疫学和影像学特征。

3. 确诊病例

临床诊断病例且在患者粪便、十二指肠液或手术中发现华支睾吸虫成虫或虫卵。

（二）慢性华支睾吸虫病

1. 疑似病例

符合该病的流行病学特点，且无症状，或以纳差、腹胀、腹泻、乏力和神经衰弱等症状为主，可有肝大、黄疸等体征。常并发胆囊炎、胆结石。晚期患者有肝硬化、腹水，儿童可出现生长发育障碍等。

2. 临床诊断病例

疑似病例且符合华支睾吸虫病免疫学和影像学特征。

3. 确诊病例

临床诊断病例且在患者粪便、十二指肠液或手术中发现华支睾吸虫成虫或虫卵。

六、治疗原则

华支睾吸虫病的治疗包括对症治疗和驱虫治疗。目前应用最多的驱虫药物是吡喹酮和阿苯达唑。

七、预防和控制

防止食入活囊蚴是预防华支睾吸虫病的关键。因此，加强卫生宣传教育，使群众自觉不生吃或半生吃淡水鱼虾，注意生、熟食的厨具分开使用。此外，加强水产品鱼虾监测，杜绝感染来源，加强传染源控制和粪便管理，防止水源污染，对控制本病也尤为重要。

第二节　并殖吸虫病

某公司组织员工外出休假来到浙南某山区，当地山清水秀，溪沟中有大量螃蟹，有员工捕捞了 10 多斤带回做成醉蟹，并和公司其他员工分享，结果不到半月，有多人出现发热，深吸气或咳嗽时胸痛，咳棕红色果酱样痰，精神、饮食差等症状，血常规显示嗜酸性粒细胞 15% 以上。病人血清样本经 ELISA 检测显示肺吸虫 IgG 抗体阳性，给予吡喹酮治疗后痊愈，随访病人未见复发。

一、病原体

寄生于并殖吸虫第二中间宿主溪蟹、蝲蛄体内的囊蚴是并殖吸虫的感染阶段，囊蚴被终宿主（人，虎、豹等其他肉食类哺乳动物等）吞食后，在小肠内转变为童虫，童虫穿过肠壁进入腹腔，通过组织移行进入胸腔和肺内，发育成熟并产卵。成虫和童虫是该病的致病阶段。

二、流行病学特点

并殖吸虫在世界各地分布较广，日本、朝鲜、俄罗斯、东南亚以及非洲、南美洲均有报道，我国的多个省市也均有该虫存在，存在两种疫区，分别为淡水蟹型流行区和蝲蛄型流行区。

（一）传染源

能够排出并殖吸虫虫卵的病人、带虫者和保虫宿主。保虫宿主主要为虎、豹、狼、狐等野生动物。

（二）传播途径

人生吃或半生吃含有囊蚴的第二中间宿主（溪蟹、蝲蛄），或转续宿主（猪、兔、鼠、蛙、鸡等）是主要的感染途径。

（三）易感人群

人群普遍易感。

三、临床表现

并殖吸虫病的发病，常与感染度和虫体的损害部位有关，一般潜伏期为 1—12 个月。并殖吸虫病的致病主要由童虫、成虫在组织器官中移行、窜扰、定居所引起，可分为急性期和慢性期。

（一）急性期

主要由童虫移行所致，发病急促，主要表现有腹痛、腹泻，食欲减退，畏寒、发热，渐出现胸痛、咳嗽等呼吸道症状，也可出现荨麻疹等全身过敏表现。外周血检查显示嗜酸性粒细胞明显升高，胸部 X 线检查可见絮状和片状阴影。

（二）慢性期

根据主要致病部位，可分为以下几个临床型。

1. 胸肺型

呼吸系统症状是其主要表现。肺型以胸痛、胸闷、气短、咳出果酱样或铁锈色血痰为主要表现。胸膜型常发生胸膜增厚或粘连，出现胸腔积液。

2. 腹型

主要表现为腹痛、腹泻等消化道症状。

3. 肝型

斯氏并殖吸虫多侵入肝脏，以低热、乏力、食欲缺乏为主要表现。

4. 下包块型

以游走性皮下包块为主要表现。

5. 脑脊髓型

发生在脑部，出现颅内占位性病变，临床上以癫痫、偏瘫和颅内压增高为主要表现。

6. 亚临床型

不出现明显临床症状，但血清抗体检测阳性，外周血嗜酸性粒细胞增高。该型患者一般为轻度感染者，或者是虫体已消失的感染者。

四、实验室检验

（一）血象

嗜酸性粒细胞明显升高。

（二）病原学检查

1. 虫卵检查

胸肺型并殖吸虫病患者，虫体在肺内发育成熟，产出的虫卵可随痰液咳出，因此可收集患者的24小时痰液，进行消化处理后镜检虫卵。方法是将痰液置入容器中，加入等量的10%的氢氧化钠溶液，搅拌均匀后置37℃温箱3—5小时，其间取出反复搅拌几次。之后，离心取沉渣涂片，显微镜下检查。若患者有吞咽痰液的习惯，虫卵也可见于粪便中，但检查率很低。

2. 皮下包块活检

皮下型并殖吸虫病患者，可通过外科手术方式，切开包块取出童虫，也可摘取皮下包块，常规固定、包埋和切片，进行组织病理学检查，可从切片中查见虫体切面。

（三）免疫学检查

应用酶联免疫吸附试验（ELISA）、斑点金免疫渗滤法（DIGFA）检查血清中的特异性并殖吸虫抗体，应用于临床辅助诊断。

五、诊断

根据流行病学史、临床表现及实验室检查结果予以诊断，具体可依据 WS 380—2012《并殖吸虫病的诊断》进行诊断。

（一）疑似病例

符合该病的流行病学史，出现相应的临床表现，且嗜酸性粒细胞增高者，可判为疑似病例。

（二）临床诊断病例

疑似病例，且免疫学检查显示并殖吸虫 IgG 抗体阳性，或影像学检查有异常表现，或活组织检查有特征性病变者，可判为临床诊断病例。

（三）确诊病例

临床诊断病例，且病原学检查发现虫体或虫卵者，可判为确诊病例。

六、治疗原则

并殖吸虫病的治疗以化学药物治疗为主，常用的治疗药物为吡喹酮，具有疗效高、毒性低、疗程短等优点。

七、预防和控制

加强卫生宣传教育，使群众自觉不生吃或半生吃溪蟹、蝲蛄及其制品，以及生的或不熟的保虫宿主肉制品，不生饮溪水，注意生、熟食的厨具分开使用。

第三节　片形吸虫病

2011 年 8 月以来，云南大理宾川县陆续出现以发热、肝损伤、嗜酸性粒细胞增多为主要临床表现的病人 20 余例，病人主要在大理学院附属医院、大理州医院和血防所、宾川县医院就诊。经流行病学调查，病人发病聚集，出现发热、上腹不适，嗜酸性粒细胞高、免疫球蛋白高，MRI/CT 显示肝低密度灶，肝病理嗜酸肉芽肿等症状和体征。病人均有鱼腥草食用史，经阿苯达唑、吡喹酮、甲苯咪唑等药物治疗后无效。经免疫学检查，所有病例大片吸虫抗体阳性。对当地进行现场流行病学调查，牛羊粪便中均发现大片吸虫虫卵，且外环境中滋生大量的椎实螺，对病人应用三氯苯达唑治疗，效果显著。

一、病原体

附着于水生植物（如红菱、荸荠、茭白等）表面的囊蚴是片形吸虫病的感染阶段，囊蚴被终宿主（人、食草性哺乳动物等）吞食后，后尾蚴在小肠上段逸出，穿过肠壁，进入腹腔发育为童虫，钻破肝被膜，深入肝实质数周后，最终进入胆管内寄生，发育为成虫并产卵。后尾蚴、童虫和成虫均可致病，但成虫是主要致病阶段。

二、流行病学特点

片形吸虫是畜主人次型寄生虫病，散发性流行于世界各地。我国已报告人体肝片形吸虫病，主要分布在甘肃、山西、内蒙古、河北、新疆、四川、贵州、广西、广东、湖南、湖北、江西、河南、安徽、福建、海南、辽宁、吉林、山东等省区。

（一）传染源

感染肝片形吸虫的人和食草类哺乳动物（羊、牛等）是主要的传染源。

（二）传播途径

人生吃或半生吃附着有囊蚴的传播媒介水生植物（如红菱、荸荠、茭白、水芹等）而感染。

（三）易感人群

人群普遍易感。

三、临床表现

片形吸虫的后尾蚴、童虫和成虫均可致病，临床表现可分为急性期、潜隐期和慢性期。

（一）急性期

主要是童虫在组织中移行所致。发生在感染后的2—12周，突发高热、腹痛，并伴有胀气、呕吐、腹泻或便秘、肝肿大、贫血和血中嗜酸性粒细胞明显增高等表现，有些病人还可出现肺部和皮肤超敏反应症状。

（二）潜隐期

通常在感染后4个月左右。患者的急性症状减退或消失，在数月或数年内无明显不适，或稍有胃肠道不适症状。

（三）慢性期

为成虫在胆管内寄生引起胆管炎和胆管上皮增生阶段，主要有乏力、右上腹疼痛或胆绞痛、恶心、厌油腻、贫血、黄疸和肝肿大等表现。

（四）异位损害

童虫在腹腔内移行时，可直接穿入或随血流到达肺、胃、脑、眼眶以及皮下等处，常在手术后确诊。

（五）并发症

成虫对胆管上皮及周围组织的机械性损伤可引起胆管广泛性出血，合并细菌感染可引起急性胆囊炎、急性梗阻性化脓性胆管炎，甚至发生多发性肝脓肿。在慢性期可引起胆总管阻塞，发生阻塞性黄疸。

四、实验室检验

（一）病原学检查

粪检或十二指肠引流液沉淀检查发现虫卵为诊断的依据。粪便检查虫卵的方法有直接涂片法、沉淀法、改良加藤法。临床上有不少病例是经外科手术剖腹探查或进行胆管手术发现虫体而确诊的。

（二）免疫学检查

应用酶联免疫吸附试验（ELISA）、免疫荧光检测（IFA）等方法检查血清中的特异性片形吸虫抗体，应用于临床辅助诊断。

（三）影像学检查

胆囊造影有时可发现肝片形吸虫，B超可显示不同程度肝肿大，肝实质不均匀，肝胆管扩张，胆囊壁肥厚，有时可发现胆道内肝片形吸虫呈现0.3—0.5 cm圆形阴影，可作为诊断的参考。

五、诊断

患者来自流行区，有喝生水或生吃不洁的水生植物的流行病学史；长期不规则发热等全身症状及肝胆系统的症状，伴以嗜酸性粒细胞明显增多，且抗生素治疗无效，并能排除其他肝胆疾病后，应考虑发生本病的可能性，并结合上述实验室检查结果确诊。具体可参考WS/T 566—2017《片形吸虫病诊断》。

六、治疗原则

本病治疗的首选药物为三氯苯达唑，剂量为10 mg/kg体重，顿服。硫氯酚（别丁）也是治疗本病的常用药物，每天30—50 mg/kg体重，分3次口服，隔天给药，10—15天为一个疗程，间隔5—7天后可给予第二疗程。本病除病原治疗外，驱虫同时宜服用利胆解痉药，以利于死亡虫体排出胆道系统。对于合并急性胆道炎症者，可选用抗生素治疗。对于合并阻塞性黄疸者，可进行手术治疗。

七、预防和控制

加强健康教育，不生食菱角、荸荠、茭白、水芹等水生植物。积极做好家畜的预防工作，对病畜进行定期驱虫。加强传染源粪便管理，防止污染水源。

第四节　姜片吸虫病

患者，女，21岁，重庆人。因反复上腹隐痛，伴低热腹胀3年，后加重伴呕吐、黄疸6天入院。体检：腹平坦，右上腹压痛，反跳痛明显。B超显示胆囊壁增厚，不规则，囊内多发性砂型结石。经过手术发现，在十二指肠处阻力较大，用生理盐水反复冲洗发现了2条形似姜片、扁薄椭圆形、呈暗红色、有吸盘的成虫。经鉴定为布氏姜片吸虫，补查大便查见布氏姜片吸虫虫卵。经吡喹酮治疗后治愈。

一、病原体

附着于水生植物（如红菱、荸荠、茭白等）表面的囊蚴是姜片吸虫病的感染阶段，囊蚴被终宿主（人、猪等）吞食后，在小肠内发育为成虫并产卵。成虫是该病的致病阶段。

二、流行病学特点

姜片吸虫病主要分布在亚洲的温带和亚热带地区的一些国家。在我国，姜片吸虫病主要分布在江苏、浙江、福建、台湾、广东、广西、云南、湖南、湖北、江西、安徽、四川、河南、河北、山东等省、市、自治区。

（一）传染源

感染姜片吸虫的人或猪是主要的传染源。

（二）传播途径

人生吃或半生吃附着有囊蚴的传播媒介水生植物（如红菱、荸荠、茭白等）而感染。

（三）易感人群

人群普遍易感。

三、临床表现

姜片吸虫病潜伏期大约为1—3月。由于感染轻重不同、患者体质强弱差异，姜片吸虫病的临床表现差别很大。一般轻度感染者常无症状和体征。若感染虫数较多，主要以消化道症状为主，临床上主要表现为上腹部或右季肋下部隐痛，常有消化不良性腹泻，上腹部肠鸣音亢进。重度感染者可表现为全身乏力、消瘦、贫血、面部浮肿或下肢浮肿，在反复感染的病例中，少数可因衰竭、虚脱而致死。

四、实验室检验

（一）病原学检查

采集患者的粪便样本，采用直接涂片法、沉淀集卵法或改良加藤法显微镜下检查姜片吸虫虫卵。姜片吸虫患者可以从粪便中排出成虫，偶尔也可吐出成虫，根据虫体形态进行判断。

（二）免疫学诊断

应用酶联免疫吸附试验（ELISA）、酶联免疫印迹技术（ELIB）检查血清中的特异性姜片吸虫抗体，应用于临床辅助诊断。

五、诊断

姜片吸虫病的临床表现无特异性，常结合病史、临床表现和实验室检查结果进行综合判断。在流行区如患者有生食水生植物史，出现间歇性腹痛、腹泻、营养不良、水肿、腹水等症状，血液嗜酸性粒细胞增多，应考虑本病的可能，同时结合实验室检查结果进行确诊。

六、治疗原则

常用的治疗药物为吡喹酮，治疗姜片吸虫病的最低剂量为 5 mg/kg，顿服，疗效可达 90% 左右；或可用总剂量为 10 mg/kg，分上、下午 2 次服用，虫卵转阴率 97.5%—100%。阿苯达唑为广谱抗蠕虫药物，对多种线虫病有较好的治疗效果，对吸虫病、绦虫病也有一定效果。

七、预防和控制

加强卫生宣传教育，提高群众防病意识，使群众自觉不生吃或半生吃红菱、荸荠、茭白等水生植物，不用牙齿啃皮。不用生的水生植物喂猪，控制传染源。加强粪便管理，防止水源污染。

第五节 旋毛虫病

2013 年 3 月 15 日，云南省澜沧拉祜族自治县糯福乡卫生院报告洛勐村洛三勐组出现群体性发热、恶心、腹泻、头痛、腓肠肌疼痛、全身酸痛、颜面水肿、咳嗽及全身乏力等症状的病人 11 例，其中重症 2 人，死亡 1 人，疑似感染旋毛虫引发群体性食源性疾病。经调查组排查，有不同程度临床表现者还有 16 例。据患者诉：2 月 8 日，一村民家屠宰"年猪"，部分生猪肉制成"剁生"，27 人分食。2 月 12 日有村民陆续出现全身酸痛、发热、头痛、乏力等症状，其间首发病例未到村卫生室和乡卫生院就诊治疗，3 月 14 日下午 4 点病情加重在家死亡，引起村委会重视，上报糯福乡卫生院。当地政府、卫生部门对这起疫情十分重视，由云南省寄生虫病防治所牵头迅速组织市、县三级应急处理组及时处置疫情。经实验室检查，两位重症患者的腓肠肌样本均发现旋毛虫囊包，现症病人旋毛虫抗体检测均为阳性。根据患者的流行病学史、临床表现、病原学检查和血清学检查结果，确定本次疫情为一起旋毛虫病暴发。对 26 名现症病人给予口服阿苯达唑 30 mg/（kg·d）驱虫和对症治疗，治疗 7 天后病例痊愈，无续发病例。3 月 21—27 日对洛勐村进行了灭鼠。

一、病原体

旋毛虫可寄生于猪、鼠、熊等多种脊椎动物及人体内，其成虫和幼虫分别寄生于同一宿主的小肠和肌肉细胞内。食入含有旋毛虫幼虫囊包的猪肉或其他动物肉类是导致人感染旋毛虫病的主要方式。旋毛虫幼虫是该病的主要致病阶段。

二、流行病学特点

旋毛虫病是世界范围内分布的动物源性寄生虫。在动物之间的广泛传播是由于相互残食形成的"食物链"，而成为人类感染的自然疫源。猪是我国人体旋毛虫病的主要传染源。在我国，自 1964 年在西藏首次发现人体旋毛虫病以来，相继在云南、广东、广西、四川、内蒙古、辽宁、吉林、黑龙江、河北、湖北、香港等地均已有本病的散发或暴发流行。目前我国是世界上旋毛虫病危害较为严重的少数几个国家之一。该病的流行环节包括以下几个方面。

（一）传染源

含有旋毛虫感染性囊包的动物均为本病的传染源。对人而言，主要是受污染的猪和犬，其次为野猪、熊等。

（二）传播途径

主要通过生食或半生食含有旋毛虫幼虫的猪肉和其他动物的肉类及其制成品所致。常见的感染方式有我国云南地区食用"剁生""生皮""过桥米线"等，北方地区食用"涮猪肉""串白肉"等。

（三）易感人群

人群普通易感。

三、临床表现

旋毛虫病的潜伏期一般为 5—15 天，平均 10 天左右。临床症状与感染虫体的多少相关。轻者可无明显症状，重者可导致死亡。根据幼虫不同的发育阶段、侵入部位及临床表现，可分为 3 期。

（一）肠道期

起病第 1 周患者可出现腹痛、恶心、呕吐、腹泻等胃肠道症状，伴有乏力、畏寒及低热等全身症状。

（二）急性期

幼虫移行期。典型表现为持续性高热、眼睑和面部水肿、过敏性皮疹、嗜酸性粒细胞增多等变态反应性表现及全身性肌肉酸痛等。全身性肌痛是本病典型症状，肌肉肿胀，有硬结感，压痛与触痛明显，尤以腓肠肌、肱二头肌及肱三头肌为甚，患者常呈强迫屈曲状而不敢活动，几乎呈瘫痪状态。重症者可伴有咀嚼、吞咽和说话困难，呼吸和动眼时均感到疼痛，感觉极度乏力。水肿可遍及多个器官，如肺水肿、胸腔和心包腔积液等，可出现心脏与肺部并发症，患者因心力呼吸衰竭而死亡。此期持续 2周—2 个月。

（三）恢复期

随着肌肉内幼虫包囊的形成，发热、水肿等急性症状逐渐消退，全身症状亦随之消失，但肌痛可持续数月之久，并有乏力、消瘦及肌肉硬结等。重症者可呈恶病质，虚脱，或因毒血症、心肌炎而死亡。恢复期可持续数月，一些病例甚至达数年之久。

四、实验室检验

（一）血常规及生化学检查

急性期白细胞总数升高，多在（10—20）× 10^9/L 之间，多数病人嗜酸性粒细胞明显升高，比例占 10%—40% 甚至高达 90%。由于肌肉组织的损伤，患者血清中肌细胞特异的酶，如肌酸磷酸激酶、磷酸果糖醛缩酶和乳酸脱氢酶等活性明显增高。

（二）病原学检查

从病人肌肉组织中查出旋毛虫幼虫是最准确的诊断方法。一般于发病后 10 天以上，从腓肠肌、肱二头肌或三角肌摘取米粒大小的肌肉压片镜检，查到旋毛虫幼虫或梭形囊包即可确诊。如有患者吃剩的残余肉类，可取小块肌肉压片镜检，查找旋毛虫幼虫或囊包以佐证。

（三）免疫学检查

应用酶联免疫吸附试验（ELISA）、免疫荧光检测（IFA）等方法检查血清中的特异性旋毛虫抗体，应用于临床辅助诊断。

（四）影像学检查

旋毛虫急性期 X 线检查可见肺纹理增粗、肺门阴影增大或肺实质浸润，病灶变化较快，经 2—3 周可被吸收或出现新的病灶。恢复期 X 线可见囊包钙化。在脑炎时，头颅 CT 扫描可见大脑白质呈弥漫性密度降低。

五、诊断

根据流行病学史、临床表现及实验室检查结果等进行诊断，具体可依据 WS 369—2012《旋毛虫病的诊断》。

（一）疑似病例

符合该病的流行病学特点和临床表现，或符合该病的临床表现，同时血常规检测嗜酸性粒细胞百分比（或绝对值）增高。

（二）临床诊断病例

疑似病例，且动物肉类检查旋毛虫幼虫阳性或酶联免疫吸附试验（ELISA）旋毛虫抗体阳性。

（三）确诊病例

临床诊断病例，且由患者肌肉活检检出旋毛虫幼虫或由脑脊液等体液中发现旋毛虫幼虫。

六、治疗原则

旋毛虫病的治疗包括对症治疗和病原学治疗。病原治疗药物有阿苯达唑和甲苯达唑，多以前者为首选药物。

七、预防和控制

由于旋毛虫病感染及暴发流行与生食肉类的习惯有关，因此预防的关键在于把握住"病从口入"关，不吃生的或半生的肉类。此外，注意个人饮食卫生，加强肉类和食品安全管理，改进饲养方法，提倡圈养，查治牲畜，以减少传染源。

第六节　广州管圆线虫病

2006 年 6 月 24 日，北京某研究所收治 1 位病人，患者以头痛、发热，皮肤感觉异常，有刺痛、烧灼感等神经症状入院治疗。之后陆续有同样症状的多名患者入院治疗。3 个月内，北京市共收到有相似症状的患者 160 例，分布在北京 7 家医院。其中住院患者 100 例，86.17% 的患者主诉有头痛症状，68.08% 有躯体疼痛，个别患者有躯体感觉异常、麻木等临床表现。52.5% 的患者外周血中嗜酸性粒细胞比例增高；1.1% 的患者脑脊液中嗜酸性粒细胞比例正常。追问病史发现，这些病人绝大多数有在北京某餐馆或其分店食用凉拌螺肉史。根据这一重要情况，北京某区疾病预防控制中心于 7 月 11 日在餐馆采集了福寿螺样本 10 只，经北京某医院检测，在 2 只螺体内发现广州管圆线虫第三期幼虫。通过患者的流行病学史和实验室检查，这些患者在临床上被诊断为广州管圆线虫病。给病人服用广谱杀虫药物阿苯达唑，每天按 20 mg/kg 的剂量，连续用药 10 天治疗；同时给予降质压、营养神经、理疗等其他支持与对症治疗，病人全部康复出院，无一例死亡病例。

一、病原体

寄生于广州管圆线虫中间宿主（螺、蛞蝓等软体动物）以及转续宿主（虾、蟹、蛙、鱼、蛇等）体内的第三期幼虫是导致广州管圆线虫病的病原体。

二、流行病学特点

广州管圆线虫分布于热带和亚热带地区。在我国台湾、广东、广西、云南、香港、福建、浙江、海南、湖南及江西先后发现该病的自然疫源地。中国内地广州管圆线虫病例分布广泛，涉及福建、浙江、云南、辽宁、黑龙江、广东、北京、天津和江苏等地，曾在浙江温州、北京等多地出现暴发。该病的流行环节包括以下几个方面。

（一）传染源

广州管圆线虫的终宿主鼠（褐家鼠、黑家鼠和黄毛鼠等），是该病的传染源。

（二）传播途径

主要通过生食或半生食含有广州管圆线虫第三期幼虫的螺肉（主要为福寿螺和褐云玛瑙螺）而感染，此外，食用被感染的虾、蟹、蛙、鱼等也可感染广州管圆线虫病。

（三）易感人群

人群普通易感。

三、临床表现

本病潜伏期平均为 14 天，短者 1—3 天，长者可达 36 天。临床症状主要为急性剧烈头痛，其次为恶心、呕吐、发热和颈项强直。少数患者可出现面瘫及感觉异常，如麻木、烧灼感等，严重病例可有瘫痪、嗜睡和昏迷，甚至死亡，但死亡率通常不足 0.5%，很多轻症患者具有自限性。

四、实验室检验

（一）病原学检查

从患者脑脊液、眼、肺或其他部位发现广州管圆线虫第 4、5 期幼虫是确诊本病的依据。但从我国目前的资料来看，其检出率仅为 4.8%。主要原因可能是在脑脊液中的广州管圆线虫幼虫已发育到第 5 期，一般抽取脑脊液的针头难以将其抽出，而且数量也不多。

（二）免疫学检查

免疫学检测对诊断本病有重要的辅助诊断价值。采用 ELISA 法，从血清或脑脊液中检测抗体是目前常用的方法。

（三）血常规和脑脊液检测

血常规检查嗜酸性粒细胞百分比和（或）绝对值升高。脑脊液外观混浊，呈现乳白色，其中嗜酸性粒细胞超过 10%，多数在 20%—70% 之间。

（四）其他检查

部分病人头颅 CT 或 MRI 显示线状或斑片状异常信号，脑电图 α 波变慢。

五、诊断

根据流行病学史、临床表现及实验室检查等予以诊断，具体可依据 WS 321—2010《广州管圆线虫病诊断标准》。

（一）疑似病例

符合该病的流行病学特点和临床表现。

（二）临床诊断病例

疑似病例血常规检查嗜酸性粒细胞的百分比和绝对值增高，或脑脊液内嗜酸性粒细胞增多，或血清或脑脊液中广州管圆线虫抗体/循环抗原阳性，或经抗蠕虫药物治疗有效。

（三）确诊病例

临床诊断病例脑脊液或眼中发现广州管圆线虫幼虫。

六、治疗原则

阿苯达唑和甲苯达唑对广州管圆线虫具有较好的杀灭作用。此外，根据病人的情况，可用甘露醇静滴，降低颅内压力，可用地塞米松口服或静滴，以减轻杀虫引起的过敏反应。头痛强烈，可酌情给予镇痛剂。

七、预防和控制

预防措施主要是避免生吃或半生吃螺肉或虾、蟹，避免用未加工处理的螺肉喂养虾、蟹。此外，防鼠灭鼠对控制本病和防止传播有着重要的意义。

第七节　猪带绦虫病和囊尾蚴病

患者，女，44 岁，农民，自诉数年前曾吃豆猪肉，随后解大便时发现有"面条样"白色虫体排出。伴腹痛、腹胀、恶心、呕吐，无发热、畏寒、咳嗽、胸痛，偶尔感觉头痛。曾自行服用阿苯达唑药物，排出大量虫体，以后不断有虫体排出。后因发现皮下多处包块而去医院门诊就诊。CT 提示脑内有多个囊性病灶，大便镜检未发现带绦虫卵。皮下包块活检确诊为猪囊尾蚴。初诊为猪带绦虫病伴囊尾蚴病入院治疗。入院查体正常。排出节片经检证实为猪带绦虫。住院治疗前两天予以阿苯达唑每天 1500 mg，淘粪检出猪带绦虫头节一个。第三天起改用阿苯达唑每天 18 mg/kg，10 天一个疗程，3 周后重复一个疗程。治疗一个半月后患者皮下包块明显缩小，复查头部 CT 见囊尾蚴灶变小，患者诉入院第三天后未排白色活动虫体，第二疗程后未再出现过头痛，予以治愈出院。

一、病原体

猪带绦虫的幼虫，即囊尾蚴，俗称囊虫，是引起囊尾蚴病的病原体，常因误食猪带绦虫卵而感染。猪带绦虫的成虫寄生于人体小肠，是导致猪带绦虫病的病原体，常因食用含有猪囊尾蚴的猪肉而感染。

二、流行病学特点

猪带绦虫病和囊尾蚴病分布较广，除因宗教教规而禁食猪肉的国家和民族外，世界各地均有散在病例，尤以发展中国家多见。我国的分布也相当广泛，为我国重要人体寄生虫病之一。

（一）传染源
人是唯一的传染源。

（二）传播途径
猪带绦虫病与囊尾蚴病的感染途径均是经口感染，前者是因为食入含活囊尾蚴的猪肉引起，后者是因为误食了被虫卵、孕节污染的食物或水源而引起。囊尾蚴病的感染方式则有两种：①异体感染，是由于食入被虫卵污染的食物而感染；②自体感染，是由于患者体内有猪带绦虫寄生而感染。自体感染又分为自体内感染与自体外感染两种，前者是由于猪带绦虫病患者因为恶心、呕吐导致肠管发生逆蠕动，使肠道内的猪带绦虫孕节返流入胃或十二指肠中，虫卵经消化后孵出六钩蚴而造成的感染；后者则是由于患者误食入自己排出的粪便中的虫卵而造成的感染。

感染方式主要是有吃生的或未煮熟的猪肉的习惯，如白族的"生皮"、傣族的"剁生"、哈尼族的"噢嚅"，均系用生猪肉制作。另外，如西南地区的"生片火锅"，云南的"过桥米线"，福建的"沙茶面"等。有的生熟砧板不分，均易造成交叉污染，而致人感染。在吃熟食的广大地区，由于烹调方法不当，如爆炒肉丝、炒肉片、涮锅子、煮大块猪肉、煮水饺时间短，温度不够，囊尾蚴未被杀死而造成感染。

（三）易感人群

人群普通易感。

三、临床表现

（一）猪带绦虫病

潜伏期2—3个月，患者一般无显著症状，多因粪便内发现节片方知患病。有时可有腹部不适、消化不良、腹胀、腹泻等消化道症状。偶可导致肠穿孔并发腹膜炎或肠梗阻。

（二）囊尾蚴病

猪囊尾蚴对人体的危害远大于成虫，危害程度因寄生部位、虫数及寄生时间的不同有很大差异。人体囊尾蚴病主要分为以下几个类型。

1. 皮下及肌肉囊尾蚴病

囊尾蚴寄生于皮下或黏膜下、肌肉中，形成结节。长0.5—1.5 cm，多为椭圆形，触摸时硬度近似软骨，与周围组织无粘连、无压痛、可移动，以躯干、头部和大腿上端较多，数目由1个至数千个不等。患者一般无明显感觉，寄生数量多时可致假性肌肥大症，表现为四肢肌肉肥大、酸痛无力、发胀、麻木，甚至行动困难等。

2. 脑囊尾蚴病

脑囊尾蚴病，又称脑囊虫病，本病神经损害取决于囊尾蚴数目和位置所致的机械效应及囊尾蚴引起的炎性和中毒反应。以癫痫发作、颅内压增高和神经精神症状为主。可分为脑实质型、软脑膜型、脑室型、脊髓型、混合型（弥漫性）和亚临床型。

3. 眼囊尾蚴病

囊尾蚴可寄生在眼的任何部位，但多半在眼球深部，如玻璃体和视网膜下，多累及单眼。症状轻者表现为视力障碍。眼内囊尾蚴存活时一般患者尚能忍受，但当虫体死后，虫体分解物的刺激可导致色素膜、视网膜、脉络膜的炎症、脓性全眼球炎、玻璃体混浊等，或并发白内障，继发青光眼，终至眼球萎缩而失明。

四、实验室检验

（一）病原学检查

猪带绦虫病患者可采用直接涂片法、集卵法、改良加藤法或肛门拭子法进行粪便检查找虫卵，但检出率不高，因此询问患者有无排节片史具有重要诊断价值。必要时还通过试验驱虫检查头节和孕节进行确定。皮下囊尾蚴病或脑囊尾蚴病患者可摘取皮下结节或脑部病变组织进行病理学检查。结节呈黄豆粒大小，卵圆形白色半透明的囊，囊内可见一小米粒大的白点，囊内充满液体。囊尾蚴在皮下肌肉中多呈椭圆形，而在脑实质内多呈圆形，颅底或脑室处的囊尾蚴一般略大，约 5—8 mm，大的可达 4—12 cm，并可分支或呈葡萄样。病理切片观察可见其囊壁分三层，囊内可见头节和角质的小钩、吸盘、顶突，葡萄状囊尾蚴不含头节。

（二）免疫学检查

应用酶联免疫吸附试验（ELISA）、胶体金免疫渗滤试验（DIGFA）等方法检测猪囊尾蚴血清抗体，具有重要的临床辅助诊断价值。

（三）影像学检查

CT 和 MRI 被认为是诊断脑囊尾蚴病的金标准，MRI 对 CT 难以发现的脑室型、蛛网膜下腔型及位于脑干、眼、脊髓内的囊尾蚴都能很好地显示，而且 MRI 可直接显示囊尾蚴的部位、数量、感染程度以及虫体在病理演变中所处的时期。超声检查有助于眼囊尾蚴病和皮肤囊尾蚴病的诊断。

五、诊断

结合流行病学史、临床表现、实验室检查、影像学检查以及诊断性治疗等结果予以诊断，其中疑似病例的诊断主要依赖于流行病学史和临床表现，疑似病例如出现有意义的免疫学检测、影像学检查或诊断性治疗结果，可判断为临床诊断病例，确诊病例需依赖于病原学检查。诊断具体可依据 WS 381—2012《囊尾蚴病的诊断》。

六、治疗原则

猪带绦虫病常采用驱虫疗法，用南瓜子与槟榔合剂疗法，该法疗效高、副反应小，可驱出完整虫体，以查到头节视为驱虫成功。

脑囊尾蚴病的治疗药物有阿苯达唑和吡喹酮。阿苯达唑因疗效确切，副反应较轻，故成为当前治疗脑囊尾蚴病的首选药物。吡喹酮因其杀虫作用迅速，虫体死亡后，囊结周围的炎症反应和水肿明显加重，出现原有症状加剧，颅内压明显增高，甚至个别病例治疗后因发生脑疝而死亡。故脑型病人在治疗过程中应注意颅内压的增高，在给药前应先测颅压，必要时先给降颅内压的药物。脑囊虫病一定要住院治疗，重度感染的疗程非常重要，须用少量阿苯达唑治疗，防止大量虫体死亡造成副反应。

眼囊尾蚴病应先手术取出眼内的囊尾蚴，而后进行化学治疗，以免药物治疗后囊尾蚴死于眼内，引起全眼球炎而致失明。

七、预防和控制

治疗病人和带虫者，在流行区进行普查普治，以消灭传染源。管理厕所、猪圈，加强健康教育，注意个人卫生，改变不卫生和不良的饮食习惯，不吃生肉和不熟的猪肉，同时需加强肉类检验，禁止出售含囊尾蚴的猪肉。

第八节　牛带绦虫病

患者周某，男，36岁，汉族，浙江省瑞安市人。2016年11月末常感觉肛门瘙痒，排便时发现乳白色节片，长约10 cm。12月7日出现胃涨、胃痛，至瑞安市人民医院进行胃镜检查，未见明显异常。此后，患者陆续排出节片。2017年2月3日自行服用史克肠虫清驱虫，次日排出大量白色节片。2月26日患者又排出大量节片（可蠕动），遂携带节片到瑞安市人民医院进行虫体鉴定，医院拟诊断为"猪带绦虫节片"，嘱其到上级医疗机构做进一步鉴定。温州市疾病预防控制中心对虫体初步鉴定为"牛带绦虫节片"，同时对患者采用南瓜子－槟榔制剂方法进行驱虫治疗。患者排出长约5.2 m的白色带状虫体一条，并发现头节，头节具有4个吸盘，呈方形，无顶突和小钩。患者素日喜食烤肉和火锅等制品，曾食用半生牛排。结合患者流行病学特征、临床特征和虫体形态特征，判定该患者为牛带绦虫感染。

一、病原体

牛带绦虫的成虫寄生于人体小肠内，是导致牛带绦虫病的病原体，常因食用含有活囊尾蚴的牛肉而感染。

二、流行病学特点

牛带绦虫呈世界性分布，在有吃生的或不熟牛肉习惯的民族和地区可呈地方性流行。

我国绝大多数省、市、自治区均有人体牛带绦虫感染的报告。有较高感染率的地区多集中于少数民族集居地区，包括新疆、内蒙古、西藏、云南、宁夏、四川、广西、贵州及台湾的少数民族地区等，这与当地畜牧、农牧地区居民的生产、生活环境以及与少数民族食肉习俗和卫生习惯密切相关。

（一）传染源

人是唯一的传染源。

（二）传播途径

由于进食未煮熟的含有活囊尾蚴的牛肉或受囊尾蚴污染的食物而引起。

（三）易感人群

人群普通易感。

三、临床表现

患者一般无明显症状，某些患者会有如体重减轻、发育迟缓及不显著的血象变化等。最明显的症状是孕节主动地从宿主肛门逸出，并从会阴及大腿部滑落，使患者出现肛门瘙痒和产生恐惧的心理反应。

除此以外，不同患者常有各自特殊的主诉，主要表现为胃肠道与神经方面的症状。患者可有腹部不适、腹痛、恶心、呕吐、食欲减退或亢进、消化不良、腹泻、乏力等症状。

神经方面的症状除多见的头痛、头晕等之外，还有神经过敏、注意力不集中、失眠，甚至有类似美尼尔综合征的情况，极少数年轻患者还有癫痫样发作与晕厥，少数中年妇女主诉喉部有团块阻塞感。

四、实验室检验

（一）病原学检查

可采用直接涂片法、肛门拭子法或改良加藤法从患者的粪便标本中查获虫卵，但检获虫卵只能诊断为带绦虫病。询问患者有无排节片史具有重要诊断价值，检查孕节或头节的形态可鉴别牛带绦虫或猪带绦虫。

（二）免疫学和分子生物检查

由于大多数牛带绦虫病通过询问病史和常规病原学检查已能达到诊断目的，因此无需大量应用免疫学进行辅助诊断，分子生物学技术主要用于虫种间及种内的鉴定研究。

（三）影像学检查

在散发地区对可疑的牛带绦虫感染者采用肠道钡餐透视，有助于诊断。

五、诊断

询问患者有无生食或半生食牛肉的饮食习惯，有无排节片史等流行病学资料，同时结合病原学检查结果进行确诊。

六、治疗原则

牛带绦虫病的治疗原则同猪带绦虫病，进行驱虫疗法，常用南瓜子与槟榔合剂疗法，该法疗效高、副反应小，可驱出完整虫体，以查到头节视为驱虫成功。

七、预防和控制

积极治疗病人和带虫者，在流行区进行普查普治，以消灭传染源。加强粪便管理，防止粪便污染牧场和水源。提倡牛圈养，做到人畜分离。加强健康教育，注意个人卫生，改变不卫生和不良的饮食习惯，不吃生肉和不熟的牛肉，同时需加强肉类检验，禁止出售含囊尾蚴的牛肉。

第九节　曼氏裂头蚴病

患者，女，51岁，农民。去年8月因身体磕碰，当天活吞青蛙7只疗伤。半月后，因发热（体温38.9℃）、胃痛、腹痛、大腿痛、全身不适先后去多家医疗单位就诊。血常规：嗜酸性粒细胞高达23.6%。体检：左侧大腿内侧有一个2 cm×3 cm的皮下包块，边缘清楚，质中，轻度压痛。病史：有活吞青蛙史。拟诊：左大腿肿物病因待查。局部麻醉后行肿物探查虫体摘除。肿物经剖开发现1条乳白色长条形虫体，大小19.8 mm×2 mm，在生理盐水中能不断伸缩活动。经鉴定确认该虫体为曼氏裂头蚴。

一、病原体

曼氏迭宫绦虫成虫主要寄生于猫和犬等食肉类动物终宿主小肠内。寄生于第一中间宿主（剑水蚤）内的原尾蚴、第二中间宿主（蛙类）以及转续宿主（蛇类、鸟类等）内的裂头蚴是曼氏裂头蚴病的感染阶段，裂头蚴是主要的致病病原体。

二、流行病学特点

曼氏裂头蚴病呈世界性分布，但多见于亚洲。国内分布也较广泛，据不完全统计，已有22个省（市、自治区）有病例报告，分别是广东、吉林、福建、湖南、四川、浙江、广西、海南、江西、江苏、贵州、辽宁、湖北、云南、安徽、新疆、河南、北京、宁夏、上海、河北和台湾，未见大面积流行。曼氏迭宫绦虫分布很广，但成虫感染人体并不多见，国外仅见于日本、俄罗斯等少数国家。在我国，曼氏迭宫绦虫成虫感染病例报道近20例，主要分布在上海、广东、台湾、四川和福建等地。

（一）传染源

本病的传染源主要是猫和犬，一些野生动物如虎、豹、狐狸等也可成为自然界中的传染源。

（二）传播途径

人体感染曼氏裂头蚴有两种途径：一是裂头蚴或原尾蚴直接经皮肤或黏膜侵入；二是误食裂头蚴或原尾蚴。主要的感染方式包括局部敷贴生蛙肉（皮）或蛇肉（皮），食入含裂头蚴的生或未煮熟蛙、蛇、鸡、牛、鱼、猪肉等感染，误食感染有原尾蚴的剑水蚤而感染，此外，可能存在母体的裂头蚴穿过胎盘侵入胎儿的可能。

（三）易感人群

人群普通易感。

三、临床表现

成虫可引起中上腹不适、恶心呕吐等轻微症状，经驱虫后即可消失。裂头蚴感染后，潜伏期长短不一，经敷贴感染者潜伏期短，一般为 2—10 天；经食入感染者潜伏期长，一般为数月至数年不等。曼氏裂头蚴病临床上主要有以下类型。

（一）皮下裂头蚴病

最为常见，常累及躯干表浅部，表现为游走性、大小不一的皮下肿块。

（二）眼裂头蚴病

多累及单侧眼睑，也可累及眼球、眼眶、球结膜及内眦。表现为眼睑红肿下垂、结膜充血、畏光、流泪、微痛、奇痒、有异物感或虫爬感。

（三）口腔颌面部裂头蚴病

常在口腔黏膜或颊部皮下出现硬结，患处红肿，发痒或有虫爬感，可有裂头蚴逸出史。

（四）脑及中枢系统裂头蚴病

临床表现为脑部占位性病变症状，如阵发性头痛、视力模糊、肢体麻木、抽搐等。

（五）内脏裂头蚴病

临床表现因曼氏裂头蚴移行定居部位而定。有的可经消化道侵入腹膜，引起炎症反应，有的可经呼吸道咳出，还有见于脊髓、椎管、尿道及膀胱等处的，引起严重后果。

（六）生殖系统裂头蚴病

主要寄生于阴囊、阴茎包皮、大阴唇等处。特征与皮下裂头蚴病相似。

（七）增殖型裂头蚴病

增殖型裂头蚴病是一种罕见的裂头蚴病，认为可能是由于曼氏裂头蚴患者免疫功能受抑或并发病毒感染后，为分化不全的裂头蚴所致，可侵犯除骨组织以外全身各组织器官，在侵犯组织中芽生增殖。

四、实验室检验

（一）病原学检查

曼氏迭宫绦虫成虫感染可因在粪便中检出虫体节片或虫卵而确诊。曼氏裂头蚴则主要靠从局部检出裂头蚴做出诊断。

（二）免疫学检查

可用曼氏裂头蚴抗原进行各种血清学试验辅助诊断，如酶联免疫吸附试验（ELISA）、胶体金免疫渗滤试验（DIGFA）等。

（三）影像学检查

采用 CT、MRI 等放射影像技术可有效地提高脑裂头蚴病的诊断率。

五、诊断

根据流行病学史、临床表现、实验室检查结果进行诊断，具体可依据 WS 438—2013《裂头蚴病的诊断》进行诊断。

（一）疑似病例

符合该病的流行病学史和临床表现，或符合该病的临床表现，且嗜酸性粒细胞增高，可判为疑似病例。

（二）临床诊断病例

疑似病例，且动物肉类检查发现虫体，或血清学检测曼氏裂头蚴抗体阳性，或影像学发现特征性改变，可判为临床诊断病例。

（三）确诊病例

临床诊断病例，且病原学检查阳性，可判为确诊病例。

六、治疗原则

曼氏裂头蚴病的治疗依虫体多少和寄生部位而定，最主要的治疗手段是外科手术取出虫体。

对于不适合手术治疗或内脏曼氏裂头蚴患者，吡喹酮是首选药物。治疗脑裂头蚴病可参考脑型囊尾蚴病的吡喹酮疗法。

七、预防和控制

加强健康教育，改变不良饮食习惯。不用蛙肉（皮）、蛇肉（皮）贴敷伤口，不食生的或未煮熟的蛙、蛇、鸡、猪或其他脊椎动物肉，不生吞蛇胆，不饮生水。加强对狗、猫等动物的管理，不用生鱼及内脏喂养猫、狗，防止粪便入水，以有效控制传染源。加大对市场蛙类、蛇类经营加工的管理，加强对餐饮行业的卫生监督力度。

第十节　隐孢子虫病

1993 年 4 月 5 日，美国威斯康星州位于密歇根湖岸边的米沃奇（Milwaukee）市许多人突然同时发生了疾病，大约有 40 万人腹泻，造成明显数量的人群缺勤和缺课，2 天后，人数仍在上升；同时因为发现城市水厂的水质混浊，以及从一些病人的粪便中查到隐孢子虫，当局发布了第一次预警，告知当地的 60 万市民饮用瓶装水。

美国疾病控制与预防中心统计，全市共有 403000 人患病。由于养老院的人流动性相对小，所以调查队选择城市南北的 16 个养老院展开调查。结果显示，位于南部的养老院中 51% 的人患病，而北部养老院没有人患病；城市南部使用井水的家庭中无人发病。游客经过米沃奇转机时饮用过墙边饮水机中供直接饮用水后发病，而机场位于该城市的南部。从上述调查中发现，居民饮用水的污染来源是城市南部的水厂。进一步调查此次事件的元凶，发现该水厂的取水口距离粪便管道出口非常近，正是这个原因导致了此次重大的公共卫生事件，直接引致 4400 人住院，50 人死亡，均为免疫功能低下者，有 HIV 感染者和化疗病人。事后经分子生物学鉴定，证明这次暴发的隐孢子虫是人粪污染水源，牛的隐孢子虫不是米沃奇暴发的元凶。

一、病原体

隐孢子虫从宿主消化道中排出时是卵囊，呈圆形或椭圆形，大小 4—6 μm，成熟的卵囊内含有 4 个子孢子，呈月牙形，大小 1.5 μm × 0.75 μm，成熟的卵囊是该虫的唯一感染阶段。

隐孢子虫的生活史中有 6 种形态，即配子体、卵囊、子孢子、滋养体、裂殖体、裂殖子。雌雄配子体结合形成卵囊。滋养体、裂殖体位于小肠黏膜细胞内。裂殖子成熟后从裂殖体释放，进入新的肠黏膜上皮细胞进一步繁殖。经口食入隐孢子虫卵囊可获得感染。

当含子孢子的卵囊进入人体内，在小肠内经消化液作用，子孢子自囊内逸出，侵入肠黏膜上皮细胞，在细胞微绒毛区的纳虫空泡内进行无性增殖、发育为滋养体，经 3 次核分裂形成成熟的含 6 个或 8 个裂殖子的 I 型殖裂体。裂殖子释出后侵入其他上皮细胞，重新发育为 I 型裂殖体；有些滋养体或经 2 次核分裂发育为 II 型裂殖体。成熟的 II 型裂殖体含 4 个裂殖子，释出后侵入肠上皮细胞，发育为雌、雄配子体，进入有性生殖阶段，进一步发育为雌、雄配子，结合后形成合子，进入孢子生殖阶段。合子发育为卵囊（囊合子）。

成熟卵囊含 4 个裸露的子孢子，卵囊有薄壁和厚壁两种类型。薄壁型卵囊约占 20%，其子孢子逸出后直接侵入宿主上皮细胞，继续无性生殖，形成宿主自身体内的重复感染；厚壁型卵囊约占 80%，经粪便排出后再感染人或其他动物。整个生活史周期需 5—11 天。

二、流行病学特点

隐孢子虫呈世界性分布，迄今已有 90 多个国家发现了隐孢子虫病，发达国家人群感染率为 0.6%—20%，发展中国家为 4%—25%。隐孢子虫是导致儿童和免疫缺陷病人腹泻的重要病原，隐孢子虫病被列为世界常见的腹泻病之一。隐孢子虫病的流行环节包括 3 个方面。

（一）传染源
携带并可排出隐孢子虫卵囊的病人以及带虫者和患病动物是该病的主要传染源。

（二）传播途径
隐孢子虫卵囊随粪便排出体外，所有被其污染的食物均能使人和动物感染，感染途径以粪－口、手－口为主，传播类型为动物－人、人－人。污染的水源、空气也能传染。

（三）易感人群
人群普遍易感。婴幼儿、接受免疫抑制剂治疗的病人，以及先天或后天免疫功能低下者较为易感。

三、临床表现

该病的潜伏期为 2—28 天，一般为 7—10 天。隐孢子虫病临床表现的严重程度取决于宿主的免疫功能和营养状况。免疫功能正常者感染后，常表现为自限性腹泻，粪便呈水样泡沫状，一般无脓血，每日排便数次。病程一般 1—2 周。免疫功能异常者感染后，通常症状多、病情重，持续性霍乱样水泻最为常见，一日数次至数十次，粪便量可达 5—10 L。也有同时并发肠外脏器感染者，如侵入呼吸道引起慢性咳嗽、呼吸困难、支气管炎和肺炎，侵入胆管和胆囊上皮引起急性和坏死性胆囊炎。

四、实验室检验

（一）病原学检查

采集腹泻病人的粪便，对于播散型隐孢子虫则用内镜、十二指肠引流法或肠检胶囊取胆汁、胰液、肺泡、支气管灌洗液，对上述样本采用直接涂片染色法或改良抗酸染色法、金胺－酚染色法制片，在显微镜下查找卵囊。

（二）免疫学检查

粪便隐孢子虫抗原检查呈阳性。

（三）分子生物学检查

应用多聚酶链反应（PCR）方法检查临床标本和环境水样中的隐孢子虫。

五、诊断

根据流行病学史、临床表现及实验室检查结果等予以诊断，具体可依据 WS/T 487—2016《隐孢子虫病的诊断》。

（一）隐孢子虫感染

无明显的临床表现，但病原学检查、免疫学检查和分子生物学检测任意一项检测结果阳性。

（二）疑似病例

符合流行病学特点和临床表现。

（三）临床诊断病例

疑似病例，且免疫学检查和分子生物学检测任意一项检测结果阳性。

（四）确诊病例

临床诊断病例，且病原学检查结果阳性。

六、治疗原则

目前对于隐孢子虫病的治疗尚无特效药物，主要是对症治疗。可能改善临床症状或缩短疗程的药物有巴龙霉素、螺旋霉素、阿奇霉素、红霉素等。国内有学者采用大蒜素治疗隐孢子虫病患者，具有一定的治疗作用。采用人血清高价免疫球蛋白、小牛转移因子、白介素 –2、生长激素抑制剂等免疫制剂可以改善临床症状，但它们的临床使用价值仍有待研究。

七、预防和控制

加强人畜粪便管理，防止饮用水和食物被卵囊污染，养成良好的饮食习惯，注意个人卫生，提倡喝开水，避免接触病人、病畜，游泳时避免呛水。

第十一节　贾第鞭毛虫病

1986 年 3 月 30 日，美国南部新泽西州 7 个家庭的 25 人参加聚餐。7 天后部分就餐者发生贾第虫病。当地卫生部门采集患者粪便样本 7 份，检测贾第虫阳性，确诊为贾第虫病。调查人员在该地区通过电话访问，发放调查表，询问是否有腹泻，所食用的食品种类，及有无相互接触史。

经流行病学调查确认，是因食入受包囊污染的水果色拉引起，表现为小范围内的"点源"暴发，食用水果色拉者发病率高。暴发的原因是因食品制作者操作前未认真洗手所致，并存在两种可能的传播途径，一是食品制作者在给受感染的婴儿换衣服时手被包囊污染，进而污染水果；二是备餐的家中喂养的兔子已感染贾第虫，并有包囊排出，包囊可能污染食物操作者的手，从而引起传播。

一、病原体

贾第虫生活史简单，有滋养体和包囊两个阶段。滋养体为营养繁殖阶段，成熟的四核包囊为感染阶段。四核包囊随污染的饮水和食物进入人或动物体内，在十二指肠内脱囊形成两个滋养体，寄生于十二指肠或小肠上段，有时也可寄居在胆囊内。虫体借吸盘状陷窝吸附肠壁。若遇周围环境不利，滋养体分泌囊壁形成包囊并随粪便排出体外。一般在成形粪便中只能找到包囊，滋养体则可在腹泻者粪便中发现。包囊对外界抵抗力较强，在水中和凉爽环境中可存活数天至 1 个月之久。

二、流行病学特点

贾第虫病呈全球性分布，据 WHO 估计，全世界感染率约为 1%—30%，儿童的感染率更高，在个别地方可达 50%—70%。近年来，艾滋病患者合并贾第虫感染明显增加，且症状较重。在我国，贾第虫的流行也相当普遍，农村人群感染率高于城市。贾第虫病的流行环节包括以下几个方面。

（一）传染源

凡从粪便中排出包囊的人和动物均为该虫的传染源，其动物包虫宿主主要包括家畜（如牛、羊、猪、兔等）、宠物（如猫、狗）和野生动物（河狸）。

（二）传播途径

被贾第虫滋养体和包囊污染的食物和水是传播该病的主要食品来源。贾第虫通过粪 – 口途径传播，其中水源传播是传播该虫的重要途径。此外，接触传播、性传播、食物或饮料传播也是导致该虫传播的主要途径。

（三）易感人群

任何年龄的人群对该虫均易感，但儿童、年老体弱者以及免疫功能低下或缺陷者尤其易感。

三、临床表现

本病潜伏期为 7—14 天，最长有 45 天。贾第虫病多表现为自限性腹泻、无症状带虫、慢性腹泻以及相关吸收障碍和体重减轻。急性期的主要症状为暴发性腹泻，水样大便，量大、有恶臭，一般无脓血，一日数次或十数次不等。其他症状有腹痛、腹胀、胃肠胀气、畏食、恶心、嗳气、乏力及发热等。症状通常自限在 2—4 周。30%—50% 的急性期患者可发展成慢性贾第虫病。慢性期的典型症状为周期性腹泻，大便有恶臭，腹泻与便秘交替，伴有腹胀、腹部不适，进食后腹痛、头痛以及过度疲劳，病程可长达数年。

四、实验室检验

（一）病原学诊断

采用直接涂片法、碘液染色或苏木素染色法，自粪便或小肠内容物中检测贾第虫的滋养体或包囊。注意受检样本应保持新鲜，检测滋养体时，样本需注意保温且及时送检。

（二）免疫学诊断

应用免疫学检查方法检测血清中贾第虫循环抗原或抗体。

（三）核酸检测

采用 PCR、DNA 探针等方法检测粪便、水源中的贾第虫包囊，灵敏度和特异度较高。

五、诊断

符合该病的流行病学特点和临床表现，结合粪便常规检查等可进行临床诊断。符合该病的流行病学特点和临床表现，从粪便或小肠内容物中查到贾第虫的滋养体或包囊，或特异性抗原、抗体检测阳性，可确诊。

六、治疗原则

甲硝唑是临床上抗贾第虫的首选药物，治愈率可达 90% 以上，口服剂量：成人一次 400 mg，每天 3 次，连服 5 天；儿童 15 mg/（kg·d），分 3 次服，连服 5 天；替硝唑也是一种有效的抗贾第虫药物，可以单剂量使用，一次口服 50 mg/kg（最大剂量不超过 2 g）；巴龙霉素多用于治疗有临床症状的贾第虫患者，尤其是感染该虫的怀孕妇女，一次口服 500 mg，每天 3—4 次，7 天为一个疗程。

七、预防和控制

贾第虫病的预防和控制应重点强调消除、控制传染源以及切断传播途径。积极治疗患者和无症状带包囊者，合理处置动物包虫宿主，以消除、控制传染源。在农村加强粪便、污水和垃圾的管理和处理，防止水源污染。对从事食品加工、销售和供应等饮食服务行业以及托幼机构的工作人员应搞好饮食卫生和个人卫生。此外，对艾滋病患者和其他免疫功能缺陷者，应采取积极措施预防贾第虫感染。宣传卫生防病知识，使人们充分认识该病的危害性，全面了解具体的预防措施，提高自我保护意识。

第十二节　阿米巴病

患者，男，27 岁。胸闷、憋气伴发热、咯血 20 天。每日咯血 10 余次，约 20 mL，鲜红色。体温在 39℃左右。当地医院开始诊为肺结核及肺癌，经治疗未见好转，转到青岛大学医学院附属医院诊治。经查体和实验室检查，诊断为过敏性肺泡炎及肺泡蛋白沉积。治疗 1 周后病人咳出暗红色痰液，较黏稠，量多，胸闷、憋气加重。查痰液肿瘤细胞（−）。痰液培养：草绿色链球菌（＋），干燥奈瑟菌（＋）。经抗菌治疗后，病情更加严重，后咳较多棕红色痰液，病人面色苍白，因憋气而不能平卧。后将新鲜痰液用温生理盐水涂片检查，在高倍镜上观察到活动的溶组织内阿米巴滋养体。给病人静脉滴注甲硝咪唑，病情逐渐好转。复查阿米巴阴性，1 个月后病人痊愈出院。病人 1 年前有排脓血便史，当时未经抗阿米巴治疗。

一、病原体

阿米巴病主要是指由溶组织内阿米巴寄生人体所致的疾病。溶组织内阿米巴可分为滋养体和包囊两个阶段，其感染期为含 4 个核的成熟包囊。被污染的食品或饮水中的感染性包囊经口摄入体内通过胃和小肠，在回肠末端或结肠的中性或碱性环境中，由于囊内虫体活动，并受肠道内酶的作用，囊壁变薄，囊内虫体伸出伪足脱囊而出，形成滋养体。含有 4 个核的虫体再经三次胞质分裂和一次核分裂成 8 个子虫体，随即在结肠上端摄食细菌和二分裂增殖。虫体在肠腔中下移，在肠内容物脱水或环境变化等因素的刺激下形成包囊前期，由其分泌出厚厚的囊壁，再经二次有丝分裂形成4核包囊随粪便排出体外。

二、流行病学特点

溶组织内阿米巴病呈世界性分布，但在发展中国家的感染率高于发达国家。阿米巴病在热带和亚热带地区常见，如印度、印度尼西亚、非洲，这些地区的气候条件适于溶组织内阿米巴包囊存活，卫生条件和生活习惯不佳也会加速阿米巴病的传播。我国平均感染率约为1%，云南、新疆、贵州、甘肃等省感染率较高，超过2%，西藏高达8%以上。该病的流行环节包括以下几个方面。

（一）传染源

溶组织内阿米巴滋养体对外界抵抗力很弱，在传播上没有作用，包囊对外界抵抗力较强，是溶组织内阿米巴的感染阶段。因而，粪便中有包囊排出的慢性阿米巴患者和无症状携带者，是重要的传染源。

（二）传播途径

成熟包囊污染食物或水源后经口感染。持续排出包囊的食品行业操作人员起重要的传播作用。此外，阿米巴包囊能通过苍蝇、蟑螂的消化道而不受损伤，仍保持感染性。当这些卫生害虫接触粪便中阿米巴包囊再爬过食物后，即造成食物的污染。野外工地、灾民的临时居住点很容易发生粪便污染水体，而引起该病的流行，甚至暴发流行。

（三）易感人群

一般来说，人群对溶组织内阿米巴没有先天性抵抗力。在居住拥挤、卫生条件差的地区和经济低下的人群中，由于感染的机会较多，故阿米巴感染较常见。孤儿院、智障儿童福利院、精神病医院和监狱中阿米巴感染也较多见。艾滋病患者由于免疫功能缺陷易出现慢性阿米巴性腹泻。

三、临床表现

阿米巴病的潜伏期为2—26天不等，以2周多见。起病突然或隐匿，呈暴发性或迁延性，可分为肠阿米巴病和肠外阿米巴病。

（一）肠阿米巴病

溶组织内阿米巴滋养体侵入肠黏膜层引起肠阿米巴病，即阿米巴性结肠炎，其临床过程可分急性和慢性两种类型。急性阿米巴病的临床症状从轻度、间歇性腹泻到暴发性、致死性的痢疾不等。典型的阿米巴病常有稀便，伴奇臭并带血，80% 病人有局限性腹泻、不适、胃肠胀气、里急后重、厌食、恶心、呕吐等。急性型可突然发展成急性暴发型，此型是最严重和致命性的肠阿米巴病，常见于儿童。病人有大量的黏液血便、发烧、低血压、广泛性腹痛、强烈而持续的里急后重、恶心、呕吐和腹水。60% 病人表现为间性腹泻、腹痛、胃肠胀气和体重下降，可持续 1 年以上，甚至 5 年。有些病人出现阿米巴肿，亦称阿米巴性肉芽肿，病变呈团块状损害，临床症状轻微。

阿米巴性结肠炎最严重的并发症是肠穿孔和继发性细菌性腹膜炎，呈急性或亚急性过程，极少数患者可因不适当应用肾上腺皮质激素治疗而并发中毒性巨结肠。

（二）肠外阿米巴病

以阿米巴性肝脓肿最常见，患者以青年人多见，男女比例约为 6∶1，脓肿多见于右叶。肠阿米巴病例的 10% 患者伴发肝脓肿。临床症状有右上腹痛，并可向右肩放射；发热、寒战、盗汗、厌食和体重下降，小部分患者甚至可以出现黄疸。肝穿刺可见"巧克力酱"状脓液，脓肿边缘可检出含有或不含红细胞的滋养体。肝肿可破裂入胸腔、腹腔，而可引起腹膜阿米巴病；少数情况下破入心包而致死亡。

肺阿米巴病，常好发于右下叶，多继发于肝脓肿，也可由肠阿米巴病经血行播散所致。主要临床表现有胸痛、发热、咳嗽和咳"巧克力酱"样痰，X 线检查可见渗出、实变或脓肿形成、积脓，甚至肺支气管瘘管。脓肿可破入气管引起呼吸道阻塞。若脓肿破入胸腔或气管，死亡率近 15%—30%。

约 1.2%—2.5% 的阿米巴病病人可出现脑脓肿，而脑脓肿患者中 94% 合并有肝脓肿。大脑皮质的单一脓肿多见，临床症状有头痛、呕吐、眩晕、精神异常等。45% 病人可发展成脑膜脑炎，阿米巴性脑脓肿的病程进展迅速，如不及时治疗，死亡率高。

皮肤阿米巴病常由直肠病灶播散到会阴部所致，病变部位可见于阴茎、阴道，甚至子宫。胸腹部瘘管周围，或因穿刺亦可出现局部皮肤阿米巴病。

四、实验室检验

（一）病原学检查

常用的生理盐水直接涂片法和碘液涂片法，用以检出滋养体和（或）包囊。体外敏感培养法比涂片法更敏感，但花费时间长，不宜做常规检查。活组织检查、脓肿穿刺液涂片检查滋养体。核酸检测常用于鉴别其他肠道阿米巴。

（二）免疫学检查

采用免疫学检查方法检测溶组织内阿米巴循环抗原和抗体，可作为临床辅助诊断。

（三）影像学检查

对于肠外阿米巴病，可采用超声检查、X 线检查和 CT 扫描。

五、诊断

根据流行病学史、临床表现、影像学检查、实验室检查及试验性治疗结果予以诊断。

六、治疗原则

阿米巴病的治疗有两个基本目标：其一，治愈肠内外的侵袭性病变；其二，清除肠腔中的包囊。甲硝唑为目前治疗肠阿米巴病的首选药物。另外，替硝唑、奥硝唑和塞克硝唑似有相同作用。对于带包囊者的治疗应选择肠壁不吸收的、低副作用的杀灭包囊药物，例如巴龙霉素或喹碘方、安特酰胺等。有资料表明，甲硝唑或替硝唑主要用于组织感染，并无根治肠腔病原体的作用，故不用于治疗无症状带包囊者。肠外阿米巴病，例如肝、肺、脑、皮肤脓肿的治疗亦以甲硝唑为主，氯喹亦是有效药物。在某些严重病例可辅以肾上腺皮质激素 2—3 天，以减少对心脏的毒性作用。

七、预防和控制

除了治疗急、慢性患者以外，还应防止包囊的传播。对粪便进行无害化发酵处理，保护水源、食物，隔离患者，对其家人及密切接触者进行筛查，加强健康教育，提高环境卫生意识和驱除、杀灭昆虫媒介等可起到控制溶组织内阿米巴包囊传播的作用。避免口–肛接触式的性活动可降低性传播的风险。饮食从业人员应进行定期的健康检查。

有效的水与食物处理方法能杀灭受污染的水、食物中的阿米巴包囊。肥皂、低浓度的氯或碘不能有效杀灭阿米巴包囊。因此，在流行区生活及前往流行区的人应饮用煮沸后的水，用去污剂清洗蔬菜，并在食用前用醋浸泡 10—15 分钟。

第十三节　弓形虫病

先天性弓形虫感染可造成胎儿畸形，严重影响优生优育。下述弓形虫感染病例，是上海交通大学医学院杨惠珍教授在工作中收集的，根据病史分析，认为可能是由于孕妇在妊娠早期食入未熟肉制品而造成了弓形虫感染。

孕妇陈××，孕第一胎，务农。自述平素身体健康，孕期未曾服用任何药物，但有接触家畜如猫、猪等。孕后 39 周，因胎膜破裂入院，经臀位引产娩出死胎，胎儿脐带过短，脑膜膨出与胎盘连在一起。尸解报告：脑膜膨出伴出血，颅骨发育不全，肺扩张不全，肝脾瘀血，心肌水样变性，肾曲管细胞肿胀，胎盘绒毛充血、有炎症。实验室检查：胎儿肝、脾和肺组织印片均未查见虫体。产妇血清检测弓形虫抗体 IHA（－），IFA1：50（＋）。病原分离：在分娩后当天取死胎脑脊液约 1 mL 腹腔接种健康 CFW 小鼠，盲目传代 3 次，在小鼠腹腔液中查见有大量弓形虫速殖子。

一、病原体

弓形虫的生长发育过程包括在终宿主猫科动物内的有性生殖和中间宿主内的无性生殖，可分为 5 个阶段：滋养体（包括速殖子和缓殖子）、包囊、裂殖体、配子体和卵囊，临床上有诊断价值的为速殖子（假包囊）和包囊。滋养体、包囊和卵囊是感染阶段，速殖子（假包囊）是致病阶段。

二、流行病学特点

该病为动物源性疾病，分布于全世界各地区，许多哺乳动物（约 14 种）、鸟类是该病的重要传染源，人群感染也相当普遍。据血清学调查，人群抗体阳性率为 25％—

50%。我国为 5%—20%，多数属隐性感染。家畜的阳性率可达 10%—50%，常形成局部暴发流行，严重影响畜牧业发展，亦威胁人类健康。

（一）传染源

随粪便排出弓形虫卵囊的猫科动物是最重要的传染源，其次为感染弓形虫的其他哺乳动物、鸟类等温血动物。弓形虫可通过胎盘感染胎儿，故受感染的母亲也是传染源。

（二）传播途径

弓形虫病的传播可通过胎盘和输血，造成人－人传播；猫粪中的卵囊污染食物、水源，人因生食或半生食含有弓形虫速殖子或包囊的动物肉，造成弓形虫病的动物－人传播；动物间相互残食，或猫科动物粪中卵囊污染环境，造成弓形虫在动物间相互传播。

（三）易感人群

人群普遍易感，尤其是胎儿、婴幼儿、饲养或接触猫狗等宠物者、动物饲养员、屠宰工以及各种免疫功能低下或缺陷者。

三、临床表现

（一）潜伏期

摄入未煮熟肉类感染发病的潜伏期为 10—23 天，通过猫科动物传染的潜伏期为5—20 天。

（二）主要症状与体征

弓形虫感染有先天性和获得性两种途径。妇女在妊娠期感染弓形虫后多数可造成胎儿先天性感染，一般婴幼儿期常不出现明显临床症状和体征。当各种原因造成免疫功能低下时，儿童期可呈现中枢神经系统损害表现，成人期可出现视网膜脉络膜炎等。妇女妊娠初期感染弓形虫后少数可出现流产、早产、死产或畸形，妊娠中晚期感染弓形虫可造成胎儿出生后有脑、眼、肝、心、肺等部位的病变或畸形。

免疫功能正常者获得性感染弓形虫后，多数不出现明显临床症状和体征，为隐性感染。当免疫功能低下或缺陷时，弓形虫可侵犯人体各个器官而引起相应严重的临床表现，如弓形虫脑病、弓形虫眼病、弓形虫肝病、弓形虫心肌心包炎、弓形虫肺炎等。

（三）临床分型

1. 弓形虫感染

免疫功能正常者感染弓形虫后，包囊可长期寄生于中枢神经系统或横纹肌内，临床上多无明显症状和体征，仅弓形虫病原学检测阳性。

2. 弓形虫脑病

临床上表现为脑炎、脑膜炎、脑膜脑炎、癫痫、精神异常等，可出现头痛、眩晕、谵妄、肌痛、淋巴结肿大等，脑脊液中可查见弓形虫速殖子。

3. 弓形虫眼病

主要为复发性、局限性、坏死性视网膜脉络膜炎，临床上表现为视力模糊、眼痛、畏光、盲点和流泪等。眼底表现为后极部视网膜水肿，黄斑渗出性病灶。新鲜病灶边界模糊，青灰色，轻度隆起，周围有视网膜出血；陈旧性病灶为卫星状散在白色圆形斑块及色素斑，或黄斑部色素上皮脱落。

4. 弓形虫肝病

弓形虫破坏肝细胞引起肝实质炎症浸润和局部坏死，临床上表现为食欲减退、肝区疼痛、腹水、轻度黄疸、肝硬化、脾肿大等，病程长，易复发。

5. 弓形虫心肌心包炎

临床上可出现发热、腹痛、扁桃体炎、眼睑浮肿等，常无明显心脏异常症状，也可出现心悸、颈静脉怒张、胸痛、呼吸困难等，偶可闻及心包摩擦音。重者可出现胸前或胸骨后钝痛、锐痛，疼痛向颈部和肩部放射，如不及时治疗可出现心力衰竭。

6. 弓形虫肺炎

临床上表现有咳嗽、咳痰、胸痛、气短、肺部啰音等，X线检查有炎症浸润灶。肺部病变多合并巨细胞病毒和细菌感染，呈间质性和小叶性肺炎表现。

7. 其他

妇女妊娠初期感染弓形虫可通过胎盘屏障，常使胎儿发生广泛病变而导致流产、早产、死产等，可见无脑儿、脑积水、小头畸形、小眼畸形、智力发育不全等，成为人类先天性感染中较为严重的疾病之一。

四、实验室检验

（一）病原学检查

病原学检查时可取脑脊液、腹水、胸水、羊水、骨髓、血液等体液或可疑的病变组织，做涂片染色或组织切片，经吉氏染色或组织切片找到速殖子可确诊为急性感染。用银染色检查包囊，或用过碘希夫染色缓殖子反应呈强阳性可诊断为慢性感染。涂片或切片标本中找到虫体虽可立即做出弓形虫感染诊断，但阳性率较低。采用上述标本做动物接种，细胞培养，分离出弓形虫可确诊感染。

（二）免疫学检查

可采用间接荧光抗体试验（IFA）、酶联免疫吸附试验（ELISA）等免疫学检测方法检测血清中弓形虫特异性的 IgG、IgM 和 IgA 抗体，或采用 ELISA 检测人血清样品中弓形虫循环抗原（CAg）阳性。

（三）分子生物学检查

近年来将 PCR 技术和 DNA 探针技术应用于检测弓形虫感染，具有灵敏、特异、早期诊断的意义，并开始试用于临床。

五、诊断

可依据 WS/T 486—2015《弓形虫病的诊断》进行诊断。

（一）弓形虫感染

无明显的临床症状和体征，但病原学检测（染色镜检和动物接种）检测结果阳性。

（二）疑似病例

符合该病的流行病学特点和临床表现。

（三）临床诊断病例

疑似病例，且抗体检测、抗原检测和核酸检测任意一项检测结果阳性。

（四）确诊病例

符合该病的流行病学特点和临床表现，且病原学检查结果阳性。

六、治疗原则

对于感染弓形虫的孕妇，尚无理想的治疗方法。妊娠早期可考虑终止妊娠，孕期 5 个月以上者用阿奇霉素、乙酰螺旋霉素等治疗，可降低胎儿感染率，但并不能直接阻断垂直传播。乙胺嘧啶和磺胺类药物对胎儿有损害，孕妇不宜使用。目前国内推荐以下治疗方案。

（一）免疫功能正常者

1. 磺胺嘧啶

80 mg/（kg·d），分3—4次口服，首次加倍，15天为一疗程（或复方磺胺甲噁唑2片/天，分2次服，首次加倍，15天为一疗程）。乙胺嘧啶：25 mg/d，分2次服，首次加倍，15天为一疗程。

2. 螺旋霉素

3—4 g/d，分3次服，20天为一疗程，可与磺胺药联合应用（用法同前）。

3. 阿奇霉素

5 mg/（kg·d），分4次服，首次加倍，10天为一疗程，可与磺胺药联合应用（用法同前）。

4. 克林霉素

10—30 mg/（kg·d），分3次服，10—15天为一疗程，可与磺胺药联合应用（用法同前）。

以上疗法，一次治疗后可根据病情需要，间隔5—7天后再用1—2个疗程。

（二）免疫功能低下者

上述各种用药方案的疗程时间较前延长一倍，不低于2个疗程。可同时加用γ-干扰素治疗。

（三）孕妇

螺旋霉素（或克林霉素），用药方法同免疫功能正常者，妊娠早期感染建议用2个疗程。

阿奇霉素，妊娠早期感染建议用2个疗程，妊娠中晚期者可用1个疗程。

（四）新生儿

可采用螺旋霉素（或乙胺嘧啶）+磺胺嘧啶治疗，或阿奇霉素治疗，用法参照免疫功能正常者。

（五）眼弓形虫病

磺胺类药物+乙胺嘧啶（或螺旋霉素），疗程至少1个月。克林霉素，300 mg/d，分4次服，至少连服3周。炎症累及黄斑区者加用肾上腺皮质激素。

（六）治疗弓形虫病应注意的问题

宜联合用药，用药量及疗程应规范；应密切注意药物的毒副作用，孕妇用药应更慎重；不宜以弓形虫IgG抗体效价的下降作为考核疗效的标准。

七、预防和控制

加强饮食卫生管理，强化肉类食品卫生检疫制度。教育群众不吃生的或半生的肉、蛋、奶制品。劝告孕妇不要养猫，不要接触猫、猫粪，不要让猫舔手、脸及食具等，不食用生肉，要定期做弓形虫常规检查，以减少先天性弓形虫病的发生。大力开展卫生宣传教育，增强对弓形虫危害和预防知识的了解。加强对家畜、家禽和可疑动物的监测、隔离。

第十四节　异尖线虫病

患者，女，68 岁，韩国釜山人，2002 年 5 月到高神大学医院急诊。患者在吃了生的凤尾鱼 1 个小时后出现呕吐和上腹部的疼痛症状，5 个小时后求诊，主述上腹部剧烈疼痛和胸痛、呕吐，随后陷入昏迷。血细胞计数、血液和尿样化学检查、EKG均正常。胃内镜检查发现在胃中部大弯处和底部有 4 条线状虫体钻入胃黏膜，第二天内镜检查又在胃上部大弯处发现 1 条虫体。胃黏膜弥漫性充血。取出虫体固定后镜检，确定是简单异尖线虫第三期幼虫。患者在取出虫体和支持治疗后恢复健康。

一、病原体

异尖线虫第三期幼虫寄生于海鱼或海产软体动物的肌肉、肠黏膜、肝脏及腹腔内，是异尖线虫病的致病病原体。

二、流行病学特点

异尖线虫分布十分广泛，世界各大水域的多种鱼体均受其感染。我国沿海鱼类调查显示，异尖线虫幼虫感染的鱼种较多，我国的北部湾、东海、黄海、渤海、辽宁及黑龙江的鱼类共 56 种受到异尖线虫幼虫的感染。我国市售海鱼中，发现鲐鱼、小黄鱼、带鱼等小型鱼体肌肉或器官组织内的异尖线虫感染率高达 100%。发现人体病例的国家有日本、荷兰、丹麦等 20 多个国家。我国尚未发现异尖线虫人体病例，可能与生吃海鱼少和漏诊、误诊有关。人的感染主要是由于食入了含有活的异尖线虫第三期幼虫的海鱼或海产软体动物而引起的。

三、临床表现

异尖线虫病临床表现的轻重程度与虫体感染数量、侵犯部位和宿主反应的不同有关。轻者仅有胃肠不适，重者表现为在进食后数小时上腹部突发剧痛伴恶心、呕吐、腹泻等症状，纤维胃镜可见胃黏膜水肿、出血、糜烂、溃疡，晚期患者可见胃肠壁上有肿瘤样物，病理特点是以黏膜下层为中心的伴有大量嗜酸性粒细胞浸润的脓肿或瘤样肿物，肿物内可见虫体断片、角皮或肠管等。对于慢性病例呈顽固的上腹部疼痛、恶心和呕吐，可以持续几周甚至更长。肠异尖线虫病多发生在食鱼生后 1—5 天。其表现为下腹部剧痛、恶心、呕吐和腹胀，但与急性阑尾炎不同，压痛范围广但无肌紧张，白细胞明显升高，但很少嗜酸性粒细胞增多，有时可见到浅黄色的腹水。

异尖线虫幼虫除在胃肠外，还可在腹腔、泌尿系统、皮下组织等处形成肿物，可引起消化道外异尖线虫病（又称异位性异尖线虫病）、食管异尖线虫病。另外也有一些异常症状的报道如荨麻疹、肺功能紊乱、急性水肿、多涎或多关节炎。人体如再次受异尖线虫幼虫侵入旧感染处可能发生强烈的变态反应，称"Arthus"现象。

四、实验室检验

（一）纤维胃镜检查

从胃内检获虫体或其残余部分可诊断。虫体多在胃大弯侧发现，通过胃镜可观察胃黏膜的水肿、发红、糜烂程度，并可观察虫体钻入部位及其在胃内的活动情况。

（二）影像学检查

胃异尖线虫的 X 线特征主要呈纵向胃壁皱折肿胀，有时可见幼虫本身呈线状的阴影。对于肠异尖线虫病，钡餐后肠 X 线征为钡剂行进呈分节状，患部可见锯齿状或短棒状阴影，患部上方的肠管有较强的扩张，其中滞留的钡剂可见颗粒状阴影。

（三）血液及血清学检查方法

血象嗜酸性粒细胞会在感染后 8—15 天升高。用体外培养的幼虫分泌排泄物作抗原检测患者血清中的特异性抗体，是该病的重要辅助诊断方法。

五、诊断

异尖线虫病以胃肠道症状为主，结合饮食史和实验室检查结果进行诊断。

六、治疗原则

异尖线虫病的治疗目前尚无特效药物。对确诊病例应尽可能早期取出虫体，对难以找到虫体的患者可用阿苯达唑，并辅以抗感染和抗过敏药进行治疗。

七、预防和控制

改变不良的饮食习惯，不生吃或半生吃海鱼，将鱼烹熟后食用是预防异尖线虫病最有效的方法。食品安全管理部门应加强海产品的检测和规范海产品生产的食品安全管理。

第十五节　棘颚口线虫病

患者，男，37岁。左胸部皮疹伴疼痛1周，1996年7月到上海某医院皮肤科就诊。就诊2天前左胸部数次轻度钝痛，红色皮疹起于左侧肋缘部，每天向上蔓延约3—4 cm。主诉1个月前曾生食鱼片。检查见胸部弯曲的线状红斑及色素沉着，末端为红色丘疹，初疑似皮肤病。查末梢静脉血，嗜酸性粒细胞占9%，行末端皮疹切除术，病理切片见嗜酸性粒细胞浸润，未见虫体。切除后第二天，患者发现红色线状皮疹继续延伸，并见尖顶状突起，挑破皮肤见一针头大小、疑似虫体的小黑点，取出送至中国疾病预防控制中心寄生虫病预防控制所鉴定。光学显微镜观察：虫体长2.74 mm，前部头球上有4环小钩排列，口周有1对肉质唇，每环头钩数自前向后排列，虫体体表有横纹及被有微棘，有4个肌质的管状颈囊，各自开口于头球的气室中。经虫体形态鉴定，确定其为棘颚口线虫第三期幼虫。

一、病原体

棘颚口线虫第三期幼虫寄生于其第二中间宿主（淡水鱼类）的肌肉内，是棘颚口线虫病的致病病原体。

二、流行病学特点

该病主要分布在亚洲和中南美洲，如日本、泰国、越南、巴基斯坦、尼泊尔、印度、孟加拉、缅甸、柬埔寨、老挝、菲律宾、印度尼西亚、斯里兰卡、马来西亚、以色列、巴勒斯坦、俄罗斯、墨西哥和中国等。我国的病例主要分布于浙江、江苏、安徽、湖南、湖北、山东、河南、广东、海南、台湾、陕西、福建、上海、黑龙江、北京、河北、广西等省市区。

人体感染主要途径是经口感染，常通过生食或半生食含第三期幼虫的淡水鱼肉、鸡肉、鸭肉和猪肉而感染，但也有经皮肤或经胎盘感染的病例报道。

三、临床表现

人不是棘颚口线虫的适宜终宿主，虫体侵入人体后一般不能发育成熟，而以幼虫的形式在人体内移行，可累及多个器官和组织，损害部位极为广泛。按照引起的病变部位的不同可分为皮肤型和内脏型。

（一）皮肤型

幼虫在皮肤的表皮和真皮或皮下组织形成隧道，引起皮肤幼虫移行症，表现出全身各部位的匐行疹或间歇性出现的皮下游走性包块，局部皮肤表面稍红，有灼热感和水肿，可有痒感，疼痛不明显。

（二）内脏型

各脏器包括肺、气管、胃肠道、尿道、子宫、阴茎、眼、耳、脑和脊髓等，其临床表现随寄生部位不同而异，除了出现间歇性移行性肿块、局部水肿和疼痛外，一般损害部位会出现急、慢性炎症，有大量嗜酸性粒细胞、浆细胞、中性粒细胞和淋巴细胞积聚，也常并发出血、组织坏死和纤维化形成等。幼虫进入脑、眼的比例很高，并以出现嗜酸性粒细胞增多性脑脊髓炎的后果最为严重。

四、实验室检验

（一）血液检查

颚口线虫病人通常显示嗜酸性粒细胞增多，范围在 10%—96% 之间，少数病例还可有轻度或中度的白细胞增多。病人血清 IgE 增高，可高达健康人的 10 倍。

（二）病原学检查

人体颚口线虫病皮肤型以外科手术取得虫体鉴定而确诊。第三期幼虫头球上的 4 列小钩数目和形态，颈乳突和排泄孔的位置以及体棘的环列数是鉴别虫种的重要依据。

（三）免疫诊断

部分皮肤型和多数内脏型患者不能检获虫体，因此需借助免疫学方法，检查患者血清或脑脊液，测定其特异性抗体以辅助诊断。

五、诊断

由于棘颚口线虫感染人体后不能发育到成虫，所以该病的诊断除依靠检查在皮肤、内脏移行或自动排出的虫体外，更重要的是依靠询问病史、结合临床症状体征、血液嗜酸性粒细胞增多和血清免疫学检查等进行综合判断。

六、治疗原则

人体颚口线虫病的治疗目前没有特效药物，阿苯达唑和伊维菌素可能有一定的治疗效果。对于寄生部位明确的患者，特别是皮肤型患者首选外科手术取出虫体。对于出现匐行疹的病人，可切除虫体移行终端针尖般大小的丘疹以达到治愈的目的。眼部感染应及时手术取出虫体，以免影响视力恢复，特别是中枢神经系统的患者，应在虫体引起严重病变前，尽可能在短时间内进行有效的化疗处理。

七、预防和控制

加强卫生宣传教育，不断提高人们的自我防病意识，不吃生的或不熟的淡水鱼、蛙、蛇、鸡、鸭、猪等动物的肉。此外，在发现淡水鱼自然感染该虫的地区，应加强对猫、狗、猪等的普查和管理。

练习题

1.卫氏并殖吸虫的第二中间宿主是（　　　　）。

A.溪蟹、蝲蛄

B.淡水鱼及淡水虾

C.淡水螺

D.蛇和蛙

2.下列有关卫氏并殖吸虫感染人体方式的描述中，属于错误的是（　　　　）。

A.饮含囊蚴生水

B.吃未煮熟的蝲蛄

C.吃未煮熟的淡水鱼

D.吃未煮熟的溪蟹

3.卫氏并殖吸虫病常见的临床表现是（　　　　）。

A.阻塞性黄疸

B.肠功能紊乱

C.过敏性皮炎

D.低热、咳嗽、咳铁锈色痰、胸痛

4.卫氏并殖吸虫病的主要病原学诊断方法有（　　　　）。

A.痰液查童虫

B.十二指肠引流查虫卵

C.尿液查虫卵

D.痰液或粪便查虫卵

5.人既可以作为中间宿主，又可以作为终宿主的寄生虫是（　　　　）。

A.牛带绦虫

B.猪带绦虫

C.华支睾吸虫

D.血吸虫

6.在肌肉中可以查到的寄生虫是（　　　　）。

A.蛔虫

B. 旋毛虫

C. 华支睾吸虫

D. 血吸虫

7. 下列各种方法中，可以确诊旋毛虫病的是（　　　）。

A. 粪便自然沉淀法找成虫

B. 肌肉组织活检法找幼虫囊包

C. 血液检查旋毛虫

D. 改良加藤厚涂片法查虫卵

8. 因食入未煮熟的淡水鱼而感染的寄生虫病是（　　　）。

A. 血吸虫病

B. 肺吸虫病

C. 华支睾吸虫病

D. 绦虫病

9. 猪囊尾蚴与牛囊尾蚴的鉴别依据之一是（　　　）。

A. 囊体的形态

B. 头节的长短

C. 囊体的大小

D. 顶突和小钩的有无

10. 槟榔－南瓜子合剂对下列哪种寄生虫有驱虫作用？（　　　）

A. 猪带绦虫

B. 肺吸虫

C. 肝吸虫

D. 弓形虫

11. 预防华支睾吸虫病的有效措施是（　　　）。

A. 不食未熟的淡水鱼类

B. 不饮生水

C. 治疗病人及带虫者

D. 防止媒介昆虫叮咬

12. 下列诊断方法中，不能用于确诊华支睾吸虫病的是（　　　）。

A. 加藤厚涂片法

B. 粪便水洗沉淀法

C. 十二指肠引流法

D. 间接血凝法

13. 人体感染华支睾吸虫的方式为（　　　）。

A. 经口感染

B. 经皮肤感染

C. 经媒介昆虫叮咬感染

D. 经输血感染

14. 华支睾吸虫成虫寄生于人体的部位是（　　　）。

A. 小肠

B. 肠系膜静脉

C. 腹腔

D. 肝胆管

15. 华支睾吸虫对人体的危害主要是（　　　）。

A. 引起内脏幼虫移行症

B. 引起胆结石

C. 引起肝损害

D. 引起胰腺炎

16. 华支睾吸虫的主要保虫宿主为（　　　）。

A. 牛

B. 家禽

C. 猫、狗

D. 羊

17. 卫氏并殖吸虫的感染阶段是（　　　）。

A. 尾蚴

B. 毛蚴

C. 六钩蚴

D. 囊蚴

18. 感染广州管圆线虫是因为食入了该虫生活史中的何种生物体？（　　　）

A. 虫卵

B. 第一期幼虫

C. 第二期幼虫

D. 第三期幼虫

19. 蓝氏贾第鞭毛虫的生活史中有（　　　）。

A. 大滋养体

B. 小滋养体

C. 包囊

D. 滋养体和包囊卵囊

20. 有一例 32 岁牧民患牛带绦虫病，此患者有吃生牛肉的习惯，驱虫后，排出一条完整虫体，症状消失，连续观察 3 个月无节片排出。6 个月后，又有节片排出，其原因可能是（　　　）。

A. 食用了未煮熟的淡水鱼

B. 食用了生的或不熟的含囊尾蚴的牛肉

C. 食入未煮熟的石蟹

D. 误食被虫卵污染的食物

21. 青年一年前背部有一反复发作的硬结，发作时疼痛、奇痒，有虫爬感。局部红肿，有少量分泌物，可扪及大小不等的串状物，初步诊断为裂头蚴病。询问病史时应注意以下哪一点？（　　　）

A. 粪便中排出虫体节片

B. 曾食未熟猪肉

C. 曾食未熟石蟹

D. 伤口敷蛙肉病史

22. 感染阶段是裂头蚴的绦虫是（　　　）。

A. 猪带绦虫

B. 牛带绦虫

C. 多房棘球绦虫

D. 曼氏迭宫绦虫

23. 旋毛虫的感染阶段是（　　　）。

A. 丝状蚴

B. 虫卵

C. 新生幼虫

D. 肌幼虫

24. 旋毛虫幼虫在宿主内寄生的部位是（　　　）。

A. 小肠

B. 回盲部

C. 横纹肌

D. 肝脏

25. 旋毛形线虫的感染方式为（　　　）。

A. 经口

B. 经皮肤

C. 输血

D. 媒介昆虫叮咬

26. 一尸检病例见肝脏轻度肿大，从切面可见胆管扩张、管壁增厚，轻轻挤压肝脏，可见一扁平、似柳叶状、大小（10—25）mm×（3—5）mm 的虫体自胆管中排出，考虑是（　　　）。

A. 卫氏并殖吸虫

B. 斯氏狸殖吸虫

C. 日本血吸虫

D. 华支睾吸虫

27. 患者，男，32 岁，在背部皮下发现直径为 0.5—1.5cm 大小的结节，约有 30 个，结节为圆形，硬度似软骨，无压痛，活动度好。3 个月后该患者又发生头痛、癫痫，他可能患的是（　　　）。

A. 猪带绦虫病

B. 牛带绦虫病

C. 囊尾蚴病

D. 棘球蚴病

28. 患者，男，24 岁，内蒙古海拉尔人，牧民，平时喜食猪、牛肉。夏天在放牧时感觉肛门痒，随后自觉有东西自肛门逸出，在裤脚下发现一白色宽面条样、1 寸长、会动的东西。将其送入医院检查，经压片镜检，子宫分支数在 15—30 支，该患者可能患的是（　　　）。

A. 猪带绦虫病

B. 牛带绦虫病

C. 囊尾蚴病

D. 棘球蚴病

练习题答案

1.A；2.C；3.D；4.D；5.B；6.B；7.B；8.C；9.D；10.A；11.A；12.C；13.A；
14.D；15.C；16.C；17.D；18.D；19.D；20.B；21.D；22.D；23.D；24.C；25.A；
26.D；27.C；28.B

参考文献

［1］陈家旭.食源性寄生虫病[M].北京：人民卫生出版社，2009.

［2］汪天平.人兽共患寄生虫病[M].北京：人民卫生出版社，2009.

［3］朱淮民.机会性寄生虫病[M].北京：人民卫生出版社，2009.

［4］诸欣平，苏川.人体寄生虫学[M].8版.北京：人民卫生出版社，2013.

［5］关玲敏，郑峰，添冬梅.猪带绦虫病伴囊虫病1例报告[J].中外健康文摘，2007，
4（5）：522.

［6］宫玉香.我国肺胸阿米巴病：附2例报告[J].青岛大学医学院学报，2003，39
（1）：93-94.

［7］何站英，贾蕾，黄芳，等.北京市一起广州管圆线虫暴发疫情调查[J].中国公共
卫生，2007，23（10）：1241-1242.

［8］倪庆翔，郑剑，姚立农，等.浙江省温州市牛带绦虫感染1例[J].中国寄生虫学
与寄生虫病杂志，2017，35（5）：471.

［9］孙德兰，王长昶，刘薇薇.华支睾吸虫病一例[J].中国消化病杂志，2003，23
（6）：331.

［10］王春泉，吴方伟，王兴荣，等.云南省澜沧县一起旋毛虫病暴发的调查[J].中国
热带医学，2013，13（11）：1433-1434.

［11］张学妹，常正山，陈韶红，等.人体棘颚口线虫III期幼虫感染一例[J].中国寄
生虫学与寄生虫病杂志，2002，20（1）：44.

［12］周如刚.胆道布氏姜片虫寄生1例[J].中国普通外科杂志，2003，12（7）：
493.

[13] MAC KENZIE W R, HOXIE N J, PROCTOR M E, et al. A massive outbreak in Milwaukee of Cryptosporidium infection transmitted through the public water supply[J]. N Eng J Med, 1994, 3（3）: 161-167.

[14] PORTER JD, GAFFNEY C, HEYMANN D, et al. Food-borne outbreak of Giardia lamblia[J]. Am J Public Health, 1990, 80（10）: 1259-1260.

（张玲玲）

第七章
化学性食源性疾病

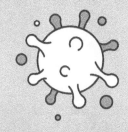

第一节　亚硝酸盐中毒

2008 年 3 月 18 日，郑州市中原区某酒楼正在进行开业前的岗前培训。参加培训人员中午进食炸酱面，炸酱面卤中含肉沫、红萝卜丁、豆腐丁等。13：30 开饭，进餐后约 10 分钟，就餐人员陆续出现恶心、呕吐、心慌、胸闷、头晕、乏力、视物模糊、口唇青紫等中毒症状；13：50，就餐人员刘某（女，24 岁）出现昏迷，随即送到医院抢救，其他中毒人员先后被送往医院进行救治。本次中毒共有 27 人，中毒人员分别被送往郑州市中医院和市中心医院，两家医院根据患者临床表现怀疑为亚硝酸盐中毒，及时用特效药物"美蓝"进行治疗，使 27 名中毒患者全部治愈，无死亡病例。

一、致病因子

常见的亚硝酸盐有亚硝酸钠和亚硝酸钾，一般是指亚硝酸钠，为白色或嫩黄色结晶，呈颗粒状粉末，无臭，味咸涩，易潮解，易溶于水，外表和味道与食盐相似。在工业生产中，主要用于染织业，建筑工地多用作防冻剂，食品工业中常用于肉类食品的发色和食品防腐。

亚硝酸盐具有很强的毒性，其生物半衰期为 24 小时，摄入 0.3—0.5 g 即可引起中毒，1—3 g 可致人死亡。亚硝酸盐摄入过量会使血红蛋白中的 Fe^{2+} 氧化为 Fe^{3+}，使正常血红蛋白转化为高铁血红蛋白，失去携氧能力导致组织缺氧。另外，亚硝酸盐对周围血管有麻痹作用，可松弛小血管平滑肌，使血管扩张，血压下降。

二、流行病学特点

亚硝酸盐食物中毒全年均有发生，多数由于误将亚硝酸盐当作食盐食用而引起食物中毒，也有食入含有大量硝酸盐、亚硝酸盐的蔬菜而引起的食物中毒，多发生在农村或集体食堂，尤其是建筑工地食堂发生较多。

（一）意外事故中毒

亚硝酸盐价廉易得，外观上与食盐相似，容易误将亚硝酸盐当作食盐食用而引起中毒。

（二）食品添加剂滥用中毒

亚硝酸盐是一种食品添加剂，不但可使肉类具有鲜艳色泽和独特风味，而且还具有较强的抑菌效果，所以在肉类食品加工中被广泛应用。食用亚硝酸盐过量的肉类制品可引起食物中毒。

（三）食用含有大量硝酸盐、亚硝酸盐的蔬菜而引起中毒

在叶菜类蔬菜中含有较多的硝酸盐。蔬菜中的硝酸盐在一定条件下，还原成亚硝酸盐，当蓄积到较高的浓度时，食用后就能引起中毒。新腌制的蔬菜，在腌制2—4天时亚硝酸盐含量增加，7—8天时最高。另外，贮存过久的蔬菜、腐烂的蔬菜、煮熟后放置过久的蔬菜亚硝酸盐含量均会增高。当胃肠功能紊乱、贫血、患肠道寄生虫病及胃酸浓度降低时，胃肠道中的亚硝酸盐还原菌大量繁殖，如果同时大量食用亚硝酸盐含量较高的蔬菜，即可使肠道内亚硝酸盐形成速度过快或数量过多，以致机体不能及时将亚硝酸盐分解为氨类物质，从而使亚硝酸盐大量吸入体内导致中毒。

（四）饮用含硝酸盐较多的井水中毒

个别地区的井水含硝酸盐较多（一般称为"苦井"水），用这种水煮饭，如存放过久，硝酸盐在细菌的作用下可被还原成亚硝酸盐。

三、临床表现

（一）潜伏期

亚硝酸盐中毒发病急，潜伏期短，一般在10—20分钟后即出现中毒症状。大量食用含亚硝酸盐的青菜，一般在食用后1—3小时出现症状，长的可达20小时。

（二）症状

中毒的主要症状为口唇、指甲以及全身皮肤出现青紫等组织缺氧表现，也称为"肠原性青紫症""紫绀症"。病人自觉症状有头晕、头痛、无力、乏力、胸闷、心率快、嗜睡或烦躁不安、呼吸急促，并有恶心、呕吐、腹痛、腹泻，严重者昏迷、惊厥、大小便失禁，可因呼吸衰竭导致死亡。皮肤青紫是该病的特征，除了口唇及指甲青紫外，严重者眼结膜、手足及全身皮肤青紫，血液亦呈深棕色。轻者高铁血红蛋白

在 10%—30%，重者高铁血红蛋白往往超过 50%。

四、实验室检验

一是检测亚硝酸盐。可能导致中毒的食物，中毒病人的呕吐物、胃内容物是首选样品。亚硝酸盐的定量测定方法按照 GB 5009.33—2016《食品安全国家标准 食品中亚硝酸盐与硝酸盐的测定》进行。二是检测血液中高铁血红蛋白。

五、诊断

（一）流行病学调查资料

患者有进食腐烂变质的蔬菜、腌制不久的咸菜或存放过久的蔬菜史，或有食用亚硝酸盐过高的腌肉等食物、误将亚硝酸盐当作食盐烹调的食物史。

（二）临床表现

以高铁血红蛋白症为主的全身中毒症状，口唇及指甲青紫，严重者眼结膜、手足及全身皮肤青紫。

（三）实验室检查

血中高铁血红蛋白含量超过 10%。剩余食物或呕吐物中检出亚硝酸盐并且含量过高，超过食品中亚硝酸盐限量标准。

六、治疗原则

轻症中毒一般不需治疗，重症中毒要及时抢救和治疗。

（一）尽快排出毒物

采用催吐、洗胃和导泻的办法，尽快将胃肠道还没有吸收的亚硝酸盐排出体外。

（二）及时应用特效解毒剂

主要应用解毒剂亚甲蓝（又称美蓝）。亚甲蓝用量为每次 1—2 mg/kg 体重。通常将 1% 的亚甲蓝溶液以 25%—50% 葡萄糖 20 mL 稀释后，缓慢静脉注射。1—2 小时后如青紫症状不退或再现，可重复注射以上剂量或半量。亚甲蓝也可口服，剂量为每次 3—5 mg/kg 体重，每 6 小时一次或一日三次。同时补充大剂量维生素 C，有助于高铁血红蛋白还原成亚铁血红蛋白，起到辅助解毒作用。亚甲蓝的用量要准确，可少量多次使用。因亚甲蓝具有氧化剂和还原剂双重作用，过量使用时，体内的还原型辅酶Ⅱ不能把亚甲蓝全部还原，从而发挥其氧化剂的作用，不但不能解毒，反而会加重中毒。

七、预防和控制

（一）加强食堂管理

加强对集体食堂尤其是学校食堂、工地食堂的管理，避免误食。食品药品监管总局（2018年第18号）关于餐饮服务提供者禁用亚硝酸盐、加强醇基燃料管理的公告：禁止餐饮服务提供者采购、贮存、使用亚硝酸盐（包括亚硝酸钠、亚硝酸钾），严防将亚硝酸盐误作食盐使用加工食品。

（二）严格食品添加剂的使用

肉类食品企业要严格按照国家食品添加剂使用标准（GB 2760—2014）规定添加亚硝酸盐，肉制品中硝酸盐（包括硝酸钠、硝酸钾）使用量不得超过 0.5 g/kg，最终残留量（以亚硝酸钠计）不得超过 30 mg/kg。亚硝酸盐（包括亚硝酸钠、亚硝酸钾）使用量不得超过 0.15 g/kg，最终残留量（以亚硝酸钠计）不同食品的要求不同，但大多不得超过 30 mg/kg。

（三）尽量食用新鲜蔬菜

保持蔬菜的新鲜，勿食存放过久或变质的蔬菜；剩余的熟蔬菜不可在高温下存放过久；腌菜时所加盐的含量应达到 12% 以上，至少需腌渍 15 天以上再食用。

（四）不饮用含有大量亚硝酸盐的水

不饮用含有大量亚硝酸盐的水，如放置时间过长（2—3 天）的温开水，经过反复煮沸的残留开水，蒸过馒头、饭、肉等食物的蒸锅水，有苦味的井水。

第二节 有机磷食物中毒

2003 年 1 月 16 日，某铁路工程（集团）电务工程物资公司 17 名职工在单位职工食堂进餐 30 分钟后，陆续发生恶心、呕吐、头晕、腹痛、腹泻、四肢无力等，临床诊断为有机磷中毒。病人经输液、注射阿托品及解磷定等治疗，症状逐渐缓解。全部病人于一周内康复出院，无死亡病例。

一、致病因子

有机磷农药，大多呈油状或结晶状，色泽由淡黄色至棕色，挥发性较强，难溶于水，易溶于有机溶剂，在自然环境中容易分解，进入生物体内易被酶分解，不易蓄积。有机磷农药种类很多，如对硫磷、内吸磷、甲拌磷、乙拌磷、硫特普、磷胺、敌敌畏、甲基对硫磷、甲基内吸磷、敌百虫、乐果、马拉硫磷、二溴磷、杀螟松等。

二、流行病学特点

有机磷类农药进入人体，包括进食污染有机磷酸酯类杀虫剂的食物，误把有机磷酸酯类杀虫剂当作食品或调料烹调的食物，用装过有机磷酸酯类杀虫剂的容器盛装的酱油、酒、油等。可能污染的食品有谷物及其制品、大豆、蔬菜、水果、甜菜、食用菌等。

有机磷类农药中毒任何年龄均可发病。

三、临床表现

（一）潜伏期

一般在 30 分钟—2 小时以内发作。大量一次食入或吸入浓的毒物后，短的 3 分钟以内发病，量少则可以长达 12 小时。

（二）症状

全身无力、头痛、头晕、烦躁不安；多汗、流涎、恶心、呕吐、食欲不佳、腹痛、腹泻、视力模糊、血压上升、全身肌肉紧束感、胸闷、四肢发麻、瞳孔缩小、全身肌肉跳动。重者瞳孔缩小至针尖大，对光反射消失。有时肝肿大，心肌受损害，最后患者进入昏迷状态，全身抽搐，大小便失禁；呼吸困难、发绀、气管痉挛、分泌物极多，甚至发生肺水肿。死亡多见于中毒 9 小时后，常因呼吸衰竭、麻痹或循环衰竭所致。肺水肿也可能是导致死亡的主要原因。也有中毒后 3—15 天突然死亡者。急性中毒者体温可上升至 38℃左右，经 2—3 天恢复正常。严重中毒时往往体温下降。在急性重度中毒症状消失后 2—3 周出现迟发性神经炎。

（三）中毒分级

1. 急性轻度中毒

进食后短期内出现较明显的毒蕈碱样自主神经和中枢神经系统症状。全血或红细胞胆碱酯酶活性一般在 50%—70%。

2. 急性中度中毒

除上述症状外，出现肌束震颤等烟碱样表现，以及瞳孔缩小、轻度呼吸困难等。全血或红细胞胆碱酯酶活性一般在 30%—50%。

3. 急性重度中毒

除上述胆碱类兴奋的表现外，全血或红细胞胆碱酯酶活性一般在 30% 以下，如出现肺水肿、昏迷、呼吸衰竭、脑水肿情况之一，可诊断为重度中毒。

四、实验室检验

（一）血液检验

中毒者的全血胆碱酯酶活性测定，检验方法参见 GBZ 52。

（二）食物、呕吐物或胃内容物检验

食物、呕吐物或胃内容物、血液、尿液中有机磷农药含量测定方法参考 GB 23200.8、GB 23200.116、GB/T 20769。

五、诊断

（1）符合该病的流行病学特点和临床表现，从可疑食物中检出超过最大残留限量的有机磷农药或中毒者生物标本中检出有机磷农药，排除其他中毒的可能，可确诊。

（2）有明确的可疑食物进食史，符合该病的流行病学特点和临床表现，实验室检查全血胆碱酯酶活性低于 70%，排除其他中毒的可能，可确诊。

六、治疗原则

（一）清除毒物

迅速给予中毒者催吐、洗胃，以排除毒物。

（二）特效解毒药

特效解毒药有胆碱能神经抑制剂（如阿托品），胆碱酯酶复能剂（如解磷定、氯磷定、双复磷等）。轻度中毒者给予阿托品，中度或重度者，需要阿托品和胆碱酯酶复能剂两者并用。敌敌畏、乐果等中毒时，由于胆碱酯酶复能剂的疗效差，治疗应以阿托品为主。

（三）对症治疗，密切观察

对症治疗处理原则同内科。

急性中毒者临床症状消失后，应密切观察 2—3 天。

七、预防和控制

（一）对消费者建议

禁止用剧毒类农药灭虱蚊、苍蝇，禁止向人体或衣物上喷洒。哺乳期妇女最好不接触农药。禁用农药的包装袋放置粮食或衣物。禁食被农药毒死的牲畜及家禽。

发现可疑病人应立即送往医院救治。

谷物及蔬菜类要用清水泡，泡过了再用清水多冲几遍。

（二）给业界建议

食品中农药残留应严格遵守我国《食品安全国家标准 食品中农药最大残留限量》（GB 2763—2021）的规定。加强农药的管理，建立规章制度，宣传农药的知识，从源头上杜绝有机磷农药食物中毒。

第三节　甲醇中毒

2012 年 11 月 20 日，丘北县锦屏镇某水库工地发生一起食物中毒，同餐 12 人，饮酒 10 人，中毒 10 人，其中 1 人死亡。经积极治疗，11 月 23—25 日病情好转自动出院 7 人，2 人因甲醇中毒致视神经萎缩。事件判定为Ⅲ级突发公共卫生事件。经流行病学调查，结合临床症状以及实验室检验结果，判定为 1 起误食工业酒精（甲醇）所致的食物中毒。

一、致病因子

工业酒精（甲醇），非食用物质。甲醇广泛应用于医药、农药、染料、涂料、塑料、合成纤维、合成橡胶等生产，还用于溶剂和工业及民用燃料等。

二、流行病学特点

因酿酒工艺不当，或误将工业用酒精当白酒销售。另外，还出现过违法犯罪分子用工业用乙醇或纯甲醇兑制的假冒白酒。

甲醇很容易通过呼吸道、消化道或经皮肤吸收，并可根据人体水分分布迅速分布到各组织。任何年龄均可发病。

三、临床表现

（一）潜伏期

潜伏期为2—24小时（少数长达48—72小时）。口服纯甲醇中毒最短仅40分钟，同时饮酒或摄入乙醇潜伏期可延长。

（二）症状

饮用含有甲醇的酒可引致失明、肝病，甚至死亡。早期症状包括心跳加速、腹痛、上吐（呕）、下泻、无胃口、头痛、头晕、全身无力。严重者会神志不清、呼吸急速至衰竭，甲醇的代谢产物甲酸会聚集到眼部，损害视网膜，导致失明。而失明则是它最典型的症状。甲醇进入血液后，会使组织酸性变强，导致肾衰竭。最严重者会死亡。

（三）慢性影响

神经衰弱综合征，植物神经功能失调，黏膜刺激，视力减退等。皮肤出现脱脂、皮炎等。

四、实验室检验

检测可疑食物，中毒者的呕吐物、血液、尿液中甲醇含量，检验方法参见GB 5009.266—2016和《急性甲醇中毒事件卫生应急处置技术方案》。

五、诊断

（一）中毒分级

按 GBZ 53—2002 诊断及分级标准：

1. 轻度中毒

头痛、头晕、乏力，且伴有以下任一项者：①轻度意识障碍；②视乳头充血，视物、眼前闪光感，眼球疼痛；③轻度代谢酸中毒。

2. 重度中毒

有以下任一项者：①重度意识障碍；②严重意识障碍，甚至失明，光反射消失，可见眼底视神经萎缩；③严重代谢酸中毒。

（二）判定原则

符合该病的流行病学特点和临床表现，在可疑食物中检出较高浓度甲醇，或中毒患者的呕吐物或胃内容物或血液或尿液中检出甲醇，可确诊。

六、治疗原则

催吐、洗胃、导泻等急救措施；尽早给予一定量的乙醇；对症和支持治疗。

七、预防和控制

误食工业酒精，发生甲醇中毒时有发生。预防甲醇中毒重要的是向群众进行卫生知识宣传、普及食品安全和饮用酒安全的卫生知识。

（一）对消费者建议

消费者不要饮用私自勾兑和来源不明的散装白酒，以防甲醇中毒。发现可疑病人应立即送往医院救治。

（二）给业界建议

（1）各酒类生产经营单位必须按《食品安全法》及 GB 8951—2016《食品安全国家标准　蒸馏酒及其配制酒生产卫生规范》生产经营酒类食品，防止误食、误用工业酒精。

（2）各类甲醇和工业酒精生产、经销单位必须把甲醇作为一种特殊有毒有害化学品实施严格管理，确保甲醇产品按国家有关规定进行生产、销售和使用，严禁其以任何方式流入食用品市场；工业酒精和其他非食用酒精必须按标准和要求在包装容器上注有"不得食用"的警示标志。

第四节 有机锡中毒

2003 年 5 月 1 日起，某陶瓷厂工人陆续出现不同程度的头痛、头晕、疲乏、失眠等症状，无法正常工作。有患者 51 例平时均体健，食宿在工厂，所有患者在约 15 天前食用了装过四氯化碳的桶盛菜油；从患者吃剩的菜油中检出有机锡（三甲基氯化锡），而 2 份对照油则未检出有机锡；对该厂的生产原料、生产环境监测均未检出有机锡等有害物质，排除了有机锡及其他有毒物质职业性中毒的可能性。某市疾病预防控制中心及省职业病防治院调查后诊断为有机锡化合物急性中毒。

一、致病因子

有机锡化合物最初是作为 PVC 的稳定剂开发使用的，后来作为杀虫剂使用。到了 20 世纪 60 年代，有机锡的防污特性被发现后，有机锡特别是三丁基锡涂料的应用越来越广泛。有机锡具有高度或中度毒性。有机锡化合物可分为单锡型、二锡型、三锡型和四锡型。

二、流行病学特点

误食是导致有机锡化合物食物中毒的原因，任何年龄人群均可发病。

三、临床表现

（一）潜伏期

潜伏期一般为 1—5 天。潜伏期的长短与有机锡的品种、进入量、个体敏感性、原有健康状况有关。

（二）症状

有机锡化合物属剧烈神经毒物。轻者头痛、头晕、多汗；重者恶心、呕吐，大汗淋漓，排尿困难，抽搐，神经错乱，昏迷，呼吸困难等。有机锡品种较多，由于其对人体的作用不同，故其临床表现亦不尽相同。

四、实验室检验

食品中有机锡化合物含量按照 SN/T 4558—2016《出口食品中三环锡（三唑锡）和苯丁锡含量的测定》规定的方法测定。

五、诊断

有明确的可疑食物进食史，符合该病的流行病学特点和临床表现，从可疑食物中检出有机锡化合物，排除其他中毒的可能，即可确诊。

六、治疗原则

一般以急救措施和对症、支持治疗为主。误服者应立即催吐并送医院彻底洗胃。

七、预防和控制

（一）对消费者建议

禁食被有机锡农药杀菌剂毒死的牲畜及家禽。妥善保管有机锡农药，避免误食有机锡引起中毒。发现可疑病人应立即送往医院救治。

（二）给业界建议

三环锡作为农药可用作杀螨剂，在使用中应严格遵守 GB 2763—2021《食品安全国家标准 食品中农药最大残留限量》标准的规定，严禁超量使用。

对已经有机锡处理过的粮食（种子），应与未经处理的粮食分开，避免误食引起中毒。

第五节 有机汞中毒

20世纪50年代，因食用了被随工业废水排入水俣湾的甲基汞污染的水产品，日本暴发了震惊全球的"水俣事件"。日本1964年因昭和电工排放含汞废水导致位于阿贺野川河下游的新漏地区又出现了汞中毒的暴发。之后的40多年时间里，日本水俣湾和阿贺野川河两地因水俣病导致1700多人死亡。

一、致病因子

有机汞化合物的毒性较无机汞为大，病理上主要损害神经系统。

二、流行病学特点

有机汞化合物可经口摄入进入人体而引起汞中毒。长期食用被甲基汞污染水体中生长的鱼、贝类食物，可造成人体内甲基汞蓄积，超过一定阈值时引起以神经系统损伤为主的中毒表现。任何年龄均可发病。

三、临床表现

（一）潜伏期
急性中毒潜伏期0.5小时至数小时；亚急性中毒潜伏期短者10天，长者2个月。

（二）症状

1. 初期症状

患者出现头晕及胃肠道症状，如胃部不适、流涎、恶心、呕吐、腹痛、腹泻及食欲不振等。

2. 重症期症状

症状加重，神经精神症状可成为此期的突出表现。患者可出现发热、头痛、头晕、乏力、情绪激动、烦躁不安、失眠、记忆力减退等，还可出现脊髓、周围神经损害、皮肤损害和口腔炎等症状。个别患者有肾病综合征及肾小球肾炎。

四、实验室检验

食品中汞含量按 GB 5009.17 规定的方法测定。

五、诊断

有明确的可疑食物进食史，符合该病的流行病学特点和临床表现，尿汞检测超过 0.05 μmol/L，即可确诊。

六、治疗原则

（1）及时清除毒物，如洗胃、导泻。
（2）解毒治疗。驱汞治疗主要用于二巯基类金属解毒药。
（3）加强监护及对症治疗。

七、预防和控制

汞为持久性环境毒物，对人类健康和环境造成全球性的威胁，即使含量微乎其微，也可能产生高度危害。现在人为排放已经在环境中积累了大量的无机汞，特别是地表土壤和海洋。全球气候变迁会影响汞在环境中的迁移与化学变化，为了避免汞污染持续并逐渐恢复生态系统，以减少汞污染的伤害，需要国际间共同努力，控制并减少汞排放。

消费者应注意食物多样化，发现可疑病人应立即送往医院救治。业界应严格保管无机汞化合物，防止误食、误用。环境保护非常重要。

第六节 铅化合物中毒

2018 年 4 月 7 日，义乌市中医院接诊了一位患者，其血铅超标，后检测 2 名家庭成员，均有血铅升高，3 名患者的临床表现均有恶心、呕吐，其中 2 人还伴有腹痛，呈持续性，时有绞痛。患者家大约 40 天前开始使用装在锡壶中的酒，该酒仅作炒菜料酒使用。经检测，锡壶装的黄酒中铅含量为 4.12 g/L，超出 GB 2762—2017《食品安全国家标准　食品中污染物限量》中规定的黄酒中铅限量标准（0.5 mg/kg）近 8240 倍。因该锡壶是含有铅的合金材质制成，在储存酒的过程中溶出了铅，导致了该起铅食物中毒事件的发生。

一、致病因子

铅系工业上广泛使用的一种有毒金属。用于冶金、印刷、蓄电池、陶瓷、油漆、塑料、试剂、玻璃、制药等行业。工业上常用的铅化合物有氧化铅、三氧化二铅、硫酸铅、醋酸铅、碱式碳酸铅、氯化铅、硫化铅等。铅化合物的毒性取决于它在人体中的溶解度，硫化铅极难溶于水，故毒性低，三氧化二铅、醋酸铅、氯化铅易溶于水，故毒性大。

二、流行病学特点

导致铅食物中毒的主要原因有：①含铅高的容器存放酒、酸性饮料等食品，容器中的铅转移到食品中而引起中毒。如用含铅的锡酒壶存放酒，用含铅高的劣质陶瓷煮或存放酸性食品等。②误食。如醋酸铅为透明结晶，易被误认为明矾；醋酸铅、氯化铅为白色结晶或白色粉末，易与发酵粉、小苏打等混用。

铅食物中毒任何年龄均可发病。

三、临床表现

（一）潜伏期
急性中毒 0.5—5 小时，多为 3 小时。亚急性中毒潜伏期可延长至一至数周。

（二）症状
1. 消化系统症状
口内金属味、食欲不振、恶心、剧烈呕吐、便秘、阵发性脐周围绞痛。消化道出血时有黑便。少数患者可出现麻痹性肠梗阻。

2. 贫血

不同程度贫血，溶血严重时出现血红蛋白尿、黄疸等。

3. 神经系统症状

头痛、失眠，严重者谵妄、抽搐、瘫痪，甚至昏迷。

4. 循环系统症状

脱水及电解质紊乱；剧烈的腹痛可引起休克。

5. 泌尿系统症状

肾脏可有不同程度的损伤，严重者出现少尿、无尿等。

四、实验室检验

食品中铅的测定方法按 GB 5009.12—2017《食品安全国家标准　食品中铅的测定》。病人生物样本中铅的测定按 WS/T 18—1996《尿中铅的石墨炉原子吸收光谱测定方法》、WS/T 174—1999《血中铅、镉的石墨炉原子吸收光谱测定方法》以及 GBZ 37—2015《职业性慢性铅中毒的诊断》附录 B《生物材料中铅检测的质量保证》。

五、诊断

符合铅食物中毒的流行病学特征及典型的临床症状和体征（如腹绞痛、贫血、中毒性肝病、麻痹性肠梗阻、剧烈呕吐、消化道出血等），剩余可疑食品中检出的铅严重超过 GB 2762—2017《食品安全国家标准　食品中污染物限量》规定的食品中铅的限量值，血铅和尿铅明显增加，可确诊。病例诊断参照 GBZ 37—2015《职业性慢性铅中毒的诊断》。

六、治疗原则

（一）清除毒物

误食铅化合物中毒时应给予洗胃、导泻。

（二）解毒治疗

可使用金属络合剂驱铅治疗，如依地酸二钠钙、二巯丁二酸钠等注射，或二巯丁二酸口服。

（三）对症治疗

如：对腹绞痛，可用 10% 葡萄糖酸钙溶液 10—20 mL 静脉注射，也可用阿托品 0.5—1.0 mg 肌注；对中枢神经系统症状，可选用地西泮等；有肝损害者进行保肝治疗。

七、预防和控制

（一）对消费者建议

（1）不得使用非食品级材质制成的食品容器、用具，应在有合法资质的商店选购食品容器、用具；食物多样化。

（2）防止误食。食品调味料应标签、标识齐全，一些来源不明、无明显标识的白色结晶或粉末状物质不可食用。

（3）发现可疑病人应立即送往医院救治。

（二）给业界建议

（1）根据食品安全法规、标准，加强对食品、食品容器等食品相关产品生产销售过程的管理及监督监测。

（2）食品及食品相关产品的生产经营单位禁止生产销售铅超标的食品及食品相关产品。

第七节　砷化合物中毒

湖南省劳动卫生职业病防治研究所曾经对收治的 164 例患者进行分析，患者年龄在 3—73 岁，男性 89 例，女性 75 例，中毒潜伏期 30 分钟—48 小时，平均 7 小时，中毒原因多系厂矿工业废水、废渣污染饮用水源所致。

一、致病因子

砷在大自然中普遍存在。砷制剂曾在木材处理，农业上除草、杀虫、杀菌、棉花干燥等方面广泛应用，大部分砷化合物可溶于水中，含砷废水、农药及烟尘会污染土壤，砷可在土壤中累积并进入农作物中。砷和砷化物通过水、大气和食物等途径进入人体，造成危害。

二、流行病学特点

砷食物中毒可能原因有：①误食或自杀，把砒霜当成面碱、食盐或淀粉，或误食含砷农药拌的种粮；②滥用含砷杀虫剂喷洒果树及蔬菜，造成蔬菜、水果中砷残留量过高，喷药后不洗手而进食；③用盛放过砷化物的容器盛装食品造成污染；④食品工业用原料或添加剂中含砷量过高。任何年龄均可发病。

三、临床表现

（一）急性中毒

潜伏期：快者 15 分钟，平均 1—2 小时，也可长达 4—5 小时。

症状：有咽喉及食管烧灼感、腹痛、恶心、呕吐、腹泻呈米汤样或血样。严重者可致脱水、电解质紊乱、休克。重度中毒者可有急性中毒性脑病表现。中毒后 1—3 周可发生迟发性神经病，表现为肢体麻木或针刺样感觉异常、肌力减弱等。

急性中毒一周后可出现糠秕样脱屑、色素沉着等皮肤改变。

（二）慢性中毒

慢性砷中毒会引致皮肤损伤、神经受损、皮肤癌及血管病变。世界卫生组织下属国际癌症研究机构已把饮用水中的砷列为致癌物质。

四、实验室检验

食品中砷的检测方法按 GB 5009.11—2014《食品安全国家标准　食品中总砷及无机砷的测定》。生物标本：可检测血、尿中的砷。

五、诊断

符合铅食物中毒的流行病学特征及典型的临床症状和体征，剩余可疑食品中检出的无机砷严重超过 GB 2762—2017《食品安全国家标准 食品中污染物限量》规定的食品中砷的限量值，血砷和尿砷明显增加，可确诊。

六、治疗原则

（1）清除毒物。用催吐、洗胃的方法尽快排出毒物。

（2）解毒治疗。及时应用特效解毒剂，如二巯基丙磺酸钠、二巯基丙醇。

（3）对症和支持治疗。

七、预防和控制

中华人民共和国农业部公告第 199 号中规定砷（arsena）类为国家明令禁止使用的农药。我国对食品、饲料、化妆品、空气、生活饮用水等均规定了安全限值，并规定了污水排放、固体废弃物等砷的限值。

（一）对消费者建议

食物应多样化；发现可疑病人应立即送往医院救治。

（二）给业界建议

根据 GB 13690—2009《化学品分类和危险性公示通则》，三氧化二砷、三氯化砷、三碘化砷、五氧化二砷、亚砷酸钠、砷酸钠为剧毒品，4- 氨基苯胂酸（对氨基苯胂酸）、甲基胂酸钙、甲基胂酸锌为有毒品。各有关单位应严格保管有毒物品。

第八节 氨基甲酸酯类杀虫剂中毒

2007 年 4 月 10 日，北京市海淀区发生了一起由氨基甲酸酯类农药涕灭威引起的食源性疾病暴发事件。该起事件由聚餐引起，共有 3 人发病，主要症状为头晕、恶心、呕吐、多汗、乏力、腹痛、腹泻。经调查，引起中毒的食品为受农药污染的西瓜。

一、致病因子

氨基甲酸酯类杀虫剂是 20 世纪 50 年代中期，继有机氯和有机磷农药之后发展起来的一类农药，主要有克百威（呋喃丹）、涕灭威、抗蚜威、甲萘威、仲丁威、速灭威、灭多威等。由于该类农药杀虫选择性强，作用快，且在人体内不易蓄积，因此被广泛使用。氨基甲酸酯类杀虫剂属于低毒类农药，遇碱性物质易水解而失去毒性作用。作为一种胆碱酯酶抑制剂，氨基甲酸酯类杀虫剂不同于有机磷农药，它与胆碱酯酶的结合是可逆的，抑制后的胆碱酯酶复能快，故而一般不会引起严重中毒。

二、流行病学特点

氨基甲酸酯类杀虫剂常见的中毒原因有：①误食氨基甲酸酯类杀虫剂污染的食物引起中毒，如将氨基甲酸酯类杀虫剂作为调味料使用；②误将氨基甲酸酯类杀虫剂作为食物摄入，误食者多为智力低下者和儿童；③违规在蔬菜瓜果上喷洒氨基甲酸酯类杀虫剂且未到安全期即上市销售。

氨基甲酸酯类杀虫剂中毒多发生在农村，城市少见。

三、临床表现

潜伏期：口服中毒患者发病的潜伏期为 10—30 分钟。

症状：急性氨基甲酸酯中毒症状与有机磷中毒类似，具有肌肉收缩和腺体分泌增多等胆碱能神经过度兴奋的临床表现。轻度中毒表现为毒蕈碱样症状和轻度中枢神经系统障碍，如头痛、头晕、乏力、恶心、呕吐、流涎、多汗、视物模糊、瞳孔缩小等。少数患者可伴有肌束震颤等烟碱样症状，但病程短，病情轻，往往 24 小时内可以恢复，病情通常不会反复。氨基甲酸酯重度中毒时头晕、头痛、乏力等症状加重，还可出现肺水肿、脑水肿、昏迷及呼吸衰竭等症状。

四、实验室检测

发现疑似氨基甲酸酯中毒患者后，首先要进行血液生化检查，通常中毒的患者全血胆碱酯酶活性在 70% 以下，严重者在 30% 以下。

全血胆碱酯酶活性的检验方法按 GBZ 52—2002《职业性急性氨基甲酸酯杀虫剂中毒诊断标准》附录 B。硫代（或二硫代）氨基甲酸酯除草剂或杀菌剂无胆碱酯酶抑制作用，不能采用 GBZ 52—2002 测定。

氨基甲酸酯类杀虫剂含量的测定参照 GB 23200.112—2018《食品安全国家标准 植物源性食品中 9 种氨基甲酸酯类农药及其代谢物残留量的测定 液相色谱 – 柱后衍生法》、SN/T 2560—2010《进出口食品中氨基甲酸酯类农药残留量的测定 液相色谱 – 质谱 / 质谱法》、GB/T 5009.145—2003《植物性食品中有机磷和氨基甲酸酯类农药多种残留的测定》。

五、诊断

（一）流行病学史

患者有误食氨基甲酸酯类杀虫剂或食用受该农药污染的食物史。

（二）临床症状

主要为胆碱能神经过度兴奋的一系列表现。包括头晕、头痛、乏力、视物模糊、恶心、呕吐、流涎、多汗、瞳孔缩小等症状。

（三）实验室检测

全血胆碱酯酶活性在 70% 以下，严重者在 30% 以下。必要时可取患者呕吐物、洗胃液和血液等进行毒物鉴定。

根据以上三项，并排除其他病因，特别是有机磷中毒后可以诊断。

六、治疗原则

（一）洗胃治疗

经口中毒者可采用大量温淡盐水或 0.02% 的高锰酸钾溶液及时彻底地洗胃。通常处于发病后 24 小时之内均应对病人进行洗胃，且持续累计洗胃量不低于 10 L。无法洗胃时，要尽早进行催吐处理。

（二）阿托品治疗

氨基甲酸酯中毒以阿托品治疗为主，通常选用 0.5—2 mg 阿托品静脉或肌肉注射，必要时每 15 分钟重复一次，直至中毒症状消失。出现肺水肿等呼吸系统症状时，应注意维持患者呼吸通畅。病情严重者视情况加用肾上腺素，解磷定不能缓解氨基甲酸酯类杀虫剂的中毒症状，反而会增加其毒性，降低阿托品治疗的效果。所以对氨基甲酸酯类杀虫剂中毒的病人，不可使用解磷定进行治疗。

（三）对症治疗

对症治疗以补液为主，促进患者对毒物的排泄，适当补碱维持尿液呈碱性，但切忌盲目大量补液，防止肺水肿、脑水肿的发生。一旦发生肺水肿、脑水肿应立即应用阿托品治疗，严重时可短疗程大剂量应用糖皮质激素并应用利尿脱水剂，同时注意维持患者呼吸、循环功能、电解质平衡和防治感染等。

七、预防和控制

（一）加强宣教

加强安全使用农药知识的宣传教育，使广大群众了解无论何种农药对人体都有危害，应该正确合理使用农药，增强自我保护意识，避免农药中毒事故的发生。如盛装过氨基甲酸酯类杀虫剂的空瓶不得再盛装酱油、酒、食用油和其他食品；在食用水果和蔬菜前用洗洁精的水溶液浸泡 10—15 分钟，然后用清水多冲洗几遍等。

（二）加强监测

相关职能部门要加强针对氨基甲酸酯类杀虫剂的食品安全风险监测工作，一旦发现存在风险隐患，要及时向监管部门通报。

（三）做好监管

增强执法力度，控制源头，喷洒过氨基甲酸酯类杀虫剂的水果、蔬菜，务必经过规定的安全间隔期后方可上市销售和食用。

第九节　抗凝血类杀鼠剂（溴敌隆）中毒

2010 年 4 月 7 日，浙江省某镇中心幼儿园 23 名大班生误食与儿童食品"咪咪"包装相似的毒鼠药"溴敌隆"，幸亏老师及时发现并送医，并未造成严重的后果。医务人员对 23 名孩子进行了全面检查，其中 14 人无临床症状和异常体征，9 人活化部分凝血活酶时间（APTT）延长。救治人员根据不同情况采取催吐、洗胃、解毒、利尿、输液、对症处理等综合措施，并采用维生素 K1 肌注或静滴。对陆续恢复后出院的中毒儿童随访 1 个月，未见异常。

一、致病因子

溴敌隆别名乐万通、灭鼠酮，是一种维生素 K 拮抗剂，属于二代香豆素类杀鼠剂，具有急性毒性强、抗凝血剂作用缓慢、不易引起鼠类惊觉等优点，而且不会引起鼠群拒食，可以有效杀灭对第一代抗凝血剂产生抗性的害鼠，因此被广泛应用于农田、仓库、住宅等处。老鼠食用溴敌隆后，可在数天内死亡，死亡高峰一般在用药后 4—6 天。

溴敌隆的毒理作用是抑制凝血酶原和凝血因子Ⅴ、Ⅶ、Ⅸ、Ⅹ的生物合成，导致凝血功能障碍，同时会在人体内产生代谢产物亚苄基丙酮，增加毛细血管通透性，导致大出血。

二、流行病学特点

溴敌隆中毒的疾病分布与鼠群分布有关，鼠群密集的农村为中毒的常见地区。中毒以群体性发病多见，原因一般为误食或他人投毒，少数为职业性中毒。误食者多为智力低下者、儿童和文化程度低的农民。

由于溴敌隆中毒后潜伏期长，所以群体性中毒具有不同时发病的特点。不同性别、年龄、体质以及毒物摄入量的病人具有不同的症状表现，但都有出血这一共同的症状。

三、临床表现

潜伏期：不同个体溴敌隆中毒的潜伏期差异较大，通常为 1—10 天。

主要症状：鼻衄、牙龈出血、皮肤瘀斑及紫癜等症状；中毒明显者可进一步出现血尿，或便血，或阴道出血，或球结膜出血等；严重者可出现消化道大出血，或颅内出血，或咯血等。溴敌隆中毒的死亡原因主要为重要脏器出血或失血性休克，死者全身皮肤充满瘀斑和出血点，其中损伤处呈片状分布。尸体解剖和病理学检查可见各个脏器组织均具有广泛性的出血。

四、实验室检测

临床实验室检查可发现凝血酶原时间、活化部分凝血酶时间的延长和凝血因子Ⅱ、Ⅶ、Ⅸ、Ⅹ的减少。

毒物测定一般取中毒患者的胃内容物、血液以及肝组织，也可对可疑食物标本进行采样分析。因溴敌隆极少从尿液中排出，故尿液不作为常规检材提取。常用的检测方法有高效液相色谱法、液相色谱－串联质谱法等。

五、诊断

（一）流行病学史

农村地区群体性发病，并且有出血倾向时应考虑溴敌隆中毒可能，应重点询问患者的饮食史和其他可能的毒物接触史。当个体发病并有出血倾向时，如果病人为儿童或智力低下者，也应考虑溴敌隆中毒的可能。

（二）临床症状

皮肤、黏膜、内脏广泛出血，或伴有咽喉痛、胸腹痛、关节痛、低热和肌无力。同时要注意与其他引起广泛出血症状的血液系统疾病进行鉴别诊断。

（三）实验室检测

采集可疑食物标本，患者的胃内容物、血液以及肝组织等进行检测。尿液不作为常规检材提取。

六、治疗原则

（一）清除毒物

经口摄入中毒的病人应立即进行催吐、洗胃、导泻等处理，减少对毒物的吸收。

（二）输液治疗

采用维生素 K_1 10—20 mg 肌内注射，每日 3 次，严重病例可稀释后缓慢静脉注射或静脉滴注，每日总量 80—120 mg，直至出血停止，凝血酶原时间恢复正常。早期可应用肾上腺糖皮质激素和足量维生素 C。

（三）输血治疗

对于出血严重的中毒者，可采用输血治疗。

（四）对症治疗

对于发热、疼痛等症状，可采用对症治疗方法减轻相应症状。

七、预防和控制

（一）做好病例监测工作

提高食源性疾病监测报告的敏感性，一旦发现溴敌隆中毒案例，要及时向食品药品监督管理部门和卫生行政部门报告。

（二）科学管理

厂家生产溴敌隆毒饵时，要科学设计，改进包装，使之与食物明显区分开来。销售商店须持证经营，严格管理，将毒饵存放于专柜高处，并设置警示标志，从而有效预防误食中毒。对于投毒者，应依法处置，严厉打击。

（三）宣传教育

加强溴敌隆中毒的宣传教育。农村村委会应在醒目位置设立宣传板，农村学校应定期对学生进行安全教育，从外包装、气味、颜色等教会孩子正确区分零食与鼠药，不能摄入未经大人允许的食物。同时普及有关溴敌隆科学使用和管理的方法，减少误食污染食物等危险情况的发生。

第十节　盐酸克伦特罗中毒

2011 年 4 月 23 日，湖南省长沙市的一场宴会聚餐中发生了盐酸克伦特罗中毒事件，共有 91 人发病，罹患率为 4.50%（91/2020）。主要症状为头晕、恶心、呕吐、心悸。经调查，引起中毒的食品为"发肉杂烩"（肚皮、舌尖、香菇和海参）。

一、致病因子

盐酸克伦特罗又名克喘素、息喘宁或平喘素，常温下为白色粉末状晶体，无臭，味苦，熔点 161℃，能溶于水和乙醇，不溶于乙醚。盐酸克伦特罗是一种平喘药，具有较强的松弛支气管平滑肌作用。20 世纪 80 年代初，它被意外发现可促进猪体内的蛋白质合成，加速脂肪的转化和分解，提高猪肉的瘦肉率。随后盐酸克伦特罗便被应用于一些国家的养殖业，称为"瘦肉精"。20 世纪 90 年代初，由于人食用"瘦肉精猪肉"后产生不良反应，盐酸克伦特罗被广泛禁用。

二、流行病学特点

盐酸克伦特罗中毒主要为食用了宰前违法喂养含盐酸克伦特罗饲料的猪肉或其他畜禽肉。全国各地均有发病，无季节性差别，很少有死亡病例发生。盐酸克伦特罗中毒以群体性发病为主，并呈现出同一食源、同一时间、多个场所多点并发的特点。

三、临床表现

潜伏期：盐酸克伦特罗中毒的潜伏期较短，一般在食用 20 分钟左右后就会出现中毒症状。少数病人的潜伏期达到 3—4 小时。

主要症状：急性中毒病人最常见的症状为头晕、头痛、面颊潮红、胸闷、乏力、恶心、呕吐等。中毒者还可出现四肢麻木、面颈部骨骼肌震颤、无法站立等症状，严重者还可引起代谢紊乱，血液中乳酸、丙酮酸升高。对于有心律失常的病人还可伴有心率加速，表现为心悸、心室早搏和 ST 段与 T 波幅压低等现象。

四、实验室检测

对于盐酸克伦特罗中毒的患者应立即取呕吐物和剩余食物标本进行检测。常用的检测方法有气相色谱 – 质谱联用法、高效液相色谱法、酶标记免疫吸附测定法、毛细管电泳法（CE）等。还可采用盐酸克伦特罗检测卡对样本进行快速的定性检测，这种方法适合大批量样本的初步筛选和现场检测。

五、诊断

病人发病前一餐有食用畜禽肉或畜禽内脏史。出现肌肉震颤、心慌、心悸、头痛、面色潮红、恶心、呕吐等症状。在患者呕吐物或剩余食物标本中检出盐酸克伦特罗即可确诊。

六、治疗原则

（一）去除毒物

急性中毒时，立即给患者催吐并用 1% 硫酸钠或碳酸氢钠洗胃，也可用生理盐水进行反复洗胃。洗胃后给予硫酸镁 15—30 g 进行导泻，促使毒物排出。

（二）心脏保护

在心电图监测及电解质测定下，使用保护心脏药物如 6- 二磷酸果糖等。

（三）轻症处理

如果进食后症状轻微，只需停止进食可疑食物，卧床休息即可。

七、预防和控制

（一）加强监测和监管

要加强对畜禽肉中盐酸克伦特罗的食品安全风险监测，加大执法力度，控制源头，严格禁止在饲料中加入盐酸克伦特罗。一旦发现存在非法添加的情况，要及时向当地市场监督管理和农业等监管部门通报。加强上市畜禽肉的检验，盐酸克伦特罗阳性的生猪严禁屠宰。

（二）宣传教育

要强化对消费者的宣传教育。使用过"瘦肉精"的猪肉肉色较深、肉质鲜艳，后臀肌肉饱满突出，脂肪非常薄。食用畜禽肉后出现头痛、头晕、胸闷、心慌、心悸、四肢发抖等症状时，要及时就医，并做好剩余食品留样，以备检测。

第十一节　致痉挛杀鼠剂中毒

2002 年 9 月 14 日，南京汤山发生一起特大投毒案，造成 395 人因食用有毒食品而中毒，死亡 42 人。犯罪分子陈某在南京市江宁区汤山镇经营"菊红"面食店期间，见"正武"面食店生意兴隆，遂怀恨在心。2002年9月13日晚11时许，陈某潜入"正武"面食店，将所携带的剧毒鼠药"毒鼠强"投放到该店食品原料内。这起食物中毒造成的危害巨大，后果特别严重，陈某已经于当年10月被执行死刑。

一、致病因子

致痉挛杀鼠剂主要包括氟乙酰胺、氟乙酸钠、甘氟、毒鼠强、杀鼠硅（毒鼠硅），毒鼠强和氟乙酰胺中毒的报道最多。致痉挛性杀鼠剂多数为白色粉末或结晶，不同毒物在水中和有机溶剂中的溶解度差异很大，化学性质大多比较稳定，大部分有造成二次中毒的危险。致痉挛杀鼠剂均为高毒或剧毒化学物质，大鼠的经口 LD50 大多小于 5 mg/kg，是我国明文规定禁止使用的杀鼠剂。

毒鼠强又称没鼠命，三步倒，化学名为四亚甲基二砜四胺，属急性杀鼠剂，毒性极大，对人畜有剧毒。毒鼠强是一种中枢神经系统刺激剂，具有强烈的脑干刺激作用。毒作用主要表现为兴奋中枢神经系统，具有强烈的致惊厥作用，但对周围神经、骨骼肌及神经 – 肌肉接头没有明显的影响。

氟乙酰胺属高毒类杀鼠剂，在体内代谢、排泄缓慢，易引起蓄积中毒。氟乙酰胺在体内转化为氟乙酸。氟乙酸与机体细胞内线粒体的辅酶 A 结合，阻止三羧酸循环，引起能量代谢障碍。此外，氟乙酰胺还作用于中枢神经系统和心血管系统。

二、流行病学特点

急性致痉挛杀鼠剂中毒是短期内接触致痉挛杀鼠剂后引起的以中枢神经系统损害为主的全身性疾病，中毒途径主要为经口摄入，绝大多数为食源性中毒，如食用被致痉挛杀鼠剂污染的食品和饮用水。常见的中毒原因有：误食，我国报道的中毒原因有误将毒鼠强、氟乙酰胺当作食盐、味精等调味品使用；误服灭鼠毒饵米、进食由混有毒饵的大米煮成的稀饭或干饭、小儿偷食灭鼠饵饼干等引起中毒。投毒，由于邻里纠纷，常发生投毒报复事件；同行嫉妒，尤其是饮食行业，曾多次发生为了破坏同行的信誉而在其出售的食品中投放"毒鼠强"。污染，因毒鼠药滥用引起环境污染造成水产品、粮食污染等。有报道加拿大因食用海洋水产品引起麻痹性牡蛎中毒，其中检出了"毒鼠强"。二次中毒，此类杀鼠剂多数在机体内不易分解，食用因杀鼠剂中毒死亡的畜禽肉可发生二次中毒。

三、临床表现

（一）潜伏期

毒鼠强中毒潜伏期较短，多数在进食后 0.5—1 小时内发病，最短为数分钟，最长可达数小时。

（二）主要症状

急性中毒主要表现为四肢抽搐、惊厥，如不及时抢救，中毒者可因剧烈的强直性惊厥导致呼吸衰竭而死亡。中毒症状的轻重与接触剂量有密切关系。氟乙酰胺中毒常以中枢神经系统损害和循环系统损害为突出的临床表现。

1. 神经系统

毒鼠强中毒首发症状有头痛、头昏、无力。有的出现口唇麻木、醉酒感。严重者迅速出现神志模糊、躁动不安，四肢抽搐，继而阵发性强直性抽搐，全身肌张力极度增高，屏气明显，伴发绀或面色苍白，更严重者呼吸暂停。每次持续数分钟，多自行停止，间隔数分钟后再次发作。部分病例症状缓解后 4—5 天，在一般体力活动时出现头晕、乏力、恶心、腹痛等。症状反复是毒鼠强中毒的特征之一。氟乙酰胺中毒轻者表现为头痛、乏力，四肢麻木，口角、下颌、四肢小抽动，病情加重则出现烦躁不安、神志恍惚、肌束颤动、间歇性痉挛、膝反射亢进。严重者意识丧失、全身阵发性强直性痉挛、大小便失禁等。

2. 消化系统

中毒者均有恶心、呕吐，伴有上腹部灼烧感和腹痛。毒鼠强中毒者个别有腹泻，大便常规正常。严重者呕血。中毒后 3—7 天约 1/4 病例有肝大及触痛。

3. 循环系统

主要症状为心悸，窦性心律过速或过缓。氟乙酰胺中毒严重者有心律失常、心肌损害、心力衰竭，多数患者血压下降。

四、实验室检验

中毒事件现场采集的可疑食品、水、毒饵、鼠药以及中毒病人的呕吐物等样品可在现场进行快速定性检测。血液、可疑食物、呕吐物、胃内容物等样品实验室检验方法参见司法鉴定技术规范 SF/Z JD0107003—2010《血液、尿液中毒鼠强的测定　气相色谱法》和《急性致痉挛性杀鼠剂中毒事件卫生应急处置技术方案》。

五、诊断

（一）流行病学调查资料

患者有误食毒鼠强、氟乙酰胺等鼠药污染的食物史。

（二）临床表现

有神经系统和心血管系统损害症状。毒鼠强中毒患者有癫痫大发作样强直性惊厥症状和病情反复的特点。异常脑电波（EEG），表现为脑电节律紊乱，中毒症状越明显，往往 EEG 异常程度越高。

（三）实验室检测

血、尿、呕吐物、胃液检出毒鼠强、氟乙酰胺、氟乙酸等可确诊。

六、治疗原则

（一）清除体内毒物

1. 催吐

对于意识清醒、经口中毒早期者，可进行催吐。

2. 洗胃

对经口中毒不足 24 小时的病人均要进行洗胃。中、重度中毒的病人洗胃后要保留洗胃管，以备反复灌入活性炭。

3. 活性炭

轻度中毒病人洗胃后给予活性炭 1 次，中、重度中毒病人可反复使用，使用剂量一般为成人每次 30—50 g，儿童每次 1 g/kg。

4. 血液净化

氟乙酰胺、氟乙酸钠和甘氟中毒一般选用血液透析治疗，毒鼠强中毒需使用血液灌流进行治疗。中、重度中毒病人在保证生命体征平稳的情况下，应早期进行血液净化治疗，可多次进行。

（二）镇静止痉

苯巴比妥钠为基础用药，可与其他镇静止痉药物合用。轻度中毒，每次 0.1 g，每 8 小时 1 次，肌内注射；中、重度中毒，每次 0.1—0.2 g，每 6—8 小时 1 次，肌内注射。儿童每次 2 mg/kg。抽搐停止后减量使用 3—7 天。

地西泮为癫痫大发作和癫痫持续状态的首选药物。成人每次 10—20 mg，儿童每次 0.3—0.5 mg/kg；缓慢静脉注射，注射速度成人不大于 5 mg/min，儿童不大于 2 mg/min。必要时可重复静脉注射。

癫痫持续状态超过 30 分钟，连续 2 次使用地西泮，抽搐仍不能得到有效控制时，应及时使用静脉麻醉剂。

（三）特效解毒药物

乙酰胺为氟乙酰胺、氟乙酸钠和甘氟中毒的特效解毒剂，需早期、足量应用。轻、中度中毒病人每次 2.5—5.0 g，肌内注射，每日 2—4 次，连用 5—7 日；重度中毒病人一次可给予 5.0—10.0 g。

（四）其他对症支持治疗

加强营养、合理膳食，注意水、电解质及酸碱平衡，密切监护心、脑、肝、肾等重要器官功能，及时给予相应的治疗措施。

七、预防和控制

国内外的科学实验和灭鼠实践早已证明，毒鼠强、氟乙酰胺等对所有温血动物都有剧毒，化学性质稳定。在植物体内毒作用可长期残留，对生态环境造成长期污染，被动物摄取后可以原毒物形式滞留在体内或排泄，从而导致二次中毒现象。因此有必要对毒鼠强、氟乙酰胺等的生产、流通和使用进行严格的管理，取缔源头，切断流通环节。应加强对农村的卫生宣教工作，动员农民使用低毒长效的新型灭鼠药，不要食用死因不明的家畜、家禽，严禁食用被毒死的家畜、家禽。

第十二节 磷的无机化合物中毒

一、致病因子

磷及其无机化合物在工业、农业、军事上用途广泛。磷有黄磷、红磷、紫磷和黑磷 4 种异构体。其中黄磷（白磷）毒性剧烈，可引起急性中毒。黄磷为无色晶体，有蒜臭味，在空气中能自燃，形成 P_2O_5 或 P_2O_3。主要磷化物有三氧化磷、五氧化磷、三氯化磷、五硫化磷和磷化氢。

磷化锌属于高毒类杀鼠剂，也常用作熏蒸杀虫剂，为灰黑色粉末，具有大蒜味，溶于碱和油，不溶于水和醇，遇酸能迅速产生极毒的磷化氢。磷化锌对人的致死剂量估计为 40 mg/kg 体重，大鼠经口 LD50 为 45.7 mg/kg 体重。经口进入胃中遇胃酸可产生磷化氢气体中毒，损害中枢神经、心血管、呼吸系统及肝、肾等器官。磷化氢在体内存留时间短，易被分解为无机磷，从肾脏排出体外。

磷化铝是用赤磷和铝粉烧制而成的。因杀虫效率高、经济方便而应用广泛。用作粮仓熏蒸的磷化铝含量为 56.0%—58.5%，3.20 g/ 片的规格较多。磷化铝毒性主要为遇水、酸时则迅速分解，放出吸收很快、毒性剧烈的磷化氢气体。与氨基甲酸铵的混合物可作为一种农药，也用于焊接。磷化铝纯品为白色结晶，工业品为灰绿色或黄棕色粉末。磷化铝在干燥条件下对人畜较安全，吸收空气中的水分后，分解放出高效剧毒磷化氢气体，人体吸入后易引起中毒，严重者有中毒性精神症状，脑水肿，肺水肿，肝、肾及心肌损害，心律紊乱等。每克磷化铝片剂能产生大约 1 g 磷化氢气体，当空气中每升含 0.01 mg 磷化氢就对害虫有致死作用。无味，易潮解。不溶于冷水，溶于乙醇、乙醚。

二、流行病学特点

磷化锌食物中毒多见于儿童误食磷化锌毒饵引起，成年人常由于自杀而口服磷化锌引起中毒。

此外由于进食被磷化锌污染的食物或毒死的牲畜肉引起中毒。

三、临床表现

潜伏期：一般在 24 小时内，偶有长达 2—3 天。

主要症状：磷化物口服中毒可立即出现口腔及胃部烧灼感、恶心、呕吐、腹痛，随后可呕血、便血并有蒜臭味，排泄物于暗处可见荧光。数日后出现黄疸和肝、肾衰竭。口服磷化锌、磷化铝，遇胃酸产生磷化氢，患者迅速出现明显的肠胃症状，可有口腔咽喉糜烂、疼痛、胃灼痛、恶心、呕吐、腹泻等症状，呕吐物多呈暗灰色，有胆汁及少量咖啡色血性液体，伴有心悸、气短、头晕、乏力等症状，严重者可发生意识障碍，甚至抽搐、昏迷或出现精神症状，伴有心肌、肝、肾损害，出现血压下降、心率变慢、黄疸、尿少，常因呼吸衰竭，肝、肾衰竭而死亡。

四、实验室检验

呕吐物中检出磷化锌。血磷、血钙、血尿常规、肝功能测定及心电图检测。粮食中磷化锌的检测可按照 GB/T 25222—2010 进行。

五、诊断

（一）流行病学调查资料
患者有误服磷化物或被磷化物污染的食物史。

（二）临床表现
口腔咽喉糜烂、疼痛、胃灼痛、恶心、呕吐、腹泻等消化道症状，严重者可发生意识障碍，甚至抽搐、昏迷或出现精神症状，伴有心肌、肝、肾损害。

（三）实验室检验
患者呕吐物中检出磷化物。

六、治疗原则

（一）清除体内毒物
口服磷化锌中毒者，应立即催吐、洗胃。可用 0.1% 高锰酸钾溶液或 1% 硫酸铜溶液反复洗胃（使磷氧化生成磷酸酐而失去毒性），直到呕吐液澄清、无磷臭为止。洗胃后口服硫酸钠 15—30 g 导泻（不能用蓖麻油）。

（二）对症支持治疗
对症处理：①口服者保护胃黏膜，防止消化道出血。②及早使用肾上腺糖皮质激素。③纠正水、电解质紊乱，防止脱水和酸中毒。④保护肝、肾、肺功能。⑤头痛头昏患者，可口服阿司匹林、索米痛片；烦躁不安者可服地西泮药物；呕吐和腹痛者，可口服阿托品 0.6 mg；对昏迷患者，及时清除口腔内异物，保持呼吸通畅。

不能使用碘解磷定、氯解磷定之类的胆碱酯酶复能剂。

七、预防和控制

（1）加强对磷及其磷化物生产、销售和使用的管理，防止污染食品。

（2）在家庭灭鼠时，应在小孩睡后放置鼠药，小孩起床前收起鼠药，并清扫干净，防止儿童拣食中毒。

（3）加强宣传教育，提高群众对磷化锌有害的认识，使其做好自我保护，不要食用死因不明的牲畜肉。

练习题

1."紫绀症"是下列哪种毒物中毒的典型症状？（　　　）

A. 溴敌隆

B. 亚硝酸盐

C. 有机磷

D. 砷化合物

2. 有机磷农药急性重度中毒，全血或红细胞胆碱酯酶活性一般在（　　　）。

A.70% 以下

B.50% 以下

C.30% 以下

D.20% 以下

3. 某重金属急性中毒，消化系统症状有口内金属味、食欲不振、恶心、剧烈呕吐以及阵发性脐周围绞痛、不同程度贫血等，还可出现神经系统症状，这种金属可能是（　　　）。

A. 铅

B. 汞

C. 砷

D. 铝

4. 三氧化二砷食物中毒的特效解毒剂为（　　　）。

A. 抗生素

B. 美蓝

C. 氢氧化铁

D. 二巯基丙磺酸钠

5. 对甲醇毒作用最敏感的部位是（　　　　）。

A. 听神经

B. 视神经

C. 肝脏

D. 肾脏

6. 盐酸克伦特罗中毒多见于食用了以下哪种受污染的食品之后？（　　　　）

A. 畜禽肉

B. 鱼

C. 海贝类

D. 蛋类

7. 患者出现面颊潮红、胸闷、乏力、恶心、呕吐、四肢麻木、面颈部骨骼肌震颤的症状，可能的有毒化学物是（　　　　）。

A. 无机砷

B. 有机锡

C. 盐酸克伦特罗

D. 磷化物

8. 氨基甲酸酯类杀虫剂中毒的主要症状不包括（　　　　）。

A. 头晕、头疼

B. 视物模糊

C. 腹痛、腹泻

D. 恶心、呕吐

9. 以下说法错误的是（　　　　）。

A. 溴敌隆灭鼠效果好，但容易引起鼠类的惊觉

B. 溴敌隆中毒多发生在农村，城市少见

C. 溴敌隆中毒后有低热、腹痛、牙龈出血等症状

D. 溴敌隆中毒严重者可发生休克、昏迷甚至死亡

10. 溴敌隆中毒的潜伏期一般为（　　　　）。

A.30 分钟

B.1—2 小时

C.6—24 小时

D.1—10 天

练习题答案：

1.B；2.C；3. A；4. D；5.B；6.A；7.C；8. C；9.A；10.D

参考文献

［1］邓留，曲慧敏，黄润开，等 . 一起职工食堂有机磷食物中毒的调查分析 [J]. 实用
预防医学，2003，10（5）：766–777.

［2］杨燕琼 . 一起民工误食工业酒精中毒的调查报告 [J]. 经验交流，2013（7）：263.

［3］骆焕荣，张雪静，徐少玲 . 有机锡化合物急性中毒 51 例 [J]. 中华劳动卫生职业病
杂志，2005，23（4）：309–310.

［4］陶柚文，易小红 . 急性砷中毒的临床表现及其诊断 [J]. 职业与健康，2002，18
（4）：26–27.

［5］金培刚，丁钢强，顾振华 . 食源性疾病防制与应急处置 [M]. 上海：复旦大学出版
社，2005.

［6］朱淑萍，丁越江，汪建秀，等 . 一起氨基甲酸酯类农药涕灭威引起的食物中毒案
例 [J]. 现代预防医学，2008，35（14）：2658，2664.

［7］佟俊旺，李君，王颖，等 . 唐山市售蔬菜和水果中有机磷及氨基甲酸酯类农药残
留情况 [J]. 中华劳动卫生职业病杂志，2010，28（1）：32–33.

［8］陈笑梅，胡贝贞，刘海山，等 . 高效液相色谱 – 串联质谱法测定粮谷中 9 种氨基
甲酸酯类农药残留 [J]. 分析化学研究简报，2007，35（1）：106–110.

［9］黄琼，郭云昌 . 食源性疾病防治知识：医务人员读本 [M]. 北京：人民卫生出版社，
2014.

［10］李成东，李小新.一起误食溴敌隆事件的调查 [J].浙江预防医学，2010，22（12）：65，83.

［11］卞如新.一起不明原因凝血障碍聚集性病例事件调查 [J].江苏卫生保健，2013，15（5）：14-15.

［12］鲁晓霞，刘相兵，马志强，等.溴敌隆中毒误诊为泌尿系感染一例报告 [J].临床误诊误治，2016，29（1）：16-17.

［13］韩奇杰，李凯平，赖跃，等.溴敌隆中毒研究进展 [J].中国法医学杂志，2012，27（6）：471-473.

［14］王松才，孙立敏，张小婷.利用溴敌隆自杀 1 例 [J].刑事技术，2011（3）：62-63.

［15］刘如春，张锡兴，陈田木，等.一起盐酸克伦特罗导致食物中毒事件调查 [J].实用预防医学，2013，20（9）：1094-1096，1091.

［16］弓巧玲，李永香.生猪体内盐酸克伦特罗残留情况的调查 [J].现代预防医学，2005，32（8）：961-962.

［17］王选平.盐酸克伦特罗食物中毒 [J].预防医学文献信息，2014，10（1）：73-75.

（张　琰　赵士光　黄利明）

第八章
食源性真菌毒素中毒

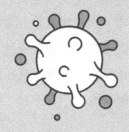

蘑菇，属于大型真菌。我国目前已鉴定毒蘑菇约 435 种（图力古尔，2014），其中可致命的超过 10 种。毒蘑菇是指食用后会引起中毒的野生蘑菇。毒蘑菇与食用菌不易区别，因此，毒蘑菇中毒事件在全国各地均有发生。误食毒蘑菇而中毒被认为是一个对人类健康造成威胁的全球性问题，也是我国食源性疾病暴发事件中导致死亡的最主要因素。

霉菌属于微型真菌，在自然界中分布非常广，种类约有 45000 种，与食品安全有关的霉菌主要有曲霉属、青霉属和镰刀菌属。霉菌毒素主要是指霉菌在其所污染的食品中产生的有毒的次生代谢产物，具有耐高温、无抗原性、主要侵害实质器官的特性，而且霉菌毒素多数还具有致癌作用。霉菌产生毒素只限于少数的产毒霉菌，且只有一部分菌株产毒。根据霉菌毒素作用的靶器官，可将其分为肝脏毒、肾脏毒、神经毒、光过敏性皮炎等。人和动物一次性摄入含大量霉菌毒素的食物常会发生急性中毒，而长期摄入含少量霉菌毒素的食物则会导致慢性中毒和癌症。常见的霉菌毒素中毒有赤霉病麦中毒、节菱孢霉中毒、霉变谷物中呕吐毒素中毒和黄曲霉毒素中毒。

本章重点介绍蘑菇毒素、赤霉病麦、节菱孢霉、霉变谷物中呕吐毒素、黄曲霉毒素等食源性真菌毒素中毒。

第一节　蘑菇毒素中毒

2015 年 7 月 3 日，温州市永嘉县桥下镇吴山村发生一起因食用野蘑菇中毒的事件。患者一家 6 口于 7 月 2 日晚上食用自己从山上采的野蘑菇，次日凌晨 1—3 点钟先后出现不同程度的腹痛、腹泻、恶心和呕吐症状，当时未就医。3 日 8 时起 6 例患者先后辗转多家医院，病情未见好转，其中 1 例患者病情危重，出现休克症状。7 月 4 日 6 例患者相继转入温州医科大学附属第一医院进行抢救，但因病情延误，患者出现严重肝肾功能损伤，并出现凝血功能障碍、脑水肿等并发症。截至 7 月 22 日，6 名患者均因抢救无效相继死亡。采集患者家中剩余的野生蘑菇汤及患者的血液样本进行检测，野生蘑菇汤中检出肝毒性的鹅膏毒肽类蘑菇毒素，患者血液样本因已做血液透析，未检出毒素。

毒蘑菇种类多，毒性成分复杂，不同类型的毒蘑菇含有的毒素不同，且很多毒蘑菇含有的毒素成分尚不清楚。我国的毒蘑菇中毒按症状分为急性肝损害型、急性肾衰竭型、横纹肌溶解型、胃肠炎型、神经精神型、溶血型以及光过敏性皮炎型等 7 种类型（陈作红等，2018），其中前三种是我国存在的主要致命毒蘑菇中毒类型。

一、致病因子及症状

（一）急性肝损害型（Acute liver failure）

1. 致病因子

引起急性肝损害型的毒素主要是多肽类蘑菇毒素，存在于鹅膏菌属（Amanita）、盔孢伞属（Galerina）和环柄菇属（Lepiota）等野生菌中。在欧洲和北美，95% 的中毒死亡是由绿盖鹅膏 *A. Phalloides* 所致。在我国，主要由灰花纹鹅膏 *A. Fuliginea*、淡红鹅膏 *A. Pallidorosea*、裂皮鹅膏 *A.Rimosa*、致命鹅膏 *A. Exitialis* 和褐鳞环柄菇等所致。

多肽类蘑菇毒素分为鹅膏毒肽（amatoxins）、鬼笔毒肽（phallotoxins）和毒伞肽（virotoxins）三类。目前，已分离鉴定的天然毒素有 22 种，详见表 8-1。此类毒素均为环肽化合物。鹅膏毒肽中的 α- 鹅膏毒肽和 β- 鹅膏毒肽在鹅膏菌中含量最高，并且也是主要的致死毒素。鹅膏肽类化学性质稳定，耐高温、耐干燥和酸碱，一般的烹饪加工不会破坏其毒性。

表 8-1　多肽类毒素分类表

多肽类毒素	多肽类毒素类似物
鹅膏毒肽（amatoxins）	α–amanitin、β–amanitin、γ–amanitin、ε–amanitin、amanin、amaninamide、amanullin、amanullinic acid、proamanullin
鬼笔毒肽（phallotoxins）	phalloidin、prophalloin、phalloin、phallisin、phallacidin、phallacin、phallisacin、
毒伞肽（virotoxins）	viroidin、desoxoviroibin、alaviroidin、aladesoxoviroidin、viroisin、desoxoviroisin

2. 临床表现

急性肝损害型中毒是造成死亡的主要类型，发病凶险复杂，严重损害人体内肝、肾、血管内壁细胞、中枢神经系统以及其他组织细胞，对肝脏损害最大，最终造成人体多器官功能衰竭而死亡。此类毒素为剧毒，α- 鹅膏毒肽类对人类的致死量为0.1 mg/（kg·bw），中毒 48—72 小时后血液生化指标检测肝功能谷草转氨酶（AST）、谷丙转氨酶（ALT）急剧上升。如遇此型中毒危险性大，无积极治疗死亡率极高。此类中毒症状明显表现出以下 5 个阶段。

（1）潜伏期：一般 6—24 小时。

（2）胃肠炎期：6—48 小时，首发症状为恶心、呕吐、腹痛、腹泻等肠胃症状。

（3）假愈期：48—72 小时，胃肠炎症状消失或缓解。

（4）脏器损害期：72 小时（重症可提前到 48 小时）以后，患者病情迅速恶化，出现肝功能和凝血功能异常、黄疸，最后导致肝、肾、心、脑、肺等多器官功能衰竭，甚至死亡。

（5）恢复期：轻度中毒病人经过积极治疗，在 2—3 周后进入恢复期，中毒症状逐渐消失而痊愈。

（二）急性肾损害型（Acute renal failure）

1. 致病因子

在我国引起急性肾损害的毒蘑菇种类主要有：假褐云斑鹅膏 *A. Pseudoporphyria*、假褐云斑鹅膏近似种 *A. cf. Pseudoporphyria*、拟卵状鹅膏 *A. Neoovoidea*、赤脚鹅膏 *A. Gymnopus*、鳞柄白毒鹅膏 *A. Virosa*、欧氏鹅膏 *A. Oberwinklerana* 等。其他导致急性肾损害型的毒蘑菇是由含奥来毒素（orellanine）的丝膜菌属（Cortinarius）的一些种类所引起的，缓发型，潜伏期 2—17 天。由于丝膜菌引起的中毒具有较长的潜伏期，患者发病时可能不会想到是由几天前吃野生蘑菇所引起的，导致中毒原因难以确定。因此，到目前为止，我国很少有由丝膜菌引起的确诊中毒病例报道。

2. 临床表现

鹅膏菌引起的急性肾衰竭主要表现为：潜伏期 8—12 小时，出现呕吐、腹痛、腹泻等消化道症状。从误食到肾损害一般为 1—4 天。中毒症状与其他剧毒鹅膏菌不一样，肝功能指标上升不明显，肾功能损害的表现为急性肾小管间质肾病，少尿或者无尿，生化指标表现为血清尿素氮和肌酐升高，严重时可出现肾功能衰竭、尿毒症，部分患者在 4—6 天出现猝死。

（三）神经精神紊乱型（Psycho-neurological disorder）

能导致神经精神紊乱型的毒蘑菇及其毒素很多，临床症状表现不一，对于其毒素、中毒机理、产生毒素的蘑菇种类、中毒症状与治疗等仍在研究中。目前，已知可以产生 4 种类型的神经中毒的蘑菇毒素：①含异噁唑衍生物（Isoxazole derivatives）产生谷氨酰胺能神经毒性；②含毒蕈碱（muscarine）产生外周胆碱能神经毒性；③含裸盖菇素（psilocybin）产生致幻觉性神经毒性；④毒素尚不清楚的类型，如一些牛肝菌所导致的中毒。

1. 含异噁唑衍生物的毒蘑菇

（1）致病因子。

我国报道的含异噁唑衍生物引起中毒案例的毒蘑菇有土红鹅膏 *Amanita rufoferruginea*、残托鹅膏 *A. sychnopyramis*、球基鹅膏 *Amanita subglobosa* 等。这类蘑菇产生的异噁唑衍生物最主要的毒素成分是鹅膏蕈氨酸和蝇蕈醇，表现为谷氨酰胺能神经毒性。

（2）临床表现。

潜伏期 30 分钟至 2 小时，也有的几分钟就出现症状。临床症状表现为运动性抑郁，共济失调，患者不能行走或者似酒醉步态行走，精神错乱，视觉畸变，头晕，兴奋，嗜睡和肌肉抽搐，一般 4—24 小时恢复，偶有恶心、呕吐等胃肠炎症状，一般不致命。

2. 含毒蕈碱的毒蘑菇

（1）致病因子。

我国报道的含毒蕈碱引起中毒案例的毒蘑菇主要由丝盖伞属（Inocybe）、粉褶菌属（Entoloma）中的部分种类所引起，如球孢丝盖伞 Inocybe sphaerospora Kobayasi 等毒蘑菇品种。毒蕈碱是一个季胺化合物，在结构上与乙酰胆碱相似，其作用机理也类似于神经递质乙酰胆碱的作用。

（2）临床表现。

潜伏期 15 分钟至 2 小时，临床症状表现为多涎、流泪、出汗、排尿、腹痛、腹泻及呕吐，并且常伴有心搏过缓、瞳孔缩小、视力模糊、支气管黏液分泌增多和支气管痉挛等症状。通常食用含毒蕈碱的蘑菇不会产生严重的中毒和死亡。

3. 含裸盖菇素的毒蘑菇

（1）致病因子。

裸盖菇素（psilocybin）具有神经致幻作用，含裸盖菇素类的蘑菇多达 200 种，主要是裸盖菇属（Psilocybe）、斑褶伞属（Panaeolus）、裸伞属（Gymnopilus）以及锥盖伞属（Conocybe）的一些种类。近年来我国报道多起苏梅岛裸盖菇 Psilocybe samuiensis 引起的中毒案例。

（2）临床表现。

潜伏期 10—30 分钟，症状开始 30 分钟内主要表现为焦虑、紧张、轻微头痛、腹痛、恶心、眩晕、乏力、寒战、肌痛及嘴唇麻木感。30—60 分钟出现精神症状，以兴奋、狂躁、幻视、幻听等为主要表现，患者或精神欢快、狂歌乱舞，或烦躁不安、时哭时笑。此类中毒无后遗症，数小时后会恢复正常。

（四）横纹肌溶解型（Rhabdomyolysis）

1. 致病因子

近年来，我国由亚稀褶红菇 Russula subnigricans Hongo 引起的横纹肌溶解中毒事件频发，主要发生在湖南、湖北、浙江、贵州、云南等南方地区，2014 年浙江德清发生一起 5 人中毒 2 人死亡的事件，2018 年浙江临安、余杭、长兴均有亚稀褶红菇中毒病例。导致亚稀褶红菇横纹肌溶解症中毒的毒素国内外尚不明确，文献报道的环丙 -2- 烯羧酸（cycloprop-2-ene carboxylic acid）目前还没法重现。

2. 临床表现

潜伏期 1 小时，最初表现为恶心、呕吐、腹泻、腹痛等胃肠炎症状，6—12 小时后表现出血尿或血红蛋白尿，出现酱油色尿液。肌肉痉挛性疼痛。生化指标肌酸激酶（CK）急剧升高，高的达到数万甚至十万单位以上。最典型症状出现横纹肌溶解，最后导致急性肾功能衰竭。中毒严重者 12 小时后就可能死亡。

（五）胃肠炎型（Gastroenteritis）

1. 致病因子

很多毒蘑菇可引起胃肠炎型中毒，大部分产生器官损害的蘑菇也具有胃肠炎症状。仅引起胃肠道症状的毒蕈种类已知多达 80 余种，主要有红菇属、乳菇属、口蘑属、枝瑚菌属、牛肝菌属、粉褶菌属、蘑菇属等。近年来我国调查发现的胃肠炎型中毒的主要种类有大青褶伞 Chlorophyllum molybdites、日本红菇 Russula japonica、方孢粉褶蕈 Entoloma murrayi、拟乳头状青褶伞 Chlorophyllum neomastoideum、变红青褶伞 Chlorophyllum hortense、肥脚白鬼伞 Leucocoprinus cepistipes、点柄黄红菇 Russula senecis、黄粉末牛肝菌 Pulveroboletes ravenlii、网孢海氏牛杆菌 Heimioporus retisporus 等，毒性成分可能为类树脂物质、苯酚、类甲酚、胍啶或蘑菇酸等。

2. 临床表现

潜伏期多为 0.5—6 小时，表现为恶心、呕吐、腹痛、腹泻等胃肠道症状。病程较短，及时治疗可迅速恢复，一般预后较好，不致命，但严重中毒者会出现吐血、脱水、电解质紊乱、昏迷等。

（六）溶血型（Hemolysis）

1. 致病因子

此类型多由含鹿花菌素（Gyromitrin）的鹿花菌以及卷边桩菇 *Paxillus involutus* 所引起。鹿花菌素也叫马鞍蕈，含有马鞍蕈酸，属甲基联胺化合物，有强烈的溶血作用。我国还没有报道含鹿花菌素中毒的案例。在我国引起溶血型中毒的蘑菇种类主要是卷边桩菇，生食或未完全煮熟可导致溶血型中毒。

2. 临床表现

卷边桩菇中毒的潜伏期 0.5—3 小时，中毒后先出现恶心、呕吐、上腹痛和腹泻等胃肠道症状，1—2 天后出现尿液减少甚至无尿，尿液中出现血红蛋白尿，贫血。严重溶血可致急性肾功能衰竭，甚至死亡。

（七）光过敏性皮炎型（Photosensitive dermatitis）

1. 致病因子

引起光过敏性皮炎型的蘑菇有两种，即污胶鼓菌（Bulgaria inquinans）和叶状耳盘菌（Cordierites frondosa），其中含有光过敏毒素。

2. 临床表现

潜伏期一般在 24—48 小时，最短 3 小时发病。症状表现为"日晒伤"样红、肿、热、刺痒、灼痛，可出现皮肤红肿或疱疹，日光照射后症状加重。常伴有恶心、呕吐、腹痛、腹泻、乏力、呼吸困难等症状。一般预后良好。

二、流行病学特点

我国毒蘑菇中毒全年均有发生，但有明显的季节性，高温多雨的夏、秋季节（6—9 月）是毒蘑菇事件的高发期。

毒蘑菇中毒全国各地均有发生，但以云南、广西、四川、贵州等省（自治区）居多。大多由误采毒蘑菇食用而中毒，以农村家庭散发为主，没有明显的年龄和性别差异。

毒蘑菇中毒病死率高，我国南方地区 1994—2014 年 120 起蘑菇中毒事件调查结果显示，涉及中毒人数 913 人，其中死亡 195 人，病死率达 21.36%。中毒与否与食用量的多少、饮食习惯等多种因素有关。大多数蘑菇毒素毒性稳定且耐热，一般烹调方法根本无法破坏。

三、毒蘑菇鉴定

（一）毒蘑菇鉴定方法

1. 形态学鉴定

蘑菇分类学家通过对毒蘑菇样本的各宏观部位的大小、形态、颜色和附属物生态特征，以及孢子、囊状体与皮层细胞等显微特征等进行鉴别鉴定。

2. 分子生物学物种鉴定

随着现代分子生物学技术的发展，各种DNA分子标记技术已经被应用于真菌分类学。DNA分子标记中的核糖体大亚基（nLSU）、内转录间隔区（ITS）已被广泛应用于毒蘑菇的种类鉴定。

3. 毒素检测

近年来，对毒蘑菇毒素的检测方法随着分析化学、生物和医学等相关领域科学技术的发展而取得了飞速发展，目前对引起肝脏毒性的鹅膏毒肽和鬼笔毒肽、引起神经精神毒性的鹅膏蕈氨酸、蕈毒碱、裸盖菇素等毒素以及引起溶血性的鹿花菌素均可以检测。如用于鹅膏肽类毒素的检测方法有高效液相色谱和液相色谱－质谱联用法等技术。

（二）标本的采集、保存

1. 标本种类

现场采集的蘑菇标本、剩余蘑菇食物和汤汁、呕吐物、胃抽取物、血液和尿液。

2. 蘑菇标本

新鲜和干燥的样本均可鉴定。干燥样本的制备方法为：将蘑菇样本放置在温度不超过45℃的鼓风式烘箱中烘干。

3. 血液标本

采集中毒36小时内的血液样本，加抗凝剂的全血或血清2—5 mL，-20℃以下冷冻保存。

4. 尿液标本

采集中毒96小时内的尿液样本10 mL及以上，-20℃以下冷冻保存。

四、诊断

毒蕈中毒的诊断原则为：①有进食野生蘑菇史，符合该病的流行病学特点及临床表现，对吃剩的蘑菇或可疑蘑菇采集地再次采集的经患者辨认的蘑菇进行形态学或分子生物学物种鉴定，或毒素成分检验或动物毒性试验，可确诊；②有进食野生蘑菇史，符合该病的流行病学特点和临床表现，也可确诊。

五、治疗原则

毒蕈中毒症状复杂，治疗尚无明确特效解毒剂，及早催吐、洗胃、导泻是治疗关键。

（一）清除毒物

1. 催吐

临床上可采用物理催吐或药物催吐，如先让病人服用大量温盐水，4% 温盐水 200—300 mL 或 1% 硫酸镁 200 mL，5—10 mL 一次，再用筷子或指甲不长的手指（最好用布包着指头）刺激咽部，促使呕吐。或者在医护人员的指导下，用硫酸铜、吐根糖浆、注射盐酸阿朴吗啡等药物催吐。注意的是孕妇慎用药物催吐。

2. 洗胃

严重呕吐者不必洗胃，呕吐次数不多时则不应放弃洗胃。洗胃越早越好，一般在摄入毒物 4—6 小时内洗胃效果最好。但即使超过 6 小时，甚至 12—18 小时仍可根据毒物的吸收状况进行洗胃。洗胃一般采用微温开水和生理盐水，也可以用高锰酸钾液（1:2000—5000），洗胃后灌入活性炭为吸附剂，用法是取 30—50 g 放入 500 mL 温开水中调拌成混悬，分多次口服或胃管注入胃内，或用蛋清等以吸附毒物。

3. 导泻

为清除肠道内停留的毒物，可用 10% 硫酸镁口服，进行导泻，但有中枢神经系统、呼吸、心脏抑制的患者或肾功能不良者不宜用硫酸镁。使用硫酸镁可形成高镁血症，引起镁中毒。通常以硫酸钠导泻为好。还可以使用甘露醇或山露醇作为导泻剂，特别是灌入活性炭后，更能增加未吸收毒物的排出效果。也有人建议口服蓖麻油 30—60 mL 作导泻剂。

4. 灌肠

对未发生腹泻的患者可用盐水或肥皂水高位灌肠，每次 200—300 mL，连续 2—3 次。

5. 输液和利尿

早期可采用大量输液，以使毒素从尿中大量排出。输液可用 10% 葡萄糖、生理盐水等，同时应用静脉注射利尿剂，一般用速尿 20—40 mg 或 20% 甘露醇 250 mL 静注，必要时可多次重复注射。但要注意进入液体平衡，还要注意水、电解质平衡和对低钾病人补充氯化钾。

（二）根据不同中毒类型采取的治疗方法

1. 胃肠炎型

治疗无特异性，按上述的处理方法支持性对症治疗，特别是在初期进行催吐、洗胃和导泻等加速毒物排出。

2. 神经精神型

①含毒蝇碱的毒蕈中毒，出现毒蕈碱样症状，可使用阿托品（一般 0.5—1.0 mg 皮下注射，每半小时到 6 小时一次，必要时可加大剂量，但要积极预防阿托品中毒）。阿托品尚可用于缓解腹痛、吐泻等胃肠道症状，对因中毒性心肌炎而致房室传导阻滞亦有作用。②含异噁唑衍生物的毒蕈中毒，出现精神错乱、幻视等症状，可用镇静剂等。③由毒牛肝菌中毒引起小人国幻视症等精神症状，可按精神异常处理，使用氯硫二苯胺治疗。

3. 溶血型

治疗这类中毒合用的药物有强的松、可的松、碳酸氢钠等，严重贫血者可采用肾上腺皮质激素或输血治疗。

4. 肝脏损害型

可采取综合治疗措施，及时进行以护肝为主的治疗。针对鹅膏肽毒素中毒的治疗，概括起来有早期排毒、药物解毒、血液透析、血浆置换、肝移植等（陈作红，2014）。鹅膏毒肽中毒没有特效解毒剂，辅助解毒药物有青霉素 G、维生素 K、二巯基丙磺酸钠、硫辛酸、N-乙酰半胱氨酸（NAC）、蓟素、水飞蓟素、皮质类固醇（如地塞米松）等。

5. 肾脏衰竭型

在少尿或无尿期，应改善肾血流、利尿，维持液体出入平衡，防止水中毒、水肿、血压增高、心衰，保证每日出入液量平衡。肾血液循环恢复尿液增多时，要防止脱水、低钠、低钾和血容量不足。早期应用血液透析和血液灌流以清除毒物对治疗最有效。

6. 横纹肌溶解型

若出现酱油色尿，肌酸激酶明显增高，加强静脉补液，用碳酸氢钠碱化尿液，肝功能异常者给予甘利欣、阿拓莫兰、水飞蓟宾等护肝药物，心肌损害的患者适量补液，并用心血管药物改善心肌血供，呼吸困难患者用呼吸机辅助通气。

7. 光过敏性皮炎型

可使用安其敏、扑尔敏、苯海拉明、氢化可的松、维生素 C 等药物。

（三）中医（药）治疗

近年来，灵芝作为一味常用解毒中药，对鹅膏毒蕈等引起的肝肾中毒有明显的保护作用。文献报道利用灵芝治疗毒蕈中毒的病例取得了显著的疗效，尚需进一步研究与证实。

（四）对症治疗和支持治疗

对症治疗对各型中毒的胃肠炎期，应积极输液，纠正脱水、酸中毒及电解质紊乱。对有肝损害者应给予保肝支持治疗。对有精神症状或有惊厥者应予镇静或抗惊厥治疗，并可试用脱水剂。如下是几种常用的药物。

1. 阿托品

主要用于含毒蕈碱的毒蕈中毒，可根据病情轻重，采用 0.5—1 mg 皮下注射，每半小时到 6 小时一次。必要时可加大剂量或改用静脉注射。阿托品尚可用于缓解腹痛、吐泻等胃肠道症状，对因中毒性心肌炎而致房室传导阻滞亦有作用。

2. 巯基解毒药

毒伞、白毒伞等毒蕈中毒用阿托品治疗常无效。用含巯基的解毒药治疗此类毒蕈中毒，有一定的效果。其作用机理可能是此类药物与某些毒素如毒伞肽等相结合，阻断其分子中的硫硫键，使其毒力减弱，从而保护了体内含巯基酶的活性，甚至恢复部分已与毒素结合的酶的活力。常用的有二巯丁二钠、二巯丙磺钠。

3. 肾上腺皮质激素

适用于溶血型毒蕈中毒及其他重症中毒病例，特别是有中毒性心肌炎、中毒性脑炎、严重的肝损害及有出血倾向的病例皆可应用。

六、预防和控制

为了预防毒蕈中毒，不要轻易采摘和食用不认识的野蘑菇。毒蘑菇种类繁多，鉴定需要丰富的专业生物分类学知识，即使有采摘食用习惯的人员也很难识别。如果不慎误食了有毒蘑菇，应及时求医就诊，采取催吐、洗胃、导泻等有效措施。民间流传一些识别毒蕈的方法，如色彩鲜艳、有疣、不生蛆、不长虫，煮时会使银器或大蒜变黑，这些民间谬传不靠谱，要相信科学更安全。

第二节　赤霉病麦中毒和霉变谷物中呕吐毒素中毒

　　2003 年 7 月至 8 月，陕西省南部地区白河县发生了一起因食用赤霉病麦加工成面粉引起的中毒。该县 10 个自然村 65 个村民小组共 5043 人，累计发病 701 人，罹患率为 13.9%，中毒时间主要集中在 6—7 月，中毒最短潜伏期为 3 分钟，最长 2 小时，平均为 1.15 小时。中毒者临床症状主要表现为恶心、呕吐、头昏、腹痛、腹胀、乏力、咽喉麻木，并有明显的食道烧灼感，病程多为 2—3 小时，最短 30 分钟，最长为 2 天，一般不治自愈，预后良好，无死亡病例。以儿童青少年居多，性别分布为男性 405 人，女性 296 人。采集部分病麦样品开展霉菌培养，检出禾谷镰刀菌。根据现场调查，结合临床观察、实验室检验结果，确认为赤霉病麦中毒。

　　霉变谷物中呕吐毒素中毒是指食用了在田间已污染真菌毒素的谷物，这些谷物在收获后未及时晾晒或保存不当，致使真菌继续生长繁殖产生毒素从而引起的食源性疾病。

一、致病因子

　　赤霉病麦中毒是一种世界性病害，因麦类、玉米等谷物被镰刀菌侵袭而引起，其引起食物中毒的有毒成分为赤霉病麦毒素，因而称为赤霉病麦中毒。赤霉病麦毒素对热稳定，一般烹调方式不能去除。从赤霉病麦中分离的主要菌种可分为有性态和无性态，有性态为玉蜀黍赤霉，属子囊菌亚门真菌，无性态为禾谷镰刀菌。另外，串珠镰刀菌、燕麦镰刀菌、木贼镰刀菌、黄色镰刀菌、尖孢镰刀菌等多种镰刀菌也可以引起赤霉病麦。常见的赤霉病麦毒性物质有脱氧雪腐镰刀菌烯醇（deoxynivalenol，DON）、雪腐镰刀菌烯醇（nivalenol，NIV）和玉米赤霉烯酮。DON 主要引起呕吐，故也称致呕毒素。主要中毒食品为赤霉病麦、霉变小麦和霉变玉米等。

二、流行病学特点

　　我国麦类赤霉病每 3—4 年有一次大流行，每流行一次，都会发生人畜食物中毒。全国各地均有发生，多发生于多雨、气候潮湿地区，以淮河和长江中下游一带最为严重。中毒多发生于麦收后（5—7 月）食用受病害的新麦，也有因误食库存的赤霉病麦或霉变玉米而引起中毒的，霉变小麦和霉变玉米食物中毒可发生在任何季节。儿童、少年、老人及体弱多病者为主要易感人群，摄入的数量越多，发病率越高，病情也越严重。

三、临床表现

赤霉病麦中毒主要临床表现为消化系统和神经系统症状，潜伏期一般为10—30分钟，也可长至2—4小时，病人会出现恶心、呕吐、腹痛、腹泻、头晕、头痛、嗜睡、流涎、乏力等症状，症状一般在一天左右自行消失，缓慢者可持续一周左右，预后良好。少数患者有发热、畏寒、颜面潮红、步履蹒跚等，个别重症病例有呼吸、体温、脉搏及血压的波动，四肢酸软，步态不稳，形似"醉酒"，故又称醉谷病。霉变谷物中呕吐毒素中毒潜伏期一般为0.5—2小时，短者10—15分钟，长者4—7小时，其症状与赤霉病麦中毒相似。

四、实验室检验

从中毒患者吃剩的食品或制作食品的原料中检测出脱氧雪腐镰刀菌烯醇（呕吐毒素）（deoxynivalenol，DON）、雪腐镰刀菌烯醇（nivalenol，NIV）或玉米赤霉烯酮。测定方法按 GB 5009.111、GB 5009.209 进行。

五、诊断

（1）有明确的赤霉病麦、霉变小麦或霉变玉米进食史，流行病学特点和主要临床表现相符，从可疑食物中检出脱氧雪腐镰刀菌烯醇（呕吐毒素）、雪腐镰刀菌烯醇（nivalenol，NIV）或玉米赤霉烯酮，排除其他中毒的可能，即可确诊。

（2）有明确的赤霉病麦、霉变小麦或霉变玉米进食史，流行病学特点和主要临床表现相符，可疑食物中未检出相关毒素，但排除其他中毒的可能，也可确诊。

（3）无明确的进食赤霉病麦、霉变小麦或霉变玉米史，流行病学特点和主要临床表现相符，可疑食物中检出相关毒素，则可确诊。

六、治疗原则

（1）立即停止食用霉变食品。

（2）轻度中毒病人一般无须治疗即可自愈，重症病人对症治疗，呕吐严重者可补液以纠正水和电解质紊乱。

七、预防和控制

预防此类食物中毒的关键在于防止麦类、玉米等谷物受到霉菌的侵袭和产毒。主要措施有：

（1）加强田间和贮藏期的防菌措施，包括选用抗霉品种；降低田间水位，改善田间小气候；使用高效、低毒、低残留的杀菌剂；及时脱粒、晾晒，降低谷物水分含量至安全水分；贮存的粮食要勤翻晒，注意通风。

（2）制定粮食中赤霉病麦毒素的限量标准，加强粮食卫生管理。

（3）去除或减少粮食中病粒或毒素。可用比重分离法分离病粒或用稀释法使病粒的比例降低；由于毒素存在于表皮内，可用精碾法去除毒素；因为毒素对热稳定，一般烹调方法难以将其破坏，可用病麦发酵制成酱油或醋，达到去毒效果。

第三节　3-硝基丙酸中毒

1991年3月12日，内蒙古通辽市孔家乡前新艾力村发生一起因食用霉变甘蔗引起的中毒事件。三名儿童吃了邻居送来的两根甘蔗，其中李某（女，9岁）吃的一根长约85 cm，吃掉一半，约30分钟后，自感不适，并且发生恶心、呕吐。2小时后出现四肢僵直、颤抖、双手痉挛呈鸡爪状，继之神智不清、大小便失禁。13日凌晨前往通辽市医院诊治，经对症治疗无效死亡。另两名儿童同食一根，于2小时后仅出现轻微的头痛及腹部不适，对症治疗后痊愈。李某吃剩的一段甘蔗残端切面呈红褐色，其余部分为黄褐色，嗅之有酸霉味及酒糟味。采集患儿吃剩及邻居尚存的有霉变特征的甘蔗，在培养基上分离出两种霉菌，经鉴定为节菱孢霉和青霉，甘蔗样品中3-硝基丙酸检出量为407.14 mg/L。

菱孢霉菌，简称节菱孢或节菱孢菌，是一类产毒霉菌，主要包括蔗生节菱孢和甘蔗节菱孢等，影响中枢神经和消化系统，造成神经损害。1984年，中国首次证实霉变甘蔗中毒病因是节菱孢。人们食用了因保存不当而霉变的甘蔗引起中毒，也称霉变甘蔗中毒。

一、致病因子

甘蔗在不良条件下经过冬季的长期贮存，到第二年春季陆续出售的过程中，霉菌大量生长繁殖并产生毒素，特别是收割时尚未完全成熟的甘蔗，含糖量低，渗透压也低，有利于霉菌和其他微生物的生长繁殖。节菱孢霉中毒的有毒成分为甘蔗节菱孢霉产生的毒素 3- 硝基丙酸，为一种强烈的嗜神经毒素，主要损害中枢神经系统，干扰细胞内酶的代谢，增强毛细血管的通透性，从而引起脑水肿、脑疝等。严重者导致缺血坏死，出现各种有关的局灶症状，有些损害是不可逆的。

二、流行病学特点

发病地区以淮河以北非甘蔗产区较多见，每年春季（2—3 月）为高发季节，病死率在 10% 以上。由于食甘蔗者主要为 3—16 岁的人群，鉴别力和警觉性均较低，故中毒多发生于儿童和青少年，病情常较严重，甚至危及生命。

三、临床表现

霉变甘蔗中毒发病急，潜伏期短，最短仅十几分钟，长者十几小时，大多为食后2—8 小时，潜伏期越短，症状越重。轻度中毒出现恶心、呕吐、腹痛等胃肠道症状，但无神经系统损伤，病人预后较好；中度中毒除轻度中毒症状外，有神经萎缩及脑局部灶性损伤症状，如失语、眼球垂直或水平震颤、双侧锥体束症状等；重度中毒除上述症状外，还出现阵发性抽搐，抽搐时四肢强直，屈曲内旋，手呈鸡爪状，眼球向上看，偏侧凝视，瞳孔散大，意识丧失，继而进入昏迷状态。严重者 1—3 天内死亡，幸存者则留下严重的神经系统后遗症，导致终生残疾。

四、实验室检验

变质甘蔗外观缺少光泽，有霉斑，质软，切开后剖面呈浅黄色或浅褐色，有轻度霉味或酒糟味。切片在显微镜下检查，可见有真菌菌丝侵染，并从霉变甘蔗中分离出节菱孢霉菌并检出 3- 硝基丙酸。测定按 GB 4789.16 进行检验。

五、诊断

（1）有明确的霉变甘蔗进食史，且中毒的流行病学特点和临床表现相符，从剩余的霉变甘蔗中检出 3- 硝基丙酸，可确诊。

（2）有明确的霉变甘蔗进食史，且中毒的流行病学特点和临床表现相符，排除其他中毒可能，也可确诊。

六、治疗原则

目前无特效治疗方法，发生中毒后应尽快催吐、洗胃、灌肠，排除毒物，并对症治疗。

（一）早期中毒

应立即催吐，继之用 0.2% 高锰酸钾溶液洗胃，亦可用活性炭混悬液从消化道灌入吸附毒素，用硫酸钠或甘露醇导泻，必要时结肠灌洗。

（二）一般治疗

适当补充液体防止脱水，纠正酸中毒及电解质紊乱，并应用抗生素预防继发性感染。重症脑水肿者可应用高压氧疗法提高血氧含量，减轻症状。

（三）对症治疗

急性期消除脑水肿和改善脑循环，静脉给予 20% 甘露醇、呋塞米和 50% 葡萄糖交替使用，控制脑水肿的发展；恢复期可用促进脑细胞代谢及脑细胞活化剂（如胞二醇胆碱、脑活素、细胞色素 C 等）保护脑组织，防止或减少后遗症。惊厥抽搐时，适当给予镇静剂如苯巴比妥（鲁米那）、安定等，小儿亦可以水合氯醛灌肠。

七、预防和控制

加强宣传教育，教育群众不买、不卖、不吃霉变甘蔗。甘蔗必须成熟后收割，防止因不成熟而易霉变。应尽量做到随割随卖，不存放，在贮存过程中应保持通风、防潮，定期进行检查，一旦霉变禁止出售。

第四节　黄曲霉毒素中毒

1974 年 10 月底，西印度某地区的人和狗中暴发了一次以黄疸、迅速出现腹水、门脉高压及病死率高为特征的综合征，持续约 2 个月。共有 397 例患者，其中 106 例死亡。经调查，这次肝炎暴发与吃入严重污染黄曲霉毒素的玉米有关，患者每日可能摄入黄曲霉毒素 2—6 mg，达 1 个月之久。男性发病为多（2 倍于女性），无一例婴儿，接触者不发病。很多吃了与患者同样的污染食物的狗亦出现腹水和黄疸，于发病后 2—3 周内死亡，而未吃的其他动物未感染。从患者家中随机取的 5 份玉米均有黄曲霉菌污染，黄曲霉毒素浓度为 6.25—15.6 ppm。根据临床症状、流行病学调查及实验室检验分析，确认为食用被黄曲霉菌污染的玉米所致的黄曲霉毒素中毒。

黄曲霉毒素中毒是由于食用被黄曲霉毒素污染的食品而引起的一种危害极大的食源性疾病，主要破坏肝脏、血管和中枢神经，是一种严重的人畜共患病。

一、致病因子

黄曲霉毒素是黄曲霉和寄生曲霉的代谢产物，1993 年黄曲霉毒素被世界卫生组织的癌症研究机构划定为 I 类致癌物，是一种毒性极强的剧毒物质。黄曲霉毒素是一组化学结构类似的化合物，其基本结构中都含有二呋喃环和香豆素，目前已发现的黄曲霉毒素及其衍生物约有 20 种，以毒素 B1 的毒性和致癌性最强。黄曲霉毒素主要损害肝脏，表现为肝细胞核肿胀、脂肪变性、出血、坏死以及胆管上皮、纤维组织增生。同时肾脏也可受损害，主要表现为肾曲小管上皮细胞变性、坏死，有管型形成。黄曲霉毒素耐热，一般在烹调加工的温度下破坏很少，在 280℃时，发生裂解。可发生在多种食品上，其中以玉米、花生和棉籽油最易受到污染，其次是稻谷、小麦、大麦和豆类等。

二、流行病学特点

黄曲霉最适宜的繁殖温度为 24—30℃，在 2—5℃以下和 40—50℃以上即不繁殖。繁殖的最适宜相对湿度为 80% 以上，因而遭受水灾的年份和潮湿多雨的季节，黄曲霉毒素中毒发生率较高。我国南方高温、高湿地区，一些粮油及其制品容易受到黄曲霉毒素污染，而华北、东北和西北除个别样品外，一般不会受到黄曲霉毒素污染。

三、临床表现

黄曲霉毒素具有很强的急性毒性，也有明显的慢性毒性和致癌性。患者有短时间、一过性的发热、呕吐、厌食、黄疸等，症状较轻的病人可以恢复。重症病人在2—3周内出现下肢浮肿、肝脾肿大、肝区疼痛、腹水，很快死亡。

（一）急性中毒

主要为肝损害所致，出现消化道症状，严重者出现水肿、昏迷以致死亡。

（二）慢性中毒

长期摄入小剂量的黄曲霉毒素则造成慢性中毒。主要变化为肝脏出现慢性损伤，如肝实质细胞变性、肝硬化等。

四、实验室检验

从中毒患者吃剩的食品或制作食品的原料中检测出黄曲霉毒素 B1，从病人血液或尿中检出黄曲霉毒素 M1。

五、诊断

有明确的近期进食霉变粮食的历史，符合黄曲霉毒素急、慢性中毒的临床表现（如临床表现除有一般消化系统症状外，还有黄疸、腹水、肝脾肿大等体征），且从可疑食物、患者血液或尿中检测出黄曲霉毒素，可确诊。

六、治疗原则

目前黄曲霉毒素中毒无特效解毒剂，以对症、保肝等综合治疗为主。

（一）彻底清除毒物

患者立即停止食用霉变食物，给予催吐、洗胃和导泻，彻底清除毒物。轻度中毒病人可门诊或住院对症治疗。重度中毒病人需住院，按急性中毒性肝炎方案治疗。

（二）保护肝肾功能

对急性中毒者，给予大剂量维生素 C 及 B 族维生素、能量合剂、肝泰乐等药物治疗。

（三）对症治疗

解痉镇痛、利尿、纠正水电解质紊乱，必要时进行血液透析治疗。

（四）抗真菌药物的应用

如两性霉素 B，亦可选用灰黄霉素、制霉菌素等。

七、预防和控制

防止黄曲霉毒素污染和中毒的措施主要是防霉和去毒。坚果、花生、粮食等不要储存太久，使用前打开包装确认有无变质，如果明显发霉，坚决不食用。此外，应加强对食品安全的监督监测，按照国家食品安全标准限制各种食品中黄曲霉毒素含量。

练习题

1. 毒蘑菇中毒的常见原因为（　　）。

A. 加热不彻底

B. 未加碱破坏有毒成分

C. 贮存不当

D. 误食

E. 被有害化学物质污染

2. 某人因食用毒蘑菇发生了中毒性肝炎，急救过程中医生可选择下列哪种辅助解毒药物？（　　）

A. 阿托品

B. 亚硝酸钠

C. 亚硝酸异戊酯

D. 氢化可的松

E. 二巯基丙磺酸钠

3. 关于毒蘑菇中毒分型表述错误的是（　　　）。

A. 胃肠炎型

B. 心脏衰竭型

C. 溶血型

D. 神经精神型

E. 肝脏损害型

4. 下列能引起溶血型毒蘑菇中毒的是（　　　）。

A. 鹿花菌

B. 黑伞菌

C. 褐鳞小伞

D. 裸盖菇

E. 毒伞属

5. 毒蘑菇中毒最严重的类型是（　　　）。

A. 胃肠炎型

B. 神经精神型

C. 急性肝损害型

D. 溶血型

E. 光过敏性皮炎型

6. 某地农民从山上采摘野生蘑菇于家中食用，0.5—2 小时内共同进餐的 6 人都出现恶心、呕吐，运动性抑郁，共济失调，不能行走或者似酒醉步态行走。此次中毒最可能是哪种类型中毒？（　　　）

A. 胃肠炎型毒蘑菇中毒

B. 神经精神型毒蘑菇中毒

C. 溶血型毒蘑菇中毒

D. 急性肝脏损害型毒蘑菇中毒

E. 急性肾衰竭型毒蘑菇中毒

7. 真菌毒素的特点是（　　　）。

A. 分子结构复杂

B. 对热稳定，一般的加热温度不被破坏

C. 引起的中毒无季节性、地区性

D. 反复接触，机体可产生抗体

E. 抗生素治疗有效

8. 赤霉病麦中毒的病原物质为（ ）。

A. 黄曲霉毒素

B.3- 硝基丙酸

C. 脱氧雪腐镰刀菌烯醇（DON）

D. 展青毒素

E. 伏马菌素

9. 赤霉病麦中毒患者主要症状有（ ）。

A. 形似醉酒，俗称"醉谷病"

B. 意识障碍

C. 早期昏迷

D. 血压下降明显

E. 呼吸麻痹

10. 某村庄的村民食用发霉粮食后，突发一过性发烧、呕吐、厌食、黄疸、浮肿，患病村民可能是（ ）。

A. 镰刀菌属中毒

B. 赤霉病麦中毒

C. 黄变米中毒

D. 黄曲霉毒素中毒

E. 青霉中毒

11. 霉变甘蔗中分离的毒素为（ ）。

A. 黄曲霉素

B. 赭曲霉素

C. 伏马菌素

D.3- 硝基丙酸

E. 青霉素

12. 对霉变甘蔗中毒的描述，下列哪项是正确的？（ ）

A. 引起中毒的毒素是一种神经毒

B. 霉变甘蔗不易鉴别，故易引起中毒

C. 中毒症状以恶心、呕吐、腹痛、腹泻为主

D. 有特效的药物治疗

E. 病人预后良好

13. 何种食物黄曲霉毒素污染最为严重？（　　　）

A. 大米和麦子

B. 玉米和花生

C. 动物食品

D. 果蔬类

E. 调味品

14. 误食毒蘑菇的早期急救方法是（　　　）。

A. 催吐

B. 洗胃

C. 导泻

D. 灌肠

E. 以上都是

15. 村里几家人一同从山上采了蘑菇，食用后多人出现恶心、呕吐、多汗、流涎、流泪、心搏过缓、瞳孔缩小、视力模糊、精神错乱。要迅速缓解该食物中毒，可以首选以下哪项药物？（　　　）

A. 二甲基丙磺酸钠

B. 肾上腺皮质激素

C. 解磷定

D. 亚甲蓝

E. 阿托品

练习题答案

1.D；2.E；3.B；4.A；5.C；6.B；7.B；8.C；9.A；10.D；11.D；12.A；13.B；14.E；15.E

参考文献

［1］陈作红，杨祝良，图力古尔，等.毒蘑菇识别与中毒防治[M].北京：科学出版社，2017.

［2］图力古尔，包海鹰，李玉.中国毒蘑菇名录[J].菌物学报，2014，33（3）：517-548.

［3］陈作红.2000年以来有毒蘑菇研究新进展[J].菌物学报，2014，33（3）：493-516.

［4］孙长颢.营养与食品卫生学[M].7版.北京：人民卫生出版社，2012.

［5］张黎光，李峻志，祁鹏，等.毒蕈中毒及治疗方法研究进展[J].中国食用菌，2014，33（5）：1-5.

［6］孔质彬，张磊，秦文玉，等.急性毒蕈中毒临床救治分析[J].人民军医，2014，57（8）：862-864.

［7］徐小民，张京顺，蔡增轩，等.在线固相萃取－液相色谱－串联质谱法检测蘑菇中毒患者尿液中痕量 α- 鹅膏毒肽[J].色谱，2020，38（11）：1281-1287.

［8］刘项民.谷物、甘蔗霉菌性食物中毒的防治及分析[J].临床合理用药，2010，3（15）：88-89.

［9］石海岗，周华英.食用赤霉病麦中毒原因调查[J].现代预防医学，2005，32（9）：1165.

［10］王湘涛，朱少兵，刘树平，等.一起霉变甘蔗中毒的报告[J].中国食品卫生杂志，1993，5（4）：63.

［11］赵海珠，杨景伟，白永胜，等.呕吐毒素食物中毒的调查报告[J].中国食品卫生杂志，1989，1（3）：63-64.

（林　丹　陈莉莉）

第九章
动物性毒素中毒

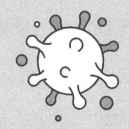

2014—2015 年全国突发公共卫生事件报告网络数据显示，动物性食物中毒事件，其事件数和发病人数在明确病因的食源性疾病暴发事件中，位居第六，但其病死率位居第四。动物性食物中毒往往跟动物性毒素有关。

动物性毒素是由动物体内产生、极少量就会引起食用者发生中毒的一种物质。

动物性毒素中毒主要有三种类型：一是动物本身含有的有毒成分，如河豚鱼体内的河豚毒素；二是动物在一定条件下产生大量有毒成分，如鲐鱼，当鱼体不新鲜或腐败时，污染于鱼体的细菌可使鱼体内较高量的组氨酸脱羧生成组胺；三是动物在生活环境中获得毒素并蓄积在体内。

动物性毒素中毒的发病率和病死率因动物性中毒食品不同而有所差异，有一定的地区性。

除高组胺中毒外，动物性毒素中毒普遍缺少特效解毒治疗方法，目前临床上只能采用对症、支持疗法。

第一节　组胺中毒

2013 年 8 月，深圳市宝安区某公司 53 名员工，因进食公司食堂提供的变质鲐鱼晚餐而发生组胺中毒。病例临床主要表现为面部潮红、身体发痒、头晕、头痛、恶心、腹痛，部分病例有呕吐、气促、心率加快和腹泻症状。2015 年 11 月，浙江宁海县某企业 23 名职工，食用了企业食堂提供的，由不新鲜的青占鱼加工的食物后 0.5—4 小时，相继出现面部潮红、恶心、呕吐等组胺中毒症状。

组胺中毒是许多国家常见的一类食源性疾病，世界各地尤其是沿海地区组胺中毒事件时有发生。不新鲜的青皮红肉鱼，可分解产生大量的组胺，而组胺可致毛细血管扩张和支气管收缩，导致食用者出现头晕、头痛，呕吐等类组胺样的过敏反应。

一、致病因子

组胺于鱼体腐败后产生，可引起食用者机体出现类组胺样的过敏反应。青皮红肉鱼类，包括鲐鱼（鲭鱼）、金枪鱼、沙丁鱼、蓝鱼（绿鳕鱼）、鲍鱼等，含有较高量的组氨酸。当鱼体不新鲜或腐败时，污染鱼体的细菌如组胺无色杆菌，产生脱羧酶，使组氨酸脱羧生成组胺。当人们食用这些含有大量组胺的鱼时，会发生组胺中毒。

鱼肉中组胺的含量与其致病性存在一定的剂量反应关系，100—150 mg/100g 可致轻度中毒，150—400 mg/100g 可致重度中毒。

二、流行病学特点

组胺中毒全年均可发生。人群普遍易感，异烟肼药物服用者和老年人中毒后症状较重。学校、企业、餐饮店、家庭、医院等任何场所都可能发生。

中毒食品为含高浓度组胺的鱼类或其制品。鱼类中含较多组氨酸的品种，如鲐鱼、金枪鱼、蓝鱼或绿鳕鱼、沙丁鱼等，以及其他鱼类及制品均可导致中毒。

三、临床表现

潜伏期：组胺中毒的特点是发病急、症状轻、恢复快。进食高组胺食物后一般0.5—1 小时出现中毒症状，短的几分钟，长的 4 小时。

症状：主要的中毒表现为面部潮红、头晕、头痛、心率和脉搏加快、胸闷气促、眼结膜充血、视力模糊、脸发胀、唇水肿、血压下降，有的可出现荨麻疹，个别出现哮喘。一般体温正常。1—2 天内均能恢复。

四、实验室检验

按《食品安全国家标准　食品中生物胺的测定》（GB 5009.208—2016）规定，采用液相色谱或分光光度法，对可疑食物或同批未加工的鱼类 / 鱼类制品进行组胺含量的检验。

《食品安全国家标准　鲜、冻动物性水产品》（GB 2733—2015）规定，高组胺鱼类的组胺值应低于 40 mg/100g，其他海水鱼类应低于 20 mg/100g。

五、诊断

组胺中毒诊断可根据病例的饮食史、潜伏期、临床表现和抗组胺治疗结果开展。如能结合患者食用的可疑食品或同批鱼类/鱼类制品高浓度组胺的检出，可确诊。

六、治疗原则

中毒治疗主要为抗组胺及对症治疗。可予以口服苯海拉明、扑尔敏治疗；症状较重者可静脉注射 10% 葡萄糖酸钙，同时口服维生素 C。

七、预防和控制

预防和控制组胺中毒的措施主要是防止细菌繁殖，保持鱼质新鲜。海产青皮红肉鱼在储存、运输过程中要时刻保持在冰鲜状态或冷冻状态，冰箱冷藏温度应低于5℃。在加工时不得将该类鱼在常温下长时间放置，尤其是在气温较高的季节，将鱼类清洗后立即烧制。对刚购进可能含组胺较高的鱼，在加工前应认真检查弃去不新鲜的鱼，烹调前应去内脏、洗净。盐腌鱼时应将鱼劈成两半，摘除内脏洗净，用相当于鱼体重25%的食盐腌制。此外，应尽量到有信誉的供应商处买鱼。

第二节　贝类毒素中毒

贝类毒素中毒是指患者食用含毒素的贝类后出现的中毒。2013 年 5 月，日本发生 2 例因食用紫贻贝导致的贝类中毒，症状以麻痹为主。2017 年 6 月，福建省漳州市发生一起由于海域发生赤潮导致贝类食品（淡菜、海蛎等）染毒，使 164 名病例出现中毒症状，病例临床表现为唇舌和肢端麻木、乏力、头晕、恶心、呕吐等，潜伏期自 10 分钟至 24 小时不等，平均潜伏期 3 小时，福建省疾控中心在当地送检的 3 份剩余食物、4 份养殖场和 1 份市场销售的食物样本中检出麻痹性贝类毒素。

我国渤海、黄海、东海和南海，地跨温带、亚热带和热带，沿海贝类品种极为丰富，因食用贝类引起的中毒常有发生。随着贝类养殖事业的迅猛发展，以及海洋环境污染的日益严重，贝类中毒问题也越来越受到社会关注。

一、致病因子

贝类毒素主要是贝类吸食环境中有毒的浮游藻类（主要为鞭毛藻类生物），通过毒物的不断蓄积和代谢，形成对机体有害的毒素。在一些国家和地区的特定海域内，一贯可食的贝类可突然被毒化，食用后即可引起中毒。可食贝类受毒化的原因，当前公认的是生物链外因性学说，即贝类的毒化与赤潮有关。赤潮即海水中出现变色的红斑，伴有海洋动物的死亡，是某些单细胞微藻类在海水中迅速繁殖，大量集结而成的。贝类摄食有毒的藻类，其本身不中毒，而有富集和蓄积藻类毒素的能力，人们食用后即可引起食物中毒。毒贝类有毒部位主要是肝脏、胰腺等。

贝类毒素具有毒性大、反应快的特性，目前缺乏特效解毒剂。依据其侵袭的器官组织和临床表现，贝类毒素可分为：麻痹性贝类毒素（PSP）、腹泻性贝类毒素（DSP）、神经性贝类毒素（NSP）和健忘性贝类毒素（ASP）等。

麻痹性贝类毒素（PSP）为石房蛤毒素及其衍生化物，易溶于水，耐热、耐酸，碱性环境下可发生氧化，毒性消失。据参考资料，石房蛤毒素毒力是眼镜蛇的 80 倍，加热至 80℃经 1 小时毒性无变化，加热至 100℃经 30 分钟毒性仅减少一半，易为胃肠道吸收而不被消化酶破坏。由于海洋食物链的积聚，除双壳贝类外，毒素也可存在于腹足类动物（蛾螺、鲍鱼等）、甲壳类动物（龙虾、蟹等），以及河豚鱼、鲭鱼等。

腹泻性贝类毒素（DSP）为大田软海绵酸及其衍生化物大田软海绵酸和其 10 种以上的衍生化物鳍藻毒素（翅甲藻毒素、DTX-n）、扇贝毒素（蛤毒素、PTX）等。该群毒素为脂溶性，不溶于水，对热稳定，通常的烹调加热方法不能将其破坏。引起中毒的贝类仅限于双壳贝，尤以扇贝、紫贻贝较多，其次是杂色蛤、文蛤、黑线蛤和贻贝等。有毒部位是中肠腺。

健忘性贝类毒素（ASP），也称失忆性贝类毒素，为软骨藻酸及其异构体。引起中毒的贝类主要是紫贻贝。

神经性贝类毒素（NSP）是短裸甲藻毒素（BTX），分 A、B、C 三种毒素。BTX为脂溶性，不含氮。引起中毒的贝类有巨蛎、帘蛤等。

此外，尚有肝损害性贝类毒素，酸性环境下耐热，加热至 100℃经 1 小时毒性完全未被破坏。引起中毒的贝类有蛤仔、臣牡蛎等，有毒部位是肝脏。有的贝类可能含有光过敏物质，引起中毒的贝类有泥螺（俗称土贴、黄泥螺、麦螺、梅螺等）。

二、流行病学特点

养殖海域出现有毒浮游藻类或赤潮季节为贝类毒素的易中毒期，一般多见于5—8月。中毒原因往往与误食被麻痹性贝类毒素毒化了的贝类有关。

引起中毒的贝类主要为双壳贝类，常见的有扇贝、贻贝、牡蛎、杂色蛤、文蛤、赤贝等。

除双壳贝类外，也有泥螺等螺类及螃蟹引起的麻痹性贝类毒素中毒，国内外也有报道。

贝类毒素中毒人群普遍易感，儿童和老人症状相对较重。

三、临床表现

受贝类食用数量和毒素的种类、存在方式、浓度等因素影响，患者在进食被毒化的贝类食品后出现的临床表现也不一致。

（一）麻痹性贝类毒素中毒

潜伏期：石房蛤毒素及其衍生化物引起，中毒后潜伏期数分钟至数小时。

症状：初期有唇、舌、指尖麻木，继而腿、臂和颈部麻木，然后运动失调。有的伴头痛、头晕、恶心、呕吐。多意识清楚。随着病程进展，呼吸困难加重，重者2—12小时后死于呼吸麻痹。病死率约为5%—18%。

（二）腹泻性贝类毒素中毒

潜伏期为0.5—3小时，临床表现以胃肠道紊乱为主，恶心、呕吐、腹痛、腹泻，可伴有头疼、发热、寒战等。病程一般持续2—3天，即可恢复健康。

（三）神经性贝类毒素中毒

进食后数分钟至数小时即可出现中毒症状，临床表现既有呕吐、腹泻等胃肠道症状，也有唇、舌、指尖麻木、肌肉疼痛、冷热感消失等神经性症状。症状持续时间短，恢复快。

（四）健忘性贝类毒素中毒

进食毒化的贝类食品1天内出现胃肠道症状，2天内出现神经系统症状。老年人中毒后症状相对较重，可出现老年痴呆表现，死亡病例均为老年中毒病例。

四、实验室检验

过去通常采用小鼠生物法检测贝类毒素，近年来普遍采用液相色谱法和液相色谱 – 串联质谱法。2016 年底，国家发布食品安全国家标准《贝类中腹泻性贝类毒素的测定》（GB 5009.212—2016）、《贝类中失忆性贝类毒素的测定》（GB 5009.198—2016）、《贝类中麻痹性贝类毒素的测定》（GB 5009.213—2016）、《贝类中神经性贝类毒素的测定》（GB 5009.261—2016），规定了贝类及其制品中贝类毒素的检测方法。

尽管引发中毒的贝类毒素种类较多，但国内发生最多的为麻痹性贝类毒素（PSP）和腹泻性贝类毒素（DSP）中毒。麻痹性贝类毒素中毒致死率很高，目前大多数国家的控制水平是 ≤ 80 µg/100g 可食用贝肉，包括美国和澳大利亚等一些发达国家。我国《食品安全国家标准　鲜、冻动物性水产品》（GB 2733—2015）规定，贝类中贝类毒素含量应符合：PSP ≤ 4 MU/g、DSP ≤ 0.05 MU/g。

五、诊断

贝类毒素中毒的诊断主要依靠患者的临床表现和饮食史：患者有进食贝类史，有基本相同的、与上述型别相应的临床表现。如可疑食物或患者呕吐物中检出相应的贝类毒素，可确诊。美国 CDC 提出，贝类毒素中毒的诊断应从流行病学关联食物中检测到毒素，或从流行病学关联的软体动物集聚的水体中检测到大量与贝类毒素中毒相关的鞭毛藻类物种。

六、治疗原则

目前对贝类毒素中毒尚无特效解毒药物，治疗原则是采用催吐、洗胃、导泻等排毒措施，以及对症治疗及支持疗法。

七、预防和控制

为预防贝类毒素中毒，应采取如下防控措施：

（1）加强对海水中有毒藻类和贝类产品中的毒素含量的监测，根据监测结果，及时采取监管措施，并向市民发出预警。

（2）贝类毒素耐热，一般烹调无法破坏，要向市民广泛宣传贝类中毒的知识，引导市民不要购买已死亡贝类，避免一次性大量食用贝类，尤其是儿童、患病者及老年人等敏感人群。餐饮单位或家庭应从可靠来源采购贝类，加工前须刷洗外壳，清除肠腺。进食贝类后若舌尖、指端等部位出现麻痹、刺痛或胃肠道不适，应立即就医。

第三节　河豚毒素中毒

2013 年 3 月，媒体报道广东省湛江市雷州沿海村庄 22 名村民因误食含有河豚毒素的云斑裸颊虾虎鱼引起中毒，手指、唇、舌有麻痹、刺痛症状，继之恶心、呕吐、四肢无力等；2014 年 3 月，四川地区因食用鱼干引起的河豚毒素中毒事件，致 3 人死亡。河豚毒素中毒是由于食用含有河豚毒素的鱼类或其他生物而引起的中毒，是食源性中毒的主要死亡原因之一，常发生于沿海地区及长江、珠江等河流入海口。该毒素主要存在于河豚鱼中，也分布于云斑裸颊虾虎鱼、织纹螺等生物中。

一、致病因子

河豚毒素是河豚鱼及其他生物体内含有的生物碱，是自然界中已发现的毒性最大的一种神经毒素。河豚毒素及类似物不仅存在于各种豚科鱼中，还广泛分布于自然界的各种高等、低等生物中，如云斑裸颊虾虎鱼、织纹螺、蝾螈等。人工养殖的河豚鱼毒性较低。河豚毒素耐热，化学性质稳定，盐渍、日晒等一般烹调手段均不能破坏，100℃ 24 小时、220℃ 20—60 分钟或在碱性条件下才能被分解。220℃加热 20—60 分钟可使毒素全部破坏。

二、流行病学特点

河豚毒素在生物体内的积累和分布可因季节、部位和生长水域的不同而异。河豚鱼卵巢和肝脏毒性最强，肌肉与血液中也含有毒素。每年的冬春季节是河豚中毒的高发季节。儿童和老人易感。

我国河豚毒素中毒主要以家庭为主，集体食堂、公共场所较少发现；日本则以家庭、餐馆多见。这应与我国严禁野生河豚鱼、织纹螺销售的规定有关。

三、临床表现

潜伏期：河豚毒素被吸收后能迅速作用于神经末梢和神经中枢，阻碍神经传导，从而引起神经麻痹而致死亡。因此，河豚毒素中毒发病急、潜伏期短，往往进食后10分钟—3小时内发病，病情进展极为迅速。

症状：初期可有恶心、呕吐、腹痛等胃肠症状，以及手指末端、口唇、舌尖刺疼麻木感，随即出现四肢肌肉麻痹、身体摇摆，甚至全身麻痹，失去运动能力，呈瘫痪状态，并有言语不清、瞳孔散大、紫绀，以及血压和体温下降。常因呼吸麻痹、循环衰竭而死亡。河豚鱼中毒病死率为40%—60%，死亡病例大多发生在发病后4—6小时内，如病程超过8小时，一般预后良好。

四、实验室检测

根据我国现行的《食品安全国家标准　水产品中河豚毒素的测定》（GB 5009.206—2016），可采用小鼠生物法、液相色谱－串联质谱法、液相色谱－荧光检测法和酶联免疫吸附法，对水产品中的河豚毒素开展检测。对病例可采集其血液、胃内容物和肝脏组织等进行河豚毒素检测。文献报道，河豚毒素对人的致死剂量为6—7 μg/kg。

五、诊断

河豚毒素中毒的诊断主要结合病例的流行病学史与中毒临床表现，以及实验室检测三方面进行。

流行病学史：中毒患者往往有明显的季节性和地区性，有明确的河豚鱼等含有河豚毒素生物的进食史。

临床表现：病例都有典型的神经麻痹症状。发病急、潜伏期短、进展迅速，有手指末端、口唇、舌尖刺疼麻木感，四肢肌肉麻痹、全身麻痹，甚至呼吸麻痹等。

实验室检测：鉴定剩余食物是否为河豚鱼，有条件的实验室应检测中毒者食用的可疑食品、呕吐物、血液和尿液中的河豚毒素含量。

符合流行病学特点及临床表现，且中毒者食用的可疑食品检出河豚毒素，或中毒者呕吐物或血液或尿液检出河豚毒素，可确诊。

六、治疗原则

河豚毒素中毒后缺乏特异性救治措施。主要的治疗方法为：催吐、洗胃、导泻，尽可能排除体内毒物；应用吸附剂减少机体对毒素的吸收；采用输液、利尿等促进毒素排出；L-半胱氨酸可改变河豚毒素分子结构而有解毒作用；大剂量莨菪类药可拮抗毒素对心脏的毒作用，并提高机体对毒素的耐受性；使用肾上腺皮质激素，提高机体耐受性，以及对症支持疗法。

对出现呼吸麻痹者，可予以气管插管或气管切开，给予人工辅助呼吸。对药物治疗效果不佳，出现高度房室传导阻滞者，可行心脏起搏术。对呼吸衰竭者，应注意加强对症支持治疗。

七、预防和控制

为防止河豚毒素中毒，我国规定：禁止加工经营所有品种的野生河豚鱼、织纹螺，禁止加工经营养殖的河豚活鱼和未经加工的河豚整鱼。消费者应从合法渠道采购和购买河豚鱼及其产品。市售河豚鱼应来源于经农业部备案并公布的河豚鱼养殖基地，且经中国水产流通与加工协会和中国渔业协会河豚鱼分会审核通过的加工企业加工的包装产品。产品包装上附带可用于追溯的二维码，并标明产品名称、执行标准、原料基地及加工企业名称和备案号、加工日期、保质期、保存条件、检验合格信息等内容，同时应提供同批次产品检验合格证明。另外，政府有关部门应加强野生河豚鱼、织纹螺有毒的宣传，使广大群众了解其毒性，避免因误食而中毒。

第四节　雪卡毒素中毒

我国华南沿海许多城市都发生过雪卡毒素中毒事件。2004年以后，雪卡毒素中毒事件呈现增多趋势，2004 年广东省中山市小榄镇一家婚宴上有 80 多人食珊瑚鱼中毒；深圳市 2004—2006 年共发生 7 起雪卡毒素中毒事件，所有病例均食用过深海珊瑚鱼，潜伏期 1.5—11 小时不等，临床表现为口唇发麻、恶心、呕吐、腹泻等，部分病例有温感倒置或刺痛、四肢麻木等症状，病例间无年龄、性别差异，症状轻重与珊瑚鱼的食用量成正比。为此，广东省将雪卡中毒列为食品安全八大事件之一，每年进行监控和宣教。

一、致病因子

雪卡毒素，也叫西加毒素，是由海洋微生物产生的一种海藻类毒素，已知的危害性较严重的赤潮生物毒素之一。周围海域的鱼类摄入含有毒素的藻类或其他浮游生物后，毒素在鱼体内蓄积，并通过食物链传递。雪卡毒素对鱼本身无明显毒作用，毒素污染的鱼类在感官、嗅觉和味觉上均无明显异常，但人类食用了富含毒素的鱼类，就会造成中毒。

雪卡毒素主要存在于珊瑚鱼的内脏和肌肉中，特别是在内脏中含量较高，鱼肉和鱼骨中含量相对较低。该毒素是一种脂溶性多聚醚类化合物，无色无味，耐热、耐酸，加热、冰冻等方法都无法破坏其毒性，不耐碱，易溶于极性有机溶剂（如乙醇、甲醇或丙酮等），不溶于苯和水。

二、流行病学特点

雪卡毒素中毒主要发生在西加鱼毒带，即南北纬 35°之间的加勒比海、印度洋和太平洋地区，但由于鱼类洄游和鱼类产品贸易频繁，雪卡毒素现已影响到其他地区。我国广东、台湾和香港地区常有雪卡毒素中毒事件发生。

雪卡毒素中毒主要是由食用含雪卡毒素的草食性鱼类和肉食性鱼类引起的。该毒素属于获得性毒素，通过食物链传递。鱼体内含有雪卡毒素无明显规律性。每年 3—4 月份生殖季节，珊瑚鱼需要食物多，体态肥美，而体内聚集的雪卡毒素也越多。珊瑚鱼体越大，体内积聚的毒素量越多。

可能蓄积雪卡毒素的鱼类有 400 多种，中国出产的有 45 种，主要分布在台湾、西沙群岛和海南岛等地，主要包括水产品市场和餐桌上常见的石斑鱼、梭鱼、黑鲈和真鲷等。

三、临床表现

潜伏期：雪卡毒素是一种神经性毒素。雪卡毒素的毒性较强，食入 200 g 含毒鱼肉即能致死。雪卡毒素中毒潜伏期一般为 2—10 小时。

症状：典型病例的中毒特征是热感颠倒，即热感觉错位，接触热的物体时感觉凉，触水时有电击感。轻度中毒者，主要表现为口腔麻木、恶心、呕吐、腹痛、腹泻以及知觉麻痹或运动麻痹；严重中毒者，表现为血压下降、心率降低、运动神经麻痹而无法站立、昏迷等，死亡原因通常为呼吸麻痹，病死率约为 0.1%—4.5%。

四、实验室检验

雪卡毒素在鱼体内一般含量很低，通过感觉、嗅觉和味觉无法区分鱼类是否染毒，难以用简单的常规方法检测。根据《食品安全国家标准　水产品中西加毒素的测定》（GB 5009.274—2016），毒素检测方法为小鼠生物法和液相色谱－串联质谱法。

小鼠生物法可靠性强、不需复杂设备，但其观察时间长、步骤烦琐，不能确定样品中的毒素结构，灵敏度低，易受实验小鼠的品系、批次、大小等因素影响。细胞毒性检测技术灵敏度较高，可同时检测大量样品，缺点是不能确定毒素的准确成分，对实验配置及操作人员的技术要求高。

高效液相色谱－串联质谱分析法，具有灵敏、准确、可靠、能确定各种毒素成分、使用广泛、易校正、所需样品量少等优点，缺点是需要不同的毒素标准品，毒素标准品价格昂贵，样品前处理要求较高，需要昂贵的设备仪器及高素质的操作人员。

五、诊断

雪卡毒素中毒的诊断主要依据深海鱼（珊瑚鱼）的进食史、胃肠道不适及神经系统症状等综合分析与判断，尤其是热感颠倒的特征性表现，是各种水产品引起中毒中唯一较为独特的症状。若能开展可疑鱼类中雪卡毒素含量的检测，则更有诊断价值。

美国 CDC 曾提出了临床诊断依据，在 72 小时内进食过珊瑚鱼并同时具备下列 3 个条件：①有腹痛、腹泻、恶心、呕吐等之中 3 个症状；②肢端感觉异常、关节痛、肌痛、瘙痒、头痛、头晕、口腔金属味、视觉异常、牙痛等之中 3 个症状；③心动过慢、口周感觉异常、温度感觉倒错等症状之一。

六、治疗原则

雪卡毒素中毒目前尚缺乏特异性治疗方法。治疗原则主要是迅速清除已进入人体内的毒物，如催吐、洗胃、导泻等，补充血容量，纠正水电解质和酸碱平衡失调等。需注意的是，该病治愈后，患者应长时间避免食用花生、果仁等，因为脂溶性食物会再次诱发雪卡毒素中毒症状。

七、预防和控制

由于对雪卡毒素无法通过感官辨别和简单的实验室检测区分鱼类是否染毒，当前监管缺乏有效措施，且对于雪卡毒素中毒尚无特效治疗方法，因此目前应以个人预防为主。

（1）减少珊瑚鱼食用量，特别是3—4月份生殖期的珊瑚鱼。一餐中只吃少量的珊瑚鱼或选择体积较小（小于1 kg）的鱼，尤其要避免食用鱼内脏、鱼头、鱼皮等含毒素较多部位。

（2）外购珊瑚鱼等深海鱼类最好放养15天左右，待毒素排出体外后再食用，可减少中毒机会。

（3）食用珊瑚鱼时避免饮酒或进食果仁，否则可使中毒症状加重。

（4）有雪卡毒素中毒史者再次中毒可能性较大，症状更重，以戒食珊瑚鱼等深海鱼类为宜。

第五节　维生素A（动物肝脏）中毒

2008年10月，吉林省延吉市3人因一次大量食用富含维生素A的狗肝，陆续出现发热、头痛、头晕、呕吐、烦躁、皮肤瘙痒，经调查确定为"维生素A急性中毒"。动物肝脏内积聚了动物体内90%—95%的维生素A。因此，过量进食将会导致以恶心、呕吐、腹痛、皮肤潮红、脱皮为主要症状的维生素A中毒。长期过多食用可导致慢性中毒。

一、致病因子

维生素 A 为脂溶性维生素，与生长发育、生殖、视觉和抗感染有关。正常情况下，维生素 A 极易为机体吸收，与体内蛋白相结合，约5%的维生素 A 储存在肝脏中。但连续每日进食 10 万国际单位的维生素 A 超过 6 个月，会导致机体出现慢性中毒；成人一次剂量超过 100 万国际单位、儿童超过 30 万国际单位，会导致急性中毒。

二、流行病学特点

导致维生素 A 中毒的食品主要是富含维生素 A 的动物肝脏。能引起中毒的有熊肝、海豹肝、狗肝、狍子肝、狼肝等，鱼类如鲨鱼、鲽鱼、刀鲛鱼的肝。我国的文献报道，导致维生素 A 中毒的动物肝脏以狗肝为多，一次性进食狗肝 70—80 g 就会出现中毒现象。该病易感人群为经常食用大量含有维生素 A 的药品或者食物者。

三、临床表现

潜伏期：维生素 A 急性中毒，往往发生于食用后 0.5—12 小时。

症状：中毒后往往发病快、症状轻、恢复快，主要表现为颜面、胸部及全身皮肤潮红，眼结膜充血，可伴头晕、头痛、恶心、呕吐和心率加快等症状。中毒 1—3 天后可有不同程度的皮肤瘙痒、脱屑。长期动物肝脏食用过多，可造成慢性中毒。

四、实验室检验

根据现行的《食品安全国家标准　食品中维生素 A、D、E 的测定》（GB 5009.82—2016），采用反相高效液相色谱法开展食品中维生素 A 含量的测定。

临床上可采用荧光分光光度法、超高效液相色谱等方法开展血清中维生素 A 含量的测定。急性中毒患者血中维生素 A 浓度多为 8000—20000 U／L。

五、诊断

根据病例的大量动物肝脏食用史、潜伏期、临床表现及实验室检验结果确诊。

六、治疗原则

采用对症支持治疗。一般来说，停用维生素 A 及含有维生素 A 的食物，急性症状一周后消失。

七、预防和控制

（1）加强维生素 A 中毒预防知识宣传，教育市民避免一次性大量或连续食用动物肝脏，特别是肉食性动物的肝脏。

（2）如需补充维生素 A，应在医生指导下食用。

第六节　动物性食源性横纹肌溶解综合征

波罗的海地区经常报道类似哈夫病的病例和暴发。我国以往散发和暴发哈夫病的报告有限，2010 年前只报告了涉及 6 个病例的一起暴发，该起暴发于 2000 年发生在北京，由小龙虾造成。2010 年，南京发生 23 例食用小龙虾后出现的横纹肌溶解综合征；2016 年，江苏省报告发现 594 例病例，其中南京 509 例。

动物性食源性横纹肌溶解综合征，最早出现于 1924 年波罗的海地区哈夫海滨，因食用熟制水产品（鱼类或甲壳类）24 小时内出现，也称"哈夫病"。水牛鱼、三文鱼、鲳鱼、银四齿脂鲤和小龙虾等，均有可能导致横纹肌溶解综合征。国内外现有的文献报道显示，淡水鱼和海鲜类都出现过相关病例。

一、致病因子

动物性食源性横纹肌溶解综合征致病因子尚不明确。美国一项哈夫病病例的系统综述结果提示，引起哈夫病的可能是在淡水鱼虾或海产品体内积聚的一种新的类似岩沙海葵毒素的藻类毒素。该毒素主要是细胞毒性物质，可能会伤害肌肉细胞膜，对热稳定。

二、流行病学特点

动物性食源性横纹肌溶解综合征有明显的季节性特点，病例和暴发事件主要集中于 7—10 月，不同地区可能略有差异。人群普遍易感，以青壮年发病为主，可能与饮食习惯和方式有关。

2015 年南京食源性横纹肌溶解综合征专项调查结果显示，食用 10 只以上小龙虾的疾病风险增加，食用数量越多，发病风险越大，未食用小龙虾或食用较少者未发病，且发病与就餐或加工地点无统计学关联。女性罹患率显著高于男性。安徽省的食源性横纹肌溶解综合征专项调查显示，发病可能与小龙虾的虾黄有关。

三、临床表现

潜伏期：动物性食源性横纹肌溶解综合征一般起病急，病程较短，潜伏期 2—13 小时。

症状：由于横纹肌溶解而临床表现为全身性或局部性肌痛、肢体无力、咖啡色尿，可伴恶心、呕吐、胸部疼痛、气急、轻微触痛，常并发电解质紊乱、急性肾功能衰竭等，一般无中枢神经系统异常、发热和肝脾肿大，严重时可危及生命。

四、实验室检验

目前与横纹肌溶解综合征相关的动物性水产品样本的化学分析，尚未发现可能的毒素、药物和有害元素。多数病例肌酐、尿素、尿酸可出现不同程度升高。肌酸磷酸激酶敏感性高，可作为横纹肌溶解综合征诊断指标。

五、诊断

患者在 24 小时内有小龙虾或其他水产品食用史，具有肌痛、肌无力等横纹肌溶解症的临床表现，且肌酸磷酸激酶值升高至正常值 5 倍以上或大于 1000 U/L，排除其他原因引起，可诊断为动物性食源性横纹肌溶解综合征。若有肌红蛋白尿或肌红蛋白血症，有助于明确诊断。

六、治疗原则

治疗的一般原则包括：及时去除可逆性导致肌肉损伤的因素；纠正低血容量和肾脏缺血；促进肌红蛋白从肾脏排出；积极开展血液净化疗法，包括补液、保肝、碱化尿液和抗感染。

七、预防和控制

（1）由于动物性食源性横纹肌溶解综合征病因尚不明确，需开展进一步的溯源调查，以尽早查明污染源头，防控类似病例再次发生。

（2）加强卫生宣教和预警工作。建议市民尽量不要食用小龙虾，如果要食用，一定要从正规渠道购买，尽可能不食用小龙虾头部和虾黄，控制食用量。如食用后出现肌肉酸痛、乏力等症状，应及时前往医院就诊。不建议食用小龙虾的人群主要为：哮喘患者；子宫肌瘤患者；胃肠敏感人群；患有痛风症、高尿酸血症和关节炎人群；过敏体质者、孕妇和乳母应慎食。

第七节　光唇鱼卵中毒

近年来，浙江省每年都有光唇鱼卵中毒事件报告，其中 2017 年报告 16 起，26 例病例。光唇鱼，俗称淡水石斑鱼、罗丝鱼，主要分布于上海、江苏、安徽、浙江、福建、台湾等地，常栖息于石砾底质、水清流急之溪水中，以石块上的苔藓及藻类为食，每年的 6—8 月会在浅水急流中产卵。光唇鱼体形较小，鱼卵有毒，每年都会有许多因不知其卵有毒误食而发生中毒的病例。

一、致病因子

光唇鱼分布广，为产区的小型经济鱼类，肉鲜美。卵有毒，误食会引起腹泻、腹痛、头晕、呕吐等中毒症状；猫、鸡等动物食鱼卵会引起死亡。一般认为食用（鱼卵）量达 5—30 g 可能发生中毒，成人一次摄食有毒鱼卵 100—200 g，很快出现中毒症状。

鱼卵毒素耐热，需长时间加热才能将毒素破坏。

二、流行病学特点

光唇鱼卵中毒主要发生在夏季，集中于 4—7 月，这与光唇鱼产卵时间具有最直接关系。

中毒有明显的地域特征，浙江省病例主要集中在杭州、金华、丽水等地，其中杭州地区以建德市为主，与光唇鱼的分布及当地居民的饮食习惯等有关。

光唇鱼卵中毒各年龄组均易感。中毒事件多发生于家庭聚餐，且以农民群体为主，应与食物加工不当有关。

三、临床表现

潜伏期：光唇鱼中毒后的潜伏期长短与食用量有关，通常为 2—17 小时，平均潜伏期 4 小时。

症状：以消化道症状为主。主要为呕吐、恶心、腹泻、腹痛等，也可出现皮肤过敏和神经系统表现。

四、实验室检验

虽然光唇鱼卵有毒是客观存在，且为大多数人熟知，但目前尚未能从鱼卵中检出明确的毒素。

五、诊断

患者发病前有 5 g 以上光唇鱼卵的食用史，潜伏期内出现以消化道症状为主的临床表现，可考虑为光唇鱼卵中毒。如多人食用光唇鱼卵后，在一个潜伏期内均出现类似症状，可明确诊断。

六、治疗原则

治疗上可根据食物中毒的一般救治原则（催吐、对症与支持治疗）进行处理，大多于 1—2 天内完全康复。

七、预防和控制

应加强公众对光唇鱼卵毒性知识的认识，食用光唇鱼时应去卵，防止因误食而中毒。

练习题

1. 下列哪种不是水产品中的毒素？（　　　）

A. 河豚毒素

B. 贝类毒素

C. 雪卡毒素

D. 龙葵碱

2. 下列哪种毒素是动物组织在一定条件下分解产生的？（　　　）

A. 河豚毒素

B. 组胺

C. 雪卡毒素

D. 贝类毒素

3. 下列哪项动物性毒素中毒有特效治疗方法？（　　　）

A. 雪卡毒素中毒

B. 神经性贝类毒素中毒

C. 河豚毒素中毒

D. 组胺中毒

4. 雪卡毒素典型的中毒特征是（　　　）。

A. 热感颠倒，即热感觉错位，接触热的物体时感觉凉，触水时有电击感

B. 恶心、呕吐、腹痛、腹泻

C. 初期唇、舌、指尖麻木，继而腿、臂和颈部麻木

D. 面部潮红、头晕、头痛、心率和脉搏加快、胸闷气促

5. 麻痹性贝类毒素中毒是由下列哪种毒素引起的？（　　）

A. 石房蛤毒素

B. 肉毒毒素

C. 肠毒素

D. 溶血毒素

6. 贝类毒素中毒病死率最高的是（　　）。

A. 麻痹性贝类毒素（PSP）

B. 腹泻性贝类毒素（DSP）

C. 神经性贝类毒素（NSP）

D. 健忘性贝类毒素（ASP）

7. 河豚毒素属于（　　）。

A. 血液毒

B. 原浆毒

C. 神经毒

D. 肝肾毒

8. 下列哪种水产品可能会导致河豚毒素中毒？（　　）

A. 织纹螺

B. 香螺

C. 荔枝螺

D. 紫贻贝

9. 下列哪种贝类毒素中毒在我国发生较多？（　　）

A. 麻痹性贝类毒素中毒

B. 肝损害性贝类毒素中毒

C. 神经性贝类毒素中毒

D. 健忘性贝类毒素中毒

10. 下列哪种鱼储存不当可引起组胺中毒？（　　）

A. 河豚鱼

B. 金枪鱼

C. 带鱼

D. 鱿鱼

11. 组胺中毒的治疗原则是（　　　）。

A. 特效解毒剂

B. 抗过敏治疗

C. 使用肾上腺皮质激素

D. 补液、保肝、碱化尿液和抗感染

12. 组胺中毒的潜伏期为（　　　）。

A. 3—6 小时

B. 2—13 小时

C. 0.5—1 小时

D. 2—10 小时

13. 组胺中毒的原因是（　　　）。

A. 动物本身含有的有毒成分

B. 动物在一定条件下产生

C. 动物在生活环境中获得毒素并蓄积在体内

D. 动物成长过程中生成

14. 河豚鱼含毒素最多的部位是（　　　）。

A. 鱼肉

B. 血液和皮肤

C. 卵巢和肝

D. 肾和眼睛

15. 河豚毒素中毒表现与下列哪种贝类毒素中毒类似？（　　　）

A. 麻痹性贝类毒素中毒

B. 腹泻性贝类毒素中毒

C. 神经性贝类毒素中毒

D. 健忘性贝类毒素中毒

16. 导致维生素 A 中毒的常见食品是（　　　）。

A. 狗肝

B. 珊瑚鱼

C. 贻贝

D. 小龙虾

17. 下列哪种中毒在 1—3 天后可有不同程度的皮肤瘙痒、脱屑？（　　　）

A. 雪卡毒素中毒

B. 维生素 A 中毒

C. 河豚毒素中毒

D. 麻痹性贝类毒素中毒

18. 动物性食源性横纹肌溶解综合征，流行季节为（　　　）。

A. 春季

B. 夏季

C. 秋季

D. 冬季

19. 动物性食源性横纹肌溶解综合征病例，其特点是（　　　）。

A. 24 小时内有小龙虾或其他水产品食用史

B. 有肌痛、肌无力等横纹肌溶解症的临床表现

C. 肌酸磷酸激酶值升高至正常值 5 倍以上或大于 1000 U/L

D. 以上都是

20. 某企业员工在食堂进餐 15 分钟后，多人相继出现脸红、头晕、头痛、心跳加快、脉快、胸闷气促等症状，查食堂供应餐中有鲐鱼。应首先考虑为（　　　）。

A. 亚硝酸盐中毒

B. 雪卡毒素中毒

C. 组胺中毒

D. 维生素 A 中毒

练习题答案

1.D；2.B；3.D；4.A；5.A；6.A；7.C；8.A；9.A；10.B；11.B；12.C；13.B；14.C；15.A；16.A；17.B；18.B；19.D；20.C

参考文献

［1］陈炳卿，刘志诚，王茂起．现代食品卫生学 [M]. 北京：人民卫生出版社，2001.

［2］金培刚，丁钢强，顾振华．食源性疾病防制与应急处置 [M]. 上海：复旦大学出版社，2010.

［3］廖庆祥，袁建辉，赵肃清，等 .2004—2006 年深圳市雪卡毒素食物中毒事件分析 [J]. 岭南急诊医学杂志，2007（3）：218–219.

［4］林华娟，陈晓，路垚．广东省由天然毒素导致的水产安全问题分析 [J]. 海洋环境科学，2013，32（3）：475–480.

［5］赵峰，周德庆，李钰金．海洋鱼类雪卡毒素的研究进展 [J]. 食品工业科技，2015，36（21）：376–780.

［6］陈文，毛素玲，兰真，等．四川首例食用鱼干引起河豚毒素食物中毒的调查 [J]. 预防医学情报杂志，2016，32（2）：153–155.

［7］周晓翠．河豚毒素单克隆抗体的制备及 ELISA 方法的建立 [D]. 长春：吉林大学，2008.

［8］王健伟，罗雪云，计融．河豚中毒及其防治：综述 [J]. 中国食品卫生杂志，1995，7（1）：58–62.

［9］张卫兵，张周建．食品安全国家标准中水产食品贝毒素指标的确立 [J]. 中国卫生标准管理，2011，2（6）：37–41.

［10］张峰，戴正，芦丽嫦．一起食用青占鱼引起组胺中毒的调查与分析 [J]. 中国农村卫生事业管理，2016，36（9）：1159–1160.

［11］刘长杰，杨琨．维生素 A 中毒 3 例分析 [J]. 中国社区医师，2010，12（1下）：148.

［12］陈锦钟，洪舒萍，蔡茂荣，等．一起麻痹性贝类毒素引起的食源性疾病暴发事件调查 [J]. 中国食品卫生杂志，2018，30（4）：445–448.

［13］中央爱国卫生运动委员会，中华人民共和国卫生部．食物中毒 [M]. 北京：人民卫生出版社，1987.

［14］伍汉霖，金鑫波．我国的毒鱼类 [J]. 动物学杂志，1977，2（21）：38–40.

［15］徐恒，罗访华，嵇建军．半刺厚唇鱼卵中毒 252 例临床分析 [J]. 湖南医学，1991，8（5）：316.

（林　云　张荷香）

第十章
植物性毒素中毒

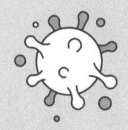

植物性毒素中毒，是指进食含有毒素的植物性食品后出现的中毒。其在全国明确病因的食源性疾病暴发事件中，事件数位居第三，发病人数列第二，死亡人数居第五位。

常见的植物性毒素中毒有三种类型：一是误食误用天然含有有毒成分的植物（如桐油等）或其加工制品；二是食用加工过程未能破坏或除去有毒成分的可食植物性食品，如苦杏仁；三是食用在一定条件下产生大量有毒成分的植物性食品，如发芽的马铃薯。

近年来，豆类中毒、新鲜黄花菜中毒、杏仁中毒事件屡有发生，需引起关注。目前临床上对植物性毒素中毒患者，主要采取催吐、洗胃、导泻等排毒方式，及对症、支持治疗。

第一节　豆类中毒

2003年11月4日15：53，原宁波市江东区卫生监督所接医院报告：医院门诊有某服装公司38名职工就诊，主要症状为恶心、呕吐、腹痛，疑似食物中毒。经调查，初步判定为一起疑似食用未炒熟的芸豆引起的食物中毒事件。芸豆中含有一种毒性蛋白质，加热温度不够时不能破坏其毒素，会在体内发生皂化反应，从而中毒，出现头晕、恶心、呕吐、腹痛等症状。

一、致病因子

四季豆、扁豆、芸豆等菜豆角含有植物血凝素、皂甙等物质，如烹饪过程中烧煮不透，进食后可引起中毒。其所含的皂甙等有毒物质，对消化道有刺激性，引起胃肠黏膜水肿、充血和出血。其中植物血凝素为有毒蛋白，具有凝血作用。生黄豆做成的豆浆和豆粉也含有皂甙等物质，食用未煮透的生豆浆、黄豆粉也会发生中毒。

二、流行病学特点

豆类中毒一年四季均有发生，多发生于集体用餐单位。烹调不当是引起中毒的主要原因。中毒程度与摄食量的多少及个人体质有关。

三、临床表现

潜伏期：0.5—5 小时。

症状：主要以消化道症状为主，发病初期多感胃部不适、恶心、呕吐、腹痛、腹泻（水样便），少数有头晕、头痛、心悸、寒战、乏力及四肢麻木等。一般症状持续时间较短，3—5 小时内逐渐恢复，预后良好。但严重者可因呕吐、腹泻而发生脱水、痉挛、虚脱等。

四、实验室检验

对可疑食品或患者呕吐物检测植物血凝素或脲酶活性。

五、诊断

有明确的四季豆、扁豆、芸豆、黄豆等菜豆进食史，符合该病的流行病学特点和临床表现，排除化学物质、其他微生物引起中毒的可能，可确诊。有明确的菜豆进食史，符合该病的流行病学特点和临床表现，从可疑食品或患者呕吐物中检出植物血凝素或脲酶活性阳性，可确诊。

六、治疗原则

（一）现场急救

进食上述豆类后出现症状时，立即催吐，密切观察，呕吐严重者迅速护送到医院治疗。

（二）清除毒物

进食后 6 小时内无呕吐者给予催吐，温水洗胃。如已有呕吐物，则不需要催吐。

（三）对症及支持治疗

对症状较轻者，呕吐后适当喝水、休息即可，不需特殊处理；症状严重者给予吸氧，补液，纠正水、电解质及酸碱平衡紊乱，肌内注射阿托品 1—2 mg，解除腹部痉挛疼痛等；有凝血现象时，可给予低分子右旋糖酐、肝素等。

七、预防和控制

预防和控制措施主要是：①彻底将豆类烧熟煮透。如四季豆外观失去原有的生绿色，吃起来没有豆腥味，切莫贪图生嫩、碧绿；豆浆应煮沸 10 分钟以上至无豆腥味时方可饮用。②对厨工，尤其是集体用餐单位，要加强豆类中毒相关知识教育，避免群体性事件发生。

第二节　鲜黄花菜中毒

2010 年 6 月 30 日晚 6 时许，辽宁省抚顺市某建设公司食堂发生一起食物中毒。经调查，本次事件是鲜黄花菜食用不当引起的食物中毒事件，致病因子为秋水仙碱，中毒症状主要是恶心、呕吐、腹痛、腹泻。病程较短，经医院对症治疗后，患者 1 天全部治愈。

一、致病因子

鲜黄花菜属于百花科植物，百花科植物中含有秋水仙碱。秋水仙碱本身无毒，但是进入人体后可被氧化成二秋水仙碱，二秋水仙碱这种有毒物质对神经系统有抑制作用，对消化系统和泌尿系统有较强的刺激作用。成年人一次食用 50—100 g 鲜黄花菜即可引起中毒。

二、流行病学特点

鲜黄花菜中毒，多因烹调不当引起。食用未经水焯、浸泡且加工时间过短的鲜黄花菜后会出现中毒症状。

三、临床表现

潜伏期：一般 20 分钟—3 小时。
症状：恶心、呕吐、腹泻、腹痛、头痛、头晕等。

四、实验室检验

可通过液相色谱 – 串联质谱法检测剩余的食物、病人血浆或排泄物中的秋水仙碱。

五、诊断

有明确的新鲜黄花菜进食史，符合该病的流行病学特点和临床表现，排除化学物质、其他微生物引起中毒的可能，可确诊。有明确的新鲜黄花菜进食史，符合该病的流行病学特点和临床表现，从剩余的食物或病人血浆或排泄物中检出秋水仙碱，可确诊。

六、治疗原则

治疗以催吐、洗胃和对症处理为主。

七、预防和控制

因秋水仙碱溶于水，故在烹饪新鲜黄花菜时，应先将新鲜黄花菜用开水焯，然后用清水浸泡后再烹调食用。

第三节　氰苷（苦杏仁、桃仁、木薯）中毒

　　2000年6月8日，广东省云安县（现为云安区）镇安镇民强村发生一起4名儿童因误食含氰苷类的生桃仁引起的食物中毒事件，并导致1人死亡。调查发现，4名儿童采摘了路边的毛桃子并敲碎桃仁食用，食用后不久即出现口中苦涩、流涎、头晕、头痛、恶心、呕吐、心悸和四肢无力等中毒症状，1名重症儿童还出现意识不清、昏迷不醒、四肢冰冷等休克症状，送医途中即死亡。3名儿童经洗胃、催吐、补液、抗感染、抗休克等治疗后，1周后痊愈，无后遗症状。呕吐物、洗胃液、死亡儿童心脏血氰化物定性检测阳性。

一、致病因子

　　含氰苷类食物中毒是指摄入含氰苷类食物引起的食物中毒。氰苷包括苦杏仁苷和亚麻苦苷两种，苦杏仁、桃仁、李子仁、枇杷仁、樱桃仁、杨梅仁等果仁中含有苦杏仁苷，其中苦杏仁中含量最高，平均为3%，其他果仁平均为0.4%—0.9%。木薯和亚麻仁中含有亚麻苦苷。

　　苦杏仁苷与亚麻苦苷，在体内水解后产生氢氰酸，被胃肠吸收后，氰离子与细胞色素氧化酶的铁结合，使细胞的正常呼吸不能进行，从而导致组织缺氧。氢氰酸还能使呼吸中枢和血管运动中枢麻痹，最后导致死亡。

二、流行病学特点

　　苦杏仁中毒多发生在杏子成熟的初夏季节，儿童中毒多见，常因儿童不知道苦杏仁的毒性食用后引起中毒。木薯中毒原因是群众不了解木薯的毒性，生食或食入未煮熟透的木薯，或喝洗木薯的水、煮木薯的汤而引起中毒。

三、临床表现

　　潜伏期：0.5—12小时，一般为1—2小时；木薯中毒潜伏期2—12小时，一般

多为 6—9 小时。

症状：中毒表现开始时，口中苦涩、头晕、头痛、恶心、呕吐、心慌、脉速、四肢无力；继而出现胸闷、不同程度的呼吸困难，有时在呼出气中可闻到苦杏仁味；严重者意识不清、呼吸微弱、四肢冰冷、昏迷，常发出尖叫；继而意识丧失，瞳孔散大，对光反射消失，牙关紧闭，全身阵发性痉挛；最后因呼吸麻痹或心跳停止而死亡。空腹、年幼及体弱者中毒症状重，病死率高。

四、实验室检验

按 GB 5009.36—2016《食品安全国家标准 食品中氰化物的测定》检测剩余食物中的氰化物含量。

五、诊断

有进食含氰果核仁史或生木薯史，符合该病的临床表现（如呼出气体或呕吐物有苦杏仁味，以及迅速发生的呼吸困难、心悸、痉挛、昏迷等症状），可确诊。从剩余食物中检出氰化物，可进一步确诊。

六、治疗原则

（一）急救

可用筷子、压舌板、手指刺激咽喉部催吐。用 5% 硫代硫酸钠、1∶5000 高锰酸钾溶液洗胃。催吐、洗胃后可选用硫酸镁 30 g 或硫酸铜 15 g 溶于 250 mL 温热水中口服以导泻。

（二）解毒治疗

及时让患者吸入亚硝酸异戊酯 0.2 mL，每 2—3 分钟吸一次，每次持续 20—30 秒。数次后，用亚硝酸钠静脉缓慢注射，成人用 3% 溶液 10—30 mL，小儿用 1% 溶液。随后用新配置的硫代硫酸钠静脉注射，成人用 50% 溶液 25—50 mL 于 5—10 分钟内注完，小儿用 20% 溶液。如症状未缓解，可在 0.5 小时后按上述方法半量重复给药一次。

（三）对症及支持治疗

根据情况给予患者吸氧、呼吸兴奋剂（如尼可刹米）、强心剂（如阿托品）、升

压药（如多巴胺）等；重症患者还可静脉滴注细胞色素 C、三磷腺苷、辅酶 A，加入
10% 或 25% 的葡萄糖溶液中。

七、预防和控制

预防氰苷类食物中毒的措施：①加强对群众特别是儿童的宣传教育，不生吃各种
果仁（尤其是有苦味的，如苦杏仁、苦桃仁等）；不吃未煮熟的木薯；最好不空腹吃
木薯，且一次不宜吃太多；老、幼、体弱者及孕妇不宜食用木薯。②采用合理的加工
及食用方法。氰苷类水溶性较好，用果仁加工食品时，必须用清水充分浸泡，再用敞
锅蒸煮，使氢氰酸挥发。木薯食用前去皮，水洗切片后加大量水敞锅煮熟，换水再煮
一次，或水浸泡 16 小时以上，弃汤、水食用。③用杏仁作为药物治疗小儿咳嗽时，不
能自行下药，要遵医嘱，且需经去毒处理后方可食用。④木薯中氰苷的含量与品种、
栽种季节、土壤、肥料等有关，故可推广含氰苷低的木薯品种，改良木薯种植方法等。

第四节　大麻油中毒

一、致病因子

大麻是一年生桑科植物，又称汉麻、线麻、火麻等。麻叶中含有大麻酚、大麻二
酚、大麻树脂、挥发油及胆碱、胡芦巴碱等。大麻的雌株花穗及未成熟果穗中含有大
麻树脂，树脂中含有四氢大麻酚、大麻二酚、大麻酚等麻醉性物质。大麻油俗称线麻
籽油或小麻籽油，经由大麻籽加工得到，在油籽加工过程中，时常会混入大麻的叶、
茎、花穗等。因此，一次食用多量的大麻油造成中毒的原因是：该油中含有四氢大麻
酚、大麻二酚、大麻酚等物质。

二、流行病学特点

有大麻油或大麻籽或其制品的进食史。

三、临床表现

潜伏期：一般为 1—4 小时，长者 8—12 小时。

症状：大麻油中毒主要侵犯神经系统，表现为先兴奋而后麻痹，轻者有头晕、口渴、咽干、口麻。稍重者多言、哭笑无常、恶心、呕吐、幻觉、嗜睡、步态蹒跚、四肢麻木、心律加快、视物不清、复视、瞳孔略大。重者昏睡，瞳孔高度散大，甚至精神失常。

四、实验室检验

按 GB/T 5009.37—2003 中 4.10.3 条，检验剩余食物是否含有大麻油。

五、诊断

有大麻油或大麻籽及其制品的食用史，符合该病的临床表现（如具有先兴奋后麻痹的特有的神经系统表现），可确诊。剩余食物中大麻油检出阳性，可进一步确诊。

六、治疗原则

（一）排除毒物

用 1 : 5000 高锰酸钾溶液或温盐水洗胃，并给 1—2 g/kg·bw 活性炭口服。口服硫酸钠 30 g 导泻。

（二）对症治疗

过度兴奋者可肌注地西泮 10 mg，或用水合氯醛灌肠，0.5 g/ 次，宜用小剂量；昏睡可给兴奋剂；补液用 10% 葡萄糖液或 5% 葡萄糖盐水，静脉滴注。

七、预防和控制

预防大麻油中毒的主要措施是：①加强宣传教育，不食用大麻油和大麻籽；②对于装过大麻油的油桶，不再用来盛装食用油，以免污染。

第五节　苦蒲瓜中毒

2013 年 1 月 8 日，深圳市某幼儿园 20 余名幼儿出现疑似食物中毒症状。患者主要症状为呕吐、腹泻、腹痛、头晕和头痛。发病高峰期为可疑食物暴露后 3 小时。经医院催吐、洗胃、补液、消炎等对症治疗后，患者于 1—2 天内均痊愈。经调查，此次中毒事件由患儿食用了幼儿园食堂供应的苦蒲瓜引起。

一、致病因子

蒲瓜，又名瓠瓜、瓠子、扁蒲、葫芦和夜开花，属葫芦科，原产于热带亚洲、印度、北非，5—10 月是盛产期，其味甘甜，为常见的夏季蔬菜瓜，是一种很受人欢迎的蔬菜。据报道，品种间杂交引起遗传性变化，或蒲瓜生长过程中瓜藤被破坏，或生长环境条件不良（如低温、高温干旱又不及时灌溉、氮肥供应不足）等情况下，可出现苦蒲瓜。苦蒲瓜有一股很重的苦味，产生苦味的物质为葫芦素，主要以苷的形式存在于果实及根茎中，这种毒素受热后不易被破坏分解，食用后就可能导致食物中毒。

二、流行病学特点

有误食苦蒲瓜史。

三、临床表现

潜伏期：一般为 10—120 分钟。

症状：误食后出现胃部不适、恶心、呕吐、头晕、头痛、乏力等症状，严重者还会造成心慌、腹痛、剧烈腹泻、大便出血等。

四、实验室检验

可按液相色谱 – 串联质谱法检验剩余食物、血液、尿液是否含有糖苷毒素。

五、诊断

有明确的苦味蒲瓜进食史，符合该病的临床表现（胃部不适、恶心、呕吐、头晕、头痛、乏力等症状，严重者还会心慌、腹痛、剧烈腹泻、大便出血等），可确诊。

六、治疗原则

部分症状轻者无须治疗可自愈，症状较重者多采用催吐、洗胃、补液、消炎等对症治疗，多数预后良好。

七、预防和控制

加强有毒植物中毒知识的宣传和教育，提高群众对有毒植物中毒的防范意识，一旦吃到苦味蒲瓜，应吐掉，不可继续食用。如果出现呕吐、腹泻等症状者，应立即就诊。生产经营者应加强自检，发现苦味蒲瓜，即停止销售。

第六节　桐油中毒

2013年6月3日11时10分，金华市疾控中心接某医院报告：该院收治了6名以呕吐、腹泻入院的疑似食物中毒患者。经调查发现，3日上午6时，在做蛋炒饭过程中因油用完了，随手从旁边另一塑料壶中倒了部分油用。6人在食用蛋炒饭后30分钟左右即相继出现呕吐、腹泻等症状。医院给对症及支持治疗后，症状缓解，4日即康复出院。经进一步调查，6名患者均在一家木材厂干活，桐油用于木材防腐，因塑料桶上无标记，又放在厨房，最后导致此次误食桐油中毒事件的发生。

一、致病因子

桐油为用油桐籽榨的油品，是工业油，油桐树在我国长江以南地区及河南山区均有生长。油桐树全株有毒，以种子毒性最强，因其含桐油最多，树根、树叶和树皮次之。

桐油的外观类似一般食用植物油，因误将其作为植物油食用而中毒，也有误食桐油加工的食品及油桐籽而中毒者。桐油含桐油酸，口服后对胃肠道有强烈的刺激作用，并可损害心、肝、神经系统和肾脏。若食用油中混有桐油，长期少量食用，可引起亚急性中毒。

二、流行病学特点

多因误食而引起中毒。经询问，病人均有误食桐油或桐油制作的食品的进食史，或有误食混有桐油的食用油或其制品的历史。

三、临床表现

潜伏期：0.5—4 小时。

症状：以胃肠道刺激症状为主，轻者头晕、胸闷、上腹部不适、恶心、呕吐、腹痛、水样腹泻等；较重者出现多汗、血性大便、无力等；严重时出现脱水、酸中毒、呼吸困难甚至意识模糊、惊厥、休克和昏迷。肾脏受累可见蛋白尿、管型、血尿，肝脏损害可致肝脏大、疼痛及丙氨酸氨基转移酶升高。

四、实验室检验

可按 GB/T 5009.37—2003 中 4.10.1 条液相色谱 – 串联质谱法检测样本中是否含有桐油。

五、诊断

有误食桐油（混有桐油的食用油）或其制品的进食史，符合该病的临床表现（胃肠道刺激症状及肾、肝脏损害），即可诊断。有条件时进行实验室检验，可作参考。无误食桐油（混有桐油的食用油）或其制品的进食史，诊断不能成立。

六、治疗原则

（一）现场急救

误食桐油或油桐籽后出现症状时，应密切观察，无呕吐者可刺激咽部催吐，呕吐严重者迅速护送到医院治疗。

（二）清除毒物

进食后 6 小时未发生呕吐则予催吐，1∶5000 高锰酸钾溶液洗胃，洗胃后给予黏膜保护剂如米汤、面糊、蛋清等，口服 50—100 g 活性炭的悬浮液，口服 50% 硫酸镁或硫酸钠 50 mL 导泻，已腹泻者则无须导泻。

（三）对症及支持治疗

对症及支持治疗的方法有：①静脉大量输液，纠正水及电解质紊乱，静脉滴注碳酸氢钠，维持酸碱平衡；②保肝，给予大量维生素 C、维生素 B 族、葡醛酸内酯、硫普罗宁等；③护肾，在输液的基础上适当给予利尿药，腹痛可用阿托品 1—2 mg，肌内注射；④抽搐可给予地西泮 10—20 mg，静脉注射，或苯巴比妥钠 0.1—0.2 mg，肌内注射；⑤心力衰竭可按常规应用强心苷等。

七、预防和控制

预防的关键是避免误食桐油和油桐籽。在种植油桐树盛产桐油的地区，生产和供销部门应严加管理，桐油与其他食用油从采集、榨油、贮存及销售均应严格分开存放，以免误将桐油当作食用油。储存食用油的容器要专用，并有明显的标示，以免混用，严禁用装过桐油的容器盛装食用油。不得食用来源不明、无标签标示的油。教育儿童不要误食油桐籽。

第七节　发芽马铃薯中毒

2012 年 1 月 23 日 22 时 23 分，云南省玉溪市红塔区某街道居委会某村 16 人出现恶心、呕吐、头晕、口唇及四肢发麻等症状，疑似食物中毒。调查发现，23 日恰逢大年初一，居委会组织部分村民举行庙会活动，午餐和晚餐均供应有炒土豆，发病的 16 人均食用过炒土豆。

现场查看，发现食堂剩余的土豆干瘪发芽，表皮变绿。龙葵素定性试验阳性。最后确定为一起食用发芽马铃薯所致的食物中毒事件。

一、致病因子

发芽马铃薯含有难溶于水而易溶于薯汁中的龙葵碱。马铃薯中原含有龙葵碱，但新收获和未发芽时的马铃薯中龙葵碱的含量很低，每 100 g 马铃薯含 2—10 mg。在马铃薯贮存过程中龙葵碱含量逐渐增多，发芽后其幼芽和芽眼部分的龙葵碱含量明显升高，有时每 100 g 马铃薯中龙葵碱含量可达 35—40 mg，严重发芽的马铃薯含龙葵碱可高达 420—730 mg。人摄入龙葵碱 200—400 mg 即可引起中毒。龙葵碱对胃肠道黏膜有较强的刺激作用，对呼吸中枢有麻痹作用，能引起脑水肿、充血，并对红细胞有溶解作用。

二、流行病学特点

有皮质变绿或发芽马铃薯的进食史，一般春末夏初季节多发。

三、临床表现

潜伏期：较短，多为 0.5—2 小时。

症状：先有局部和消化道黏膜刺激症状，咽喉有瘙痒及烧灼感，上腹部烧灼、疼痛，剧烈呕吐、腹泻，严重时可致脱水，水、电解质紊乱和血压下降，并可有头晕、头痛、轻度意识障碍、呼吸困难。重症者可因心力衰竭或呼吸中枢麻痹而致死。

四、实验室检验

马铃薯中龙葵碱的测定方法已有很多报道，采用的方法主要有高效液相色谱法、液相色谱 – 串联质谱法等。

五、诊断

有明确的发芽或皮质变绿马铃薯的进食史，符合该病的临床表现，即可诊断。有条件时，对呕吐物、胃内容物做龙葵素检测，以作参考。无发芽或变绿马铃薯的进食史，诊断不能成立。

六、治疗原则

（一）现场急救

进食发芽或皮质发绿的马铃薯后，出现咽喉瘙痒、烧灼感时，立即催吐，密切观察，呕吐严重者迅速护送到医院进行治疗。

（二）清除毒物

进食后 6 小时内无呕吐时立即催吐。用 4% 鞣酸或 1∶5000 高锰酸钾溶液洗胃。无腹泻者口服 50% 硫酸镁 50 mL 导泻。

（三）对症及支持治疗

1. 补液

脱水轻的患者，嘱其喝淡盐水或糖水。脱水较重者静脉滴入 5% 葡萄糖盐水。

2. 血压下降

补液扩容，必要时静脉滴注去甲肾上腺素或间羟胺。

3. 呼吸困难

吸氧，给予呼吸兴奋药。

4. 心力衰竭

给予常规剂量洋地黄类强心苷。

七、预防和控制

马铃薯一定要存放在阴凉、干燥和无阳光照射的地方，以免发芽。不要吃发芽过多或者皮质已经变黑或青紫变绿的马铃薯。吃发芽较少的马铃薯时，应先挖去芽和芽眼周围的皮质，把马铃薯切开，用水浸泡 30—60 分钟，使龙葵碱溶解在水中，认真清洗后再烹调食用。吃发芽较少的马铃薯时，虽经上述处理也不宜凉拌及炒吃，宜放水烧、煮，烧、煮时加适量醋，醋酸可破坏龙葵碱。

第八节　曼陀罗中毒

2012 年 8 月 18 日和 19 日，南通市某医院共接诊了 5 名具有发热、烦躁和谵妄等症状的患者，无呕吐、腹泻。调查发现，5 名患者于 18 日中午一起在甲家聚餐，均食用过甲家提供的黑芝麻馅的甜馄饨。实验室检测发现黑芝麻馅中混有 2 mm × 3 mm 大小肾型种子样非芝麻物质，经对比，发现该物质形似曼陀罗籽。南通市药检所鉴定为白曼陀罗籽，并检出莨菪碱成分。5 名患者经肠道毒物清除、毛果芸香碱拮抗治疗和对症治疗，1 天后即全部痊愈。

一、致病因子

曼陀罗又称洋金花，为茄科曼陀罗属 1 年生直立草本植物，广布于全国各地，喜温暖、向阳及排水良好的砂质土壤，在我国常见的有曼陀罗、毛曼陀罗、白花曼陀罗 3 种。全株有剧毒，其叶、花、籽均可入药。现代医学研究发现，曼陀罗具有多种生物活性，可广泛应用于医学等领域。曼陀罗的主要有毒成分是莨菪碱、阿托品及东莨菪碱等。曼陀罗中毒，大多由于误食引起，且发病急骤，临床罕见。大部分商业粮食如大豆、小麦等，偶尔在收获时会混入曼陀罗杂草种子。

二、流行病学特点

曼陀罗中毒的报道不少，以误食曼陀罗果实、种子最为常见。例如，有因食用混有曼陀罗种子的大豆加工成的豆浆中毒的，有因食用混有曼陀罗种子的大豆加工后的食用油中毒的，也有在春季将曼陀罗叶与野菜同食引起中毒者。

三、临床表现

潜伏期：0.5—3 小时。

症状：口干、皮肤干燥、颜面潮红。头晕、心跳过速、呼吸加深、血压升高、躁动不安，甚至抽搐。多语、好笑或好哭、谵妄、幻觉、幻听、痉挛。有时体温升高，可达 40℃，瞳孔扩大、视力模糊、对光反应消失或减弱。严重者由躁狂、谵妄进入昏迷、血压下降、呼吸减弱，最后可死于呼吸衰竭。有的中毒者可不发热、皮肤不红、无红斑疹。

四、实验室检验

（1）取患者尿液 1 滴，滴入猫眼中，如瞳孔扩大说明尿中含阿托品 0.2 μg 以上。

（2）采集可疑毒物、胃内容物或尿液，送有关单位进行毒物分析。目前分析曼陀罗中生物碱成分的检验及含量测定方法有生物碱比色法、薄层色谱法、高效液相色谱法、反相离子对液相色谱法、气相色谱法、气相色谱－质谱法。

五、诊断

有混有曼陀罗种子的豆类加工食品的进食史，或曼陀罗浆果、种子、叶子误食史，符合该病的临床表现（突然发病，有明显的中枢神经系统症状，并还有面部潮红、皮肤干燥及瞳孔散大等曼陀罗中毒的表现），即可诊断。有条件时进行实验室检验，可作参考。无曼陀罗及其制品或曼陀罗浆果或种子或叶子的误食史，诊断不能成立。

六、治疗原则

（一）催吐

1∶5000 高锰酸钾溶液或 2% 鞣酸溶液洗胃，洗胃后用硫酸镁导泻。

（二）解毒剂等药物的应用

皮下注射毛果芸香碱或肌肉注射水杨酸毒扁豆碱。

（三）对症治疗和支持治疗

如呼吸抑制时及时给予氧气，早期适量应用糖皮质激素、泮托拉挫等。

七、预防和控制

避免误食曼陀罗果实、花、叶、籽，特别是要教育儿童不要误食曼陀罗籽。入药时要严格按照医嘱，不能擅自用曼陀罗入药，以免中毒。

第九节　乌头中毒

2013年3月1日，南京市秦淮区3人食用黑芝麻糊粉后出现食物中毒，其中1人死亡。调查发现，2月25日戴某在杨某摊位上购买了芝麻、黑米和冰糖，加上自带的黑豆和核桃，在摊位上研磨成粉、搅拌混合。戴某食用芝麻粉后出现嘴角发麻，要求退货，在交涉过程中，有4人品尝了黑芝麻粉。经实验室检测，戴某所碾磨的黑芝麻粉、杨某摊位上搅拌机残留的黑芝麻粉中乌头碱定性阳性。最后，本次事件被确定为一起误食乌头碱引起的中毒事件。

一、致病因子

乌头属毛茛科植物。川乌为毛茛科植物乌头的干燥母根，附子为子根，草乌为毛茛科植物北乌头的干燥块根，均为乌头类中药，具有祛风除湿、温经止痛的功能，用于风寒湿痹、关节疼痛、心腹冷痛、寒疝作痛及麻痹止痛等，被广泛应用于临床治疗中。其有毒的成分为乌头碱，内服3—4 mg即可导致死亡。乌头碱经消化道或破损皮肤吸收，主要从肾脏和唾液排泄。乌头中毒临床以口舌与四肢发麻、头晕眼花、心悸、胸闷、呼吸困难为特征。

二、流行病学特点

常见的中毒原因如下。

（一）用药过量

如制川乌、制草乌，药典规定内服用量为1.5—3 g；熟附子内服用量为3—15 g。用药时不能超剂量。

（二）煎煮时间不够

乌头碱的水解产物乌头原碱，其毒性仅为原生物碱的1/4000—1/2000。如煎煮时间不够，则其毒性成分不能分解，易引起中毒。

（三）生品使用不当

生品只能外用，而不能内服。在广大农村地区，人们会自行购买乌头来炮制药酒外用或口服，用于治疗与风湿疼痛相关的疾病。实际上，乙醇能促进乌头碱的吸收，将乌头泡酒或与酒同服，反而更易引起中毒。

（四）个体差异

乌头碱中毒剂量的个体差异大，且可引起蓄积性中毒。据报道，如果连续几次服用该药物，会引起蓄积性中毒。

三、临床表现

潜伏期：一般 30 分钟—1 小时。

症状：口服中毒者，首先表现口腔及咽部黏膜有刺痛及烧灼感，舌及口腔周围有麻木感，言语笨拙。当药物被吸收后约半小时即可出现下述症状。

神经系统：四肢麻木，有特异性刺痛及蚁行感，麻木从上肢远端（指尖）开始向近端蔓延，继而为口、舌及全身麻木，痛觉减弱或消失，有紧束感。伴有眩晕、眼花、视物模糊。重者躁动不安、肢体发硬、肌肉强直、抽搐，意识不清甚至昏迷。

循环系统：由于迷走神经兴奋及心肌应激性增加，可有心悸、胸闷、多源性和频发室性早搏、心房或心室颤动或阿－斯综合征等多种心律失常和休克。

呼吸系统：呼吸急促、咳嗽、血痰、呼吸困难、紫绀、急性肺水肿，可因呼吸肌痉挛而窒息，甚至发生呼吸衰竭。

消化系统：恶心、呕吐、流涎、腹痛、腹泻、肠鸣音亢进，少数有里急后重、血样便，酷似痢疾。

四、实验室检验

据文献报道，可用中和法、分光光度法、高效液相色谱法（HLPC）、薄层扫描法（TLCS）、质谱和色谱联用法、电喷雾串联质谱技术法检测乌头碱。方法各有优缺点，可根据实际情况来选择适当的检测方法。

五、诊断

自述有乌头碱类植物服用史，符合该病的临床表现（有相应的神经系统、循环系统、呼吸系统、消化系统症状），即可诊断。有条件时进行实验室检验，可作参考。

无乌头碱类植物服用史，诊断不能成立。

六、治疗原则

（一）催吐、洗胃

应立即遵医嘱催吐、洗胃，洗胃越早，越彻底，抢救成功率越高。乌头口服中毒者应立即用 1∶5000 高锰酸钾、2% 食盐水或浓茶反复洗胃，洗胃后可灌活性炭 10—20 g，随后再灌入硫酸钠 20—30 g 导泻。静脉补液，以促进毒物的排泄。

（二）肌注阿托品

一般用 1—2 mg 皮下或肌肉注射，每 4—6 小时 1 次；对重症者可酌情增大剂量及缩短间隔时间，必要时可用 0.5—1 mg 静注。

（三）对症治疗

如在应用阿托品后，仍有频发室性早搏、阵发性室性心动过速等，可选用利多卡因、普罗帕酮等纠正。如有呼吸衰竭及休克，应及时给予吸氧、呼吸兴奋剂、人工呼吸及抗休克治疗等。

七、预防和控制

预防和控制措施主要是：①向群众宣传普及乌头类药的药性及毒性；②生品只能外用，不能内服；③严格按医嘱使用药物，忌用药过量和服用不当；④外用药物做好标识，安全存放，避免误服。

第十节　钩吻中毒

2011 年 12 月 1 日，贵州省罗甸县罗苏乡某村村民聚餐后发生疑似食物中毒事件，导致 5 人死亡。经流行病学、危险因素调查以及采样鉴定，最终确定本次为一起误食钩吻浸泡酒引起的食物中毒事件。原来首例死亡患者杨某在 11 月 15 日采集了自认为是"大血藤"的植物藤杆泡酒，用于治疗自己的风湿痹痛，30 日饮用后未有明显不适，12 月 1 日中午 11 时 30 分饮用后，12 时 30 分即死亡。帮忙料理后事的 10 名男性村民在不知情下也饮用了"药酒"，相继发病，发病潜伏期为 10—20 分钟。贵州省公安厅在采集的"药酒"中检测出钩吻碱。

一、致病因子

钩吻是马钱科植物胡蔓藤的全草。药用钩吻分为两种：一种是北美钩吻，产于美洲；另一种是中国钩吻，产于亚洲，主要分布在我国浙江、福建、广东、广西、湖南、贵州、云南等地。中国钩吻又名断肠草、野葛、毒根、大茶药等，味苦、微辛，性热，有剧毒。由于有剧毒，民间一直以外用为主，忌内服，多为捣碎或研磨后调敷患处，也可以煎水洗或烟熏，具有祛风、消肿止痛、去毒杀虫的功能。钩吻植物全株有毒，特别是嫩芽毒性最强，一般口服干燥根茎或叶片 2—3 g 即可致死。植株中的毒性成分为钩吻碱，属于因多累生物碱，是极强的神经毒素，0.15—0.3 g 便可致死。

二、流行病学特点

钩吻常被误认为金银花或穿山龙，因误食而发生中毒，多为散发。

三、临床表现

潜伏期一般数分钟至 2 小时。钩吻亦可经破损皮肤进入人体，个别案例报道 4 小时后才出现临床症状。

症状：钩吻碱直接抑制中枢神经系统，能使运动神经末梢麻痹，抑制延髓呼吸中枢，导致呼吸衰竭而死亡。

（一）呼吸系统

可先有胸闷、呼吸深快，继之呼吸减慢、不规则、窒息，呼吸机麻痹，突然发生的呼吸抑制是钩吻中毒的最主要特征，严重者可突然出现呼吸骤停。呼吸机麻痹和呼吸衰竭是钩吻中毒最主要的致死原因。

（二）神经系统

可出现眩晕、乏力、言语不清、吞咽困难、四肢麻木、肌张力降低、共济失调、视物模糊、瞳孔扩大、眼睑下垂，严重者可出现暂时性失明、烦躁不安、抽搐、昏迷。

（三）消化系统

可出现口咽部灼痛、流涎或口干、恶心、呕吐、腹痛、腹胀，腹痛常为绞痛，较剧烈。

（四）循环系统

心率先慢而后变快，可出现心律失常，严重者面色苍白、四肢冰冷，体温、血压下降，发生循环功能衰竭。

（五）其他

可出现肝脏、肾脏损害，损害程度与血中钩吻碱含量密切相关。严重者可出现多脏器功能衰竭（MOF）。

四、实验室检测

鉴别钩吻碱一般采用气相色谱－质谱连用仪法（GC/MS）、高效液相色谱法（HPLC）、薄层层析法、气相色谱法等。在基层单位一般常用钩吻碱特殊显色反应进行初步鉴定。

五、诊断

有凉茶饮用史或有误服含钩吻的根、叶所煮食物史，临床症状与钩吻中毒表现相符（头晕、眼花、视物模糊、喉头干渴、吞咽困难、呼吸困难），即可诊断。有条件的地方可根据文献报告的检测方法开展钩吻碱的实验室检测，可作参考。

六、治疗原则

钩吻中毒发病急，病情发展迅猛而且较凶险，目前尚无特效解毒剂，以对症支持治疗为主，因此对于中毒患者应该及早快速地进行抢救，对诊治过程中的每个环节都要严密观察，尤其注意对呼吸状况的监测，同时注意保护重要脏器功能，由此才能提高此类病例的抢救成功率。

（一）去除毒物

患者就诊后立即采用催吐、洗胃、导泻等清除毒物的措施。有文献指出，对于重度中毒的患者应慎重洗胃，防止引发呼吸骤停。

（二）保持呼吸道通畅

应密切监护患者呼吸状况，随时准备进行气管插管。对轻度中毒的患者也应在洗胃的同时准备好气管插管等急救物品。有报道主张对病情危重者应先进行气管插管，再洗胃，以保持呼吸道通畅。必要时行气管插管加压给氧。

（三）对症治疗

目前钩吻中毒尚无明确的特效解毒剂，以对症治疗为主。若出现类颠茄样症状，如视物模糊、咽喉发干、瞳孔扩大等，可用可逆性抗胆碱酯酶药新斯的明 1 mg 加入 5% 葡萄糖注射液 300—500 mL 静脉滴注，或溶于 50% 葡萄糖注射液 20 mL 中静脉注射。若出现明显的毒蕈碱样症状，如心动过缓、恶心、呕吐或肠管蠕动亢进等，可用阿托品 0.5—1 mg 皮下注射或肌内注射，必要时可加大剂量或静脉滴注。应积极控制抽搐，防止发生脏器损害。若一般镇静药效果不佳，可在气管插管保证呼吸道通畅条件下使用硫喷妥钠止痉。

七、预防和控制

预防和控制措施主要是：①有关部门应加强宣传教育，在未接收专门知识培训情况下，不要随意摘取山上的植物入药，提高广大民众警惕有毒中草药的意识；②由于目前绝大多数医务人员对该疾病缺乏认识，医务人员接收昏迷、呼吸抑制者，有眼睑下垂、瞳孔散大症状的患者时，都应详细问询家属或旁人，了解其既往病史和可疑食物进食史；③中毒发生后，及时通过新闻媒体进行广泛的宣传，教育当地的群众不要采集钩吻食用，避免同类的中毒事件再次发生。

第十一节　雷公藤中毒

2014 年 6 月 6—7 日，福建省 S 县某村发生一起聚集性中毒事件，中毒人数 12 人，中毒病例主要临床表现为腹痛、腹泻、恶心、呕吐、头痛、头晕等。其中危重病例 4 例，死亡 3 例，病死率 25%。现场调查发现，所有病例均食用了野蜂蜜，食用量越高，病程越长。实验室检测显示野蜂蜜中含有雷公藤及博落回两种有毒植物花粉及雷公藤甲素。调查还发现 S 县有久远的雷公藤种植历史。访谈中也有人表示当地曾出现服用后中毒的情况。

一、致病因子

雷公藤是卫茅科野生植物，根皮、茎干、叶、花及嫩芽均有毒性，其毒性成分主要是雷公藤碱等 5 种生物碱及卫茅醇、雷公红等。雷公藤的叶、根供药用，服用过量可引起急性中毒。

含雷公藤的中成药制剂目前广泛用于风湿、类风湿性关节炎、慢性肾炎、肾病综合征及某些胶原性疾病之中，由于其中毒量与治疗剂量较为接近，以及个体差异等方面的因素，雷公藤中毒临床常有出现。

二、流行病学特点

有服食雷公藤史，或服食含有大量雷公藤的中成药物史。据文献报告，也有因食用含雷公藤的蜂巢导致中毒死亡的。

三、临床表现

潜伏期：5 小时—5 天，一般 1—3 天。

（一）神经系统

眩晕，头昏、头痛，全身疲乏，肢麻肌痛，痉挛甚而抽搐。

（二）循环系统

胸闷，心悸，心痛，气短，血压下降，心跳减弱，心律不齐，紫绀，体温下降，休克。

（三）消化系统

恶心、呕吐，口干，纳呆，腹胀、腹痛，腹泻或便秘，全身黄疸。

上述中毒症状持续 2—3 日后出现急性肾功能衰竭，浮肿，腰痛，尿少，严重时可出现尿毒症而致死。

四、诊断

有食用雷公藤或雷公藤中药剂史，符合该病的临床表现，即可诊断。

五、治疗原则

清除毒物，促进排泄，防治急性肾功能衰竭，对症治疗。

六、预防和控制

加强宣传和教育，提醒广大群众不自行食用雷公藤。雷公藤入药时，应遵医嘱，并从正规医疗机构购买，规范使用。

第十二节　马桑中毒

2011年5月24日，湖北省郧县某村3名学龄前儿童在放学回家途中采食了山上的马桑果后，出现精神差、乏力、呕吐等症状。经医院给予洗胃、静滴亚甲蓝、补液、纠酸、纠正电解质紊乱等对症治疗，5日后治愈出院，无后遗症状。3名患儿发病潜伏期较短，平均潜伏期50分钟，食用量与病情存在一定剂量效应关系，且在呕吐物中发现马桑果残渣。综合考虑，认定本次为一起误食马桑果引起的食物中毒事件。

一、致病因子

马桑（Coriaria sinica Maxim）是马桑科马桑属植物，又名醉鱼草、鱼尾草、扶桑等，主要分布在四川、贵州、云南、陕西、甘肃、湖北、湖南、广西等地。《草木便方》记载，马桑为"（治）风目，痈疽，腮肿风毒，四肢麻木痹不仁"，多用于祛风除湿、化淤散结、镇痛杀虫，以外用为主。马桑全株均含有毒素，以嫩叶、果和种子毒性较大。中毒成分主要是马桑内酯及吐丁内酯，对动物有致抽搐甚至致死作用。

二、流行病学特点

每年 4—6 月份，马桑果成熟，因成熟马桑果外形酷似桑椹，容易误食而引起中毒，尤其是儿童。

三、临床表现

潜伏期：一般在食后 1 小时左右（0.5—3 小时）出现症状。

症状：发病初期出现恶心、呕吐、流涎、头晕、头痛、胸闷、乏力、腹部不适、腹痛等症状，偶有腹泻，少数患者出现全身瘙痒。病情较重者还可出现精神萎靡、烦躁、血压升高、呼吸加快、四肢及全身抽搐等症状。严重中毒患者可出现频繁抽搐、癫痫持续状态，高热、昏迷、瞳孔对光反射迟钝或消失、窦性心动过速或过缓，呼吸道分泌物增多，肺内可闻及湿性啰音，甚至出现呼吸心跳骤停而导致死亡。部分患儿还可出现肝、肾功能损害。

四、实验室检验

血中白细胞和中性粒细胞升高，尿蛋白阳性，血中肌酐、尿素氮、谷丙转氨酶均可升高，心肌酶谱亦可发生改变，血电解质检查可出现低钠、低钾、低氯。心电图可出现心律不齐、窦性心动过速或过缓，S-T 段及 T 波异常。

五、诊断

食用过马桑，且符合该病的临床表现，即可诊断。

六、治疗原则

（一）清除毒物

催吐、洗胃及盐水灌肠或加用盐类泻药以除去毒物。

（二）对症支持治疗

镇静及有效控制抽搐，可选用地西泮和苯巴比妥抗惊厥。如有紫绀、呼吸困难等缺氧症状时，应及时给予吸氧。对于心率减慢者，可用阿托品阻断心脏 M 胆碱受体，从而解除迷走神经对心脏的抑制。患儿频繁呕吐时，要注意维持水、电解质及酸碱平衡，防止其他并发症的发生。

七、预防和控制

加强对马桑中毒的知识宣传，提醒群众，尤其是儿童不要误摘、误食马桑。

第十三节　蓖麻子中毒

2011 年 4 月 7 日，云南省昆明市某学校 30 余名学生出现呕吐、腹痛、腹泻等症状。经调查发现，原来该校 1 名一年级学生 6 日在学校练功房后摘食蓖麻子，出现恶心后未引起重视，7 日上午带领其他学生采摘蓖麻子，误食学生数达 36 人。主要临床表现为恶心、呕吐、腹痛、腹泻、头晕等。经医院催吐、补液等治疗后，所有学生 2—3 日康复，无死亡病例。该事件最终定性为误食蓖麻子引起的植物性食物中毒。

一、致病因子

蓖麻子为大戟科蓖麻属植物蓖麻的种子。蓖麻子含蓖麻毒素、蓖麻碱和蓖麻血凝素 3 种毒素，以蓖麻毒素毒性最强，少量即可致人中毒，甚至死亡。

二、流行病学特点

蓖麻子中毒常发生于儿童，主要是误食蓖麻子后发生中毒。

三、临床表现

潜伏期：一般 1—3 天，多在 18—24 小时。

症状：最初有咽喉及食道烧灼感，恶心、呕吐、腹痛、腹泻，便中常见蓖麻子外皮碎屑，可有血性粪便，并伴尿少、无尿、血红蛋白尿，严重者出现黄疸、贫血、剧烈头痛、惊厥、昏迷、血压下降，以致死亡。

四、实验室检验

国内外报道的蓖麻毒性分析方法有抗蓖麻毒素抗体、固相酶联免疫吸附实验、高效液相层析法联合电离子光谱测定法等。

五、诊断

有误食蓖麻子史，符合该病的临床表现（潜伏期较长，除胃肠道症状外，尚有肝、肾损害等中毒表现），参考实验室检验（如蓖麻毒素的红细胞凝集反应），可诊断。

六、治疗原则

目前没有成熟有效的预防、治疗蓖麻毒素中毒的特效药。尽早洗胃、催吐、导泻、肠灌洗及对症治疗是降低死亡率的必要措施。

七、预防和控制

加强蓖麻子有毒的宣传教育，避免误食蓖麻子，尤其是儿童。

第十四节　蜂蜜中毒

一、致病因子

蜂蜜中毒是指人们食用有毒蜂蜜后表现的一系列中毒症状。有毒蜂蜜是指有毒植物分泌的花蜜和花粉被蜜蜂采集后酿成的蜂蜜。有毒蜜源植物有昆明山海棠、雷公藤、博落回、闹羊花等。

二、流行病学特点

食用野蜂酿的蜜或食用生鲜蜂蜜易引起中毒。蜂蜜中毒多见于夏、秋季节，以散发性食物中毒事件多见。

三、临床表现

因毒蜜中含有的有毒植物花蜜和花粉不同，其毒性作用不同，中毒表现也就不同。

（一）昆明山海棠蜜中毒

潜伏期：2 小时—5 天，一般 12 小时。

症状：多种脏器受损害。

消化系统：口渴、食欲减退、恶心、呕吐、腹痛、腹泻、脓血便或柏油样便，重症患者有肝肿大。

泌尿系统：多尿、蛋白尿、血尿及管型尿，腰痛、颜面浮肿。

神经系统：头痛、头晕、乏力、口舌及四肢麻木。

循环系统：血压下降和典型心肌炎表现。

呼吸系统：紫绀、呼吸困难、肺水肿等，可死于呼吸衰竭。

（二）雷公藤蜜中毒

潜伏期：5 小时—5 天，一般 1—3 天。

症状：多种脏器受损害。发热、剧烈腹痛、呕吐、腹泻、肝肿大。口干，心悸，血压下降，头昏、无力，尿少、血尿，腰痛等。心电图异常。可死于急性肾功能衰竭、心血管损害。

（三）博落回蜜中毒

潜伏期：10 分钟—5.5 天，一般 6—11 小时。

症状：头昏、头痛、瞳孔缩小，口干，恶心、呕吐及血性胃内容物、腹泻及血样便。严重者呼吸困难，少尿或尿闭，全身浮肿并有出血点或大面积出血斑。

四、实验室检验

对毒蜜中的花粉进行鉴定或用薄层色谱法检验毒蜜中的有毒成分。

五、诊断

有食用生鲜蜂蜜史，有不同有毒植物蜜相应的中毒表现，必要时结合实验室检验，可诊断。

六、治疗原则

治疗原则主要是催吐、洗胃、导泻以及对症和支持治疗。若出现蜂蜜中毒症状，应立即停止服用蜂蜜，送往医院，查找中毒原因，一般采用输液、保肝及解毒等综合治疗。中毒症状较重者，按医嘱可选以下方法对症处理，并严密观察病情变化。早期可催吐，用淡盐水或 1：5000 高锰酸钾液洗胃以清除胃中毒蜜，中毒后期可口服硫酸镁或硫酸钠导泻或灌肠加速毒蜜排泄。

七、预防和控制

加强宣传与教育，尤其是对学生和儿童等特殊人群，不食生鲜蜂蜜，不食野蜂蜜，有麻、辛辣、涩等异味的蜂蜜也不得食用。加强市场上散装蜂蜜的监管。

第十五节　野毒芹中毒

一、致病因子

芹一般分家芹（人工栽种食用芹菜）及野生芹两类。家芹（水芹）为日常食用蔬菜，但某些野生芹有毒，不能食用。毒芹又名野毒芹、毒人参和芹叶钩吻，全株含毒芹碱等生物碱及毒芹素，毒芹素为毒芹之剧毒成分，人致死量为 120—300 mg。

毒芹素对中枢神经有双重作用，少量可抑制中枢神经系统，量大则表现为兴奋作用，高剂量可兴奋大脑及脊髓，导致痉挛、血压升高、呼吸加快，对胃肠道黏膜具有强烈刺激作用。

二、流行病学特点

由于毒芹的叶与花和水芹很像，故易将毒芹误当水芹食用而中毒。儿童则易将有甜味的毒芹根误认为山胡萝卜而中毒。

三、临床表现

潜伏期：0.5—1 小时。

症状：首先表现黏膜刺激症状，出现口唇起疱，口、咽、胃部烧灼感，恶心、呕吐等。继之出现神经系统症状，引起头晕、头痛、全身无力。站立不稳，行走困难，眼睑下垂，意识不清。继而引起四肢麻痹，丧失活动能力，呼吸肌麻痹，四肢厥冷，血压下降，死于呼吸衰竭。

四、诊断

有误食毒芹（根或茎、叶）史，有以运动神经及中枢神经麻痹为主的中毒表现，可诊断。

五、治疗原则

（一）现场急救

误食有毒野生芹后，出现咽喉部烧灼感时，立即催吐，密切观察，呕吐严重者迅速护送到医院治疗。

（二）清除毒物

进食后 6 小时无呕吐者先催吐，1∶5000 高锰酸钾溶液或 1%—2% 鞣酸溶液洗胃，口服 50—100 g 活性炭的悬浮液。

（三）对症及支持治疗

呼吸麻痹者吸氧，必要时机械辅助呼吸；四肢麻痹者可用新斯的明 1—2 mg 皮下注射；痉挛者给地西泮 10—20 mg，静脉注射，或苯巴比妥钠 0.1—0.2 g，肌内注射；输液，利尿，维持水、电解质及酸碱平衡；必要时成分输血或进行血液置换（换血）。

六、预防和控制

应注意识别野毒芹的形态特征，避免因误食而引起中毒。

（一）毒芹

毒芹属伞形科植物，为二年生草本，生于道路两旁干旱的荒地上。其茎上有钩，茎中空，外面光滑，色绿而透明，基部有紫红色斑点，有明显的节，茎高 0.6—1.0 m。叶为 2 或 3 羽状全裂，裂瓣边缘有齿。夏、秋季节开 5 枚花瓣的白色小花，有臭味。果实为扁圆形。

（二）水毒芹

水毒芹也属伞形科植物，形态与毒芹相似，生于沼泽地、水沟边等潮湿的地方。毒芹生长于东北、西北、内蒙古和河北等地。

练习题

1. 发芽马铃薯引起中毒的有毒物质是（   ）。

A. 植物红细胞凝集素

B. 类秋水仙碱

C.3- 硝基丙酸

D. 皂素

E. 龙葵素

2. 含氰苷植物引起中毒的常见食物是（   ）。

A. 变质银耳

B. 鲜黄花菜

C. 马铃薯

D. 花生仁

E. 苦杏仁

3. 下列哪种食物引起的中毒症状如下：先有咽喉抓痒感及烧灼感，上腹部烧灼感或疼痛，继而出现胃肠炎症状，剧烈呕吐、腹泻等？（　　　）

A. 豆浆

B. 河豚

C. 马铃薯

D. 四季豆

4. 下列关于四季豆中毒表述错误的是（　　　）。

A. 可通过彻底加热防止中毒

B. 可出现胃肠道症状

C. 一般预后较好

D. 可引起缺氧、呼吸困难症状

5. 关于氰苷类食物中毒叙述错误的是（　　　）。

A. 可引起头晕、呕吐症状

B. 严重者可因缺氧导致死亡

C. 可造成肝、肾损伤

D. 由其水解产生氰酸盐引起中毒

6. 氰苷含量最多的是（　　　）。

A. 桃仁

B. 甜杏仁

C. 枇杷仁

D. 苦杏仁

E. 李仁

7. 可通过彻底加热来避免的食物中毒为（　　　）。

A. 四季豆中毒

B. 河豚毒素中毒

C. 赤霉病麦中毒

D. 苦蒲瓜中毒

E. 发芽马铃薯中毒

8. 一小孩在吃完杏子后又将生杏仁砸开食用，后出现呼吸困难、呼吸不规则、呼吸中有苦杏仁味道，可能的中毒致病因子为（　　）。

A. 毒蛋白

B. 氰苷

C. 生物碱

D. 毒肽类

E. 鞣酸

9. 鲜黄花菜的有毒成分是（　　）。

A. 亚麻仁苦苷

B. 皂苷

C. 蛋白酶抑制剂

D. 秋水仙碱

10. 食用鲜豆浆，以下哪种食用方法最安全？（　　）

A. 鲜豆浆压榨后即可食用

B. 鲜豆浆压榨经过滤后即可食用

C. 加入一定量的水后即可食用

D. 将鲜豆浆彻底煮沸并持续 5 分钟后再食用

练习题答案

1.E；2.E；3.C；4.D；5.C；6.D；7.A；8.B；9.D；10.D

参考文献

[1] 姚海春，姚京辉，陈云．蜂蜜中毒机理及防治原则 [J]．蜜蜂杂志，2012（12）：34-36.

[2] 闫玉洺，杨永．蜂蜜中毒现状分析及预防相关研究概述 [J]．食品工程，2016（3）：4-6，31.

［3］张惠芹，姜红，杨俊，等.常见食物的中毒症状及其预防与急救［J］.微量元素与
健康研究，2004，21（4）：57-58.

［4］赵红霞，罗岳雄.韶关野生蜂蜜中毒事件调查及处置［J］.蜜蜂杂志，2017（4）：3，
20-21.

［5］王淑艳，杨衍凯，徐青梅.一起食用鲜黄花菜引起的食物中毒调查［J］.中国公共
卫生，2005，21（6）：646.

［6］王美艳，李杰.鲜黄花菜中毒［J］.中国医刊，1999，34（10）：27.

［7］鲍德国.常见植物性食物中毒及急救措施［J］.继续医学教育，2007，21（24）：
36-40.

［8］沈平，沈佩玲.两起食用苦蒲瓜引起的食物中毒调查分析［J］.中国农村卫生事业
管理，2016，36（12）：1569-1570.

［9］钱素珍.进食苦蒲瓜中毒3例报告［J］.苏州医学院学报，1998，18（2）：173.

［10］周志峰，李晓霞，周洁，等.一起食用苦蒲瓜引起的幼儿园幼儿中毒事件的调
查与处理［J］.中国食品卫生杂志，2015，27（5）：590-593.

［11］杨武斌，王平.乌头碱药理作用及毒性研究进展［J］.时珍国医国药，2014，25
（2）：427-429.

［12］刘因华，赵远，郭世民.浅谈乌头类药物的中毒机制、抢救治疗及合理利用［J］.
云南中医中药杂志，2007，28（2）：47-50.

［13］王爽，李世洋.常见中药乌头中毒的救治［J］.中国现代药物应用，2007，1（9）：
30-31.

［14］邓文龙.雷公藤中毒及毒副反应报告研究［J］.中药药理与临床，2001，17（3）：
42-47.

［15］王处，马青梅，陈宗然.急性曼陀罗中毒抢救与护理［J］.中国实用神经疾病杂志，
2012，15（8）：89-91.

［16］徐宁，冉俊祥，杨占臣，等.曼陀罗毒性的研究进展［J］.检验检疫学刊，2009，
19（1）：62-65.

［17］谢立璟，丁茂柏，孙承业.急性马桑中毒的临床表现及救治［J］.药物不良反应杂
志，2008，10（6）：429-431.

［18］陶孝容.急性马桑果中毒救治的探讨［J］.当代护士（下旬刊），2012，（12）：
81-82.

［19］康凯，赵月然，周凌.马桑毒物分析及中毒症状［J］.世界最新医学信息文摘，

2017，17（12）：104-105.

［20］王英，邱泽武．蓖麻毒素中毒与救治 [J]. 药物不良反应杂志，2007，9（3）：190-192.

［21］郎立伟，王玉霞．蓖麻毒素检测方法研究进展 [J]. 军事医学科学院院刊，2009，33（6）：573-576.

［22］王玉霞，乔虹，刘子侨．蓖麻毒素毒性作用机制及防治研究进展 [J]. 中国药理学与毒理学杂志，2016，30（12）：1385-1396.

［23］王惠琼，黄华．一起误食蓖麻子引起食物中毒的调查分析 [J]. 中国社区医师（医学专业），2011，13（21）：313.

［24］崔福宁．大麻籽油的毒性分析与测定 [J]. 中国油脂，1993（2）：20-22.

［25］何锦风，陈天鹏，钱平，等．大麻籽油的特性及研究进展 [J]. 中国粮油学报，2008，23（4）：239-244.

［26］顾庆龙．警惕常见植物性食物中毒 [J]. 植物杂志，2000（6）：14-15.

［27］邱英士，何秋裕．一起芸豆引起食物中毒的调查 [J]. 浙江预防医学，2005，17（6）：37.

［28］吴红梅．一起企业内部食堂食物中毒事故调查报告 [J]. 中国城乡企业卫生，2013（3）：100-101.

［29］黄明安．一起因食用生桃仁引起食物中毒的调查分析 [J]. 职业与健康，2005，21（12）：1981-1982.

［30］黄琳屹，王淑媛，谢光方，等．一起食用发芽马铃薯引起的食物中毒 [J]. 现代预防医学，2013，40（15）：2785-2786.

［31］陈大灵，袁建明，陆春花．一起群体性曼陀罗中毒的流行病学调查与反思 [J]. 江苏预防医学，2015，26（1）：53-54.

［32］金迪，郭宝福，陈洋，等．一起误食乌头碱引起的食物中毒调查 [J]. 中国卫生检验杂志，2015，25（18）：3176-3178.

［33］张成宇，工良周．贵州省一起钩吻引起的食物中毒调查 [J]. 中国食品卫生杂志，2013，25（4）：381-382.

［34］杨玖拴，赵丰伟．一起农村儿童马桑果中毒的调查与思考 [J]. 中国农村卫生事业管理，2012，32（5）：505.

［35］王惠琼，黄华．一起误食蓖麻子引起的食物中毒的调查分析 [J]. 中国社区医师，2011，13（21）：313.

［36］郑亚杰，刘秀斌，彭晓英.我国有毒蜜源植物及毒性 [J].蜜蜂杂志，2019（2）：1-8.

［37］中华人民共和国卫生部.WS/T 5—1996 中华人民共和国卫生行业标准　含氰甙类食物中毒诊断标准及处理原则 [S].1996.

［38］中华人民共和国卫生部.WS/T 3—1996 中华人民共和国卫生行业标准　曼陀罗食物中毒诊断标准及处理原则 [S].1996.

［39］中华人民共和国卫生部.WS/T 4—1996 中华人民共和国卫生行业标准　毒麦食物中毒诊断标准及处理原则 [S].1996.

［40］中华人民共和国卫生部.WS/T 84—1996 中华人民共和国卫生行业标准　大麻油食物中毒诊断标准及处理原则 [S].1996.

［41］中华人民共和国卫生部.WS/T 6—1996 中华人民共和国卫生行业标准　桐油食物中毒诊断标准及处理原则 [S].1996.

［42］中华人民共和国卫生部.GB/T 5009.36—2003 中华人民共和国国家标准　粮食卫生标准的分析方法 [S].2003.

［43］中华人民共和国卫生部.GB/T 5009.37—2003 中华人民共和国国家标准　食用植物油卫生标准的分析方法 [S].2003.

［44］高永清，吴小南.营养与食品卫生学 [M].北京：科学出版社，2017.

［45］金培刚，丁刚强，顾振华.食源性疾病防制与应急处置 [M].上海：复旦大学出版社，2010.

［46］黄琼，郭云昌.食源性疾病防治知识：医护人员读本 [M].北京：人民卫生出版社，2015.

［47］陈炳卿，刘志诚，王茂起.现代食品卫生学 [M].北京：人民卫生出版社，2001.

（申屠平平　王绩凯）

附录

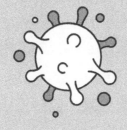

附录1

食源性疾病监测报告工作规范（试行）

国家卫生健康委（国卫食品发〔2019〕59号）

第一章 总 则

第一条 为规范食源性疾病监测报告工作，及时控制食源性疾病危害，保护公众身体健康，依据《中华人民共和国食品安全法》，制定本规范。

第二条 本规范适用于各级卫生健康行政部门、疾病预防控制机构、医疗机构开展食源性疾病的报告、监测、通报、管理等工作。

第三条 食源性疾病监测报告工作实行属地管理、分级负责的原则。县级以上地方卫生健康行政部门负责辖区内食源性疾病监测报告的组织管理工作。

第二章 监测报告

第四条 医疗机构应当建立食源性疾病监测报告工作制度，指定具体部门和人员负责食源性疾病监测报告工作，组织本单位相关医务人员接受食源性疾病监测报告培训，做好食源性疾病信息的登记、审核检查、网络报告等管理工作，协助疾病预防控制机构核实食源性疾病监测报告信息。

第五条 医疗机构在诊疗过程中发现《食源性疾病报告名录》规定的食源性疾病病例，应当在诊断后2个工作日内通过食源性疾病监测报告系统报送信息。

第六条 医疗机构发现食源性聚集性病例时，应当在1个工作日内向县级卫生健康行政部门报告。对可疑构成食品安全事故的，应当按照当地食品安全事故应急预案的要求报告。

第七条 承担食源性疾病主动监测任务的哨点医院应当按照国家食源性疾病监测计划的要求，对特定食源性疾病开展主动监测。

第八条 县级以上疾病预防控制机构负责确定本单位食源性疾病监测报告工作的

部门及人员，建立食源性疾病监测报告管理制度，对辖区内医疗机构食源性疾病监测报告工作进行培训和指导。

第九条　县级疾病预防控制机构应当每个工作日审核、汇总、分析辖区内食源性疾病病例和聚集性病例信息，对聚集性病例进行核实，经核实认为可能与食品生产经营有关的，应当在核实结束后及时向县级卫生健康行政部门和地市级疾病预防控制机构报告。

第十条　省、地市级疾病预防控制机构应当每个工作日审核、汇总、分析辖区内食源性疾病病例信息，发现跨所辖行政区域的聚集性病例时应当进行核实，经核实认为可能与食品生产经营有关的，应当在核实结束后及时向同级卫生健康行政部门和上一级疾病预防控制机构报告（其中，省级疾病预防控制机构向国家食品安全风险评估中心报告）。

第十一条　国家食品安全风险评估中心应当每个工作日对全国报告的食源性疾病病例信息进行审核、汇总、分析，发现跨省级行政区域的聚集性病例应当进行核实。经核实认为可能与食品生产经营有关的，应当在核实结束后及时向国家卫生健康委报告。

第十二条　县级以上疾病预防控制机构开展流行病学调查后，调查结果为食源性疾病暴发的，应当在7个工作日内通过全国食源性疾病暴发监测系统报告流行病学调查信息。

第十三条　县级以上疾病预防控制机构在调查处理传染病或者其他突发公共卫生事件中发现与食品安全相关的信息，应当将食源性疾病或者食品安全风险信息及时报告同级卫生健康行政部门。属于食源性疾病的，按照本规范第十二条规定进行报告。

第十四条　国家食品安全风险评估中心和地方各级疾病预防控制机构应当定期对辖区食源性疾病监测报告信息进行综合分析，向同级卫生健康行政部门报送监测情况报告。

第三章　信息通报

第十五条　县级以上卫生健康行政部门接到医疗机构或疾病预防控制机构报告的食源性疾病信息，应当组织研判，认为与食品安全有关的，应当及时通报同级食品安全监管部门，并向本级人民政府和上级卫生健康行政部门报告。

第十六条　县级以上卫生健康行政部门应当根据辖区食源性疾病发病状况，向社会公布影响公众健康的主要食源性疾病及其预防知识，积极开展风险交流。

第十七条　未经卫生健康行政部门同意，承担食源性疾病监测报告的机构和个人不得擅自发布食源性疾病监测信息。

第四章　组织保障

第十八条　国务院卫生健康行政部门负责制定和公布《食源性疾病报告名录》，并适时对该名录进行调整。省级卫生健康行政部门根据本区域疾病预防控制工作的需要，可增加食源性疾病报告病种和监测内容。

第十九条　县级以上卫生健康行政部门负责建立完善辖区食源性疾病监测报告工作体系，明确相关机构职责与工作要求，协调提供相应的条件保障。对食源性疾病监测报告工作中做出突出贡献的单位和个人，按照食品安全法有关规定给予表彰和奖励。对隐瞒、缓报、谎报或者授意他人隐瞒、缓报、谎报的单位和个人进行通报批评。

第五章　附　则

第二十条　名词解释

食源性聚集性病例：具有类似临床表现，在时间或地点分布上具有关联，且有可疑共同食品暴露史，发病可能与食品有关的食源性疾病病例。

食源性疾病暴发：2 例及以上具有类似临床表现，经流行病学调查确认有共同食品暴露史，且发病与食品有关的食源性疾病病例。

第二十一条　本规范自 2020 年 1 月 1 日起施行。

附录

食源性疾病报告名录

序号	食源性疾病名称
细菌性	
1	非伤寒沙门氏菌病
2	致泻性大肠埃希氏菌病
3	肉毒毒素中毒
4	葡萄球菌肠毒素中毒
5	副溶血性弧菌病
6	米酵菌酸中毒
7	蜡样芽胞杆菌病
8	弯曲菌病
9	单核细胞增生李斯特菌病
10	克罗诺杆菌病
11	志贺氏菌病
12	产气荚膜梭菌病
病毒性	
13	诺如病毒病
寄生虫性	
14	广州管圆线虫病
15	旋毛虫病
16	华支睾吸虫病（肝吸虫病）
17	并殖吸虫病（肺吸虫病）
18	绦虫病
化学性	
19	农药中毒（有机磷、氨基甲酸酯）
20	亚硝酸盐中毒

序号	食源性疾病名称
21	瘦肉精中毒
22	甲醇中毒
23	杀鼠剂中毒（抗凝血性、致惊厥性）
有毒动植物性	
24	菜豆中毒
25	桐油中毒
26	发芽马铃薯中毒
27	河豚毒素中毒
28	贝类毒素中毒
29	组胺中毒
30	乌头碱中毒
真菌性	
31	毒蘑菇中毒
32	霉变甘蔗中毒
33	脱氧雪腐镰刀菌烯醇中毒
其他	
34	医疗机构认为需要报告的其他食源性疾病
35	食源性聚集性病例（包括但不限于以上病种）

附录 2

食源性疾病样本采集、保存及转运要求

一、常见的标本（样品）采集类型

病人：粪便、尿液、血液、呕吐物、洗胃液、肛拭子、咽拭子。

从业人员：粪便、肛拭子、咽拭子、皮肤化脓性病灶标本。

可疑食品：可疑食品剩余部分及同批次产品、半成品、原料；加工单位剩余的同批次食品，使用相同加工工具、同期制作的其他食品；使用相同原料制作的其他食品。

食品制作环境：加工设备、工用具、容器、餐饮具上的残留物或物体表面涂抹样品或冲洗液样品，食品加工用水。

其他：由毒蕈、河豚等有毒动植物造成的中毒，要搜索废弃食品，进行形态鉴别。

二、采样用品

食物样品采集：灭菌塑料袋、广口瓶、吸管、刀、剪、铲、勺、镊子等。

涂抹样本采集：棉拭子、灭菌生理盐水试管（有条件应配备增菌液、选择性培养基）。

粪便采集：便杯、采便管、运送培养基。

呕吐物采集：灭菌塑料袋、采样棉球。

血样采集：一次性注射针、采血管。

其他采样必备物品：75% 医用酒精、酒精灯、酒精棉球、油性笔、标签、橡皮筋、打火机（火柴）、制冷剂、样本运输箱、手电筒、一次性橡皮手套、口罩、隔离衣 / 工作服、胶鞋等。

三、标本（样品）的采集、保存和运送

（一）粪便标本

粪便标本是检测细菌、病毒、寄生虫、毒素等的常用标本。应优先采集新鲜粪便15—20 g。若病人不能自然排出粪便，可采集肛拭子。采集肛拭子标本时，采样拭子应先用无菌生理盐水浸湿后插入肛门内 3—5 cm 处旋转一周后拿出。合格的肛拭子上应有肉眼可见的粪便残渣或粪便的颜色。

1. 用于细菌检验的标本

（1）采集。

应取病人新鲜粪便 > 5 g（mL），于清洁、干燥、无吸水性的无菌容器内。如 1 小时内无法进行检验的，用 Cary-Blair 冷藏保存。Cary-Blair 保存的方法是：用 5 支无菌棉拭子多点采集粪便标本（如有脓血或黏液应挑取脓血、黏液部分，液体粪便应取絮状物，使棉拭子表面蘸满粪便），插入 Cary-Blair 运送培养基内，棉拭子应尽量全部插入培养基内，迅速拧紧管口。

肛拭子采集时，需插入 Cary-Blair 运送培养基底部，将顶端折断，并将螺塞盖旋紧。

（2）保存和运送。

标本应 4℃冷藏保存。若疑似弧菌属（霍乱弧菌、副溶血性弧菌等）感染，标本应常温运送，不可冷藏。标本应尽快送往哨点医院临床检验实验室或当地疾控中心进行检测，送检时间不应超过 24 小时。

2. 用于病毒检验的标本

用于病毒学检测的粪便需 10 g（mL），置于无菌粪便采样杯 / 盒（不加任何培养基和试剂）。肛拭子需置于 2 mL 病毒保存液中。

标本应立即冷冻保存，采集后 30 分钟内放入 –20℃冰箱中，保存时间不应超过 1 个月。保存期内避免标本发生反复冻融。如采样现场无冷冻条件，标本应 4℃冷藏，并尽快送至有冷冻条件的实验室。标本保存和运送过程中，冷藏或冷冻的温度和时间必须记录。

3. 用于寄生虫检验的标本

寄生虫检测需要新鲜粪便 5 g，按 1 份粪便对 3 份防腐剂的比例加入防腐剂溶液（10% 福尔马林或 10% 聚乙烯醇）在室温条件下储存和运送。如果暂无防腐剂，可将未处理粪便标本置 4℃冷藏（但不能冷冻）48 小时。

4. 致病原因不明的标本

当致病原因不明时，每个病例的粪便应分为 3 份、肛拭子采集 3 个，分别按照细菌、病毒和寄生虫检验要求进行保存。

（二）血液及血清标本

全血标本通常用于病原的培养及基因检测、毒物检测，一般情况下采集 5—10 mL。血清标本用于特异抗体、抗原或毒物检测，患者双份血清标本（急性期和恢复期各一份），可用于测定特异抗体水平的变化。急性期血清标本应尽早采集，通常在发病后 1 周内（变形杆菌、副溶血性弧菌，急性期血清应在发病 3 天之内采集）。恢复期血清标本应在发病后 3 周采集（变形杆菌感染的恢复期血清应在发病 12—15 天）。

（三）呕吐物标本

呕吐物是病原和毒物检测的重要标本。患者如有呕吐，应尽量采集呕吐物，一般情况下采集 50—200 g。呕吐物标本应冷藏，24 小时内送至实验室，但不能冷冻。

（四）皮肤损害（疖、破损、脓肿、分泌物）标本

食品从业人员的皮肤病灶，有可能是食品污染源。采集标本前用生理盐水清洁皮肤，用灭菌纱布按压破损处，用灭菌拭子刮取病灶破损部位的脓血液或渗出液。如果破损处闭合，则消毒皮肤后用灭菌注射器抽吸标本。标本应冷藏，24 小时内运送至实验室。

（五）尿液标本

尿液标本是化学中毒毒物检测的重要标本。留取病人尿液 300—500 mL，冷藏，若长时间保存或运输应冷冻。

（六）食品和环境样品

事故调查时应尽量采集可疑剩余食品。还应尽量采集可疑食品的同批次未开封的食品。如无剩余食品可用灭菌生理盐水洗涤盛装过可疑食品的容器，取其洗液送检。需严格无菌采样，将标本放入无菌广口瓶或塑料袋中，避免交叉污染。食品样品采集量一般在 200 g 或 200 mL 以上。用于微生物检验的食品样品一般应置 4℃冷藏待检，若疑似弧菌属（霍乱弧菌、副溶血性弧菌等）感染，样品应常温运送，不可冷藏。用于理化检验的食品样品置 4℃冷藏保存运送，如长时间运输需冷冻。

1. 固体食品样品

尽可能采集可能受到污染的部分。一般用无菌刀具或其他器具切取固体食品，多取几个部分。采集样品需无菌操作，将采集的样品放入无菌塑料袋或广口瓶中。冷冻

食品应保持冷冻状态运送至实验室。

有毒动植物中毒时，除采集剩余的可疑食物外，还应尽量采集未经烹调的原材料（如干鲜蘑菇、贝类、河豚鱼、断肠草等）并尽可能保持形态完整。

2. 液体食品样品

采集液体食品前应搅动或振动，用无菌器具，将大约 200 mL 液体食品转移至塑料袋或广口瓶中，或用无菌移液管将液体食品转移至无菌容器中。

3. 食品工用具等样品

盆、桶、碗、刀、筷子、砧板、抹布等样品的采集，可用生理盐水或磷酸盐缓冲液浸湿拭子，然后擦拭器具的接触面，再将拭子置于生理盐水或磷酸盐缓冲液中。抹布也可剪下一段置于生理盐水或磷酸盐缓冲液中。如砧板已洗过，也可用刀刮取表面木屑放入生理盐水或磷酸盐缓冲液中。

4. 水样品

水样品的采集可参照 GB/T 5750.2—2006《生活饮用水标准检验方法　水样的采集与保存》，该标准包括水源水、井水、末梢水、二次供水等水样品的采集、保存和运送方法。

怀疑水被致病微生物污染时，应采集 10—50 L 水样，用膜过滤法处理后，将滤膜置于增菌培养基中或选择性平板上，可提高阳性检出率。

附录3

食源性疾病临床综合征鉴别诊断表

表1 微生物性食源性疾病临床综合征鉴别诊断表

微生物及其毒素	潜伏期	主要临床症状	常见病因食品	病例标本	检验方法及诊断标准	判定依据（参考）
		主要或最初症状为上消化道症状（恶心、呕吐）				
葡萄球菌肠毒素	一般2—6 h，最短0.5 h，最长8 h	剧烈恶心、反复呕吐，可伴有上腹部绞痛，有时伴有腹泻。体温一般正常或低烧。	酱卤肉、烧烤肉、米线、凉皮、三明治、米饭、牛奶、奶油糕点等	呕吐物、粪便、肛拭子	1.GB 4789.10《食品安全国家标准 食品微生物学检验 金黄色葡萄球菌检验》2、WS/T 80《葡萄球菌肠毒素中毒诊断标准及处理原则》	符合流行病学特征及临床表现，且符合下列项目之一的：1.可疑食品中检出葡萄球菌肠毒素或菌浓度≥10^5 cfu/g(mL)；2.不同患者生物标本中检出葡萄球菌，经肠毒素型别检测，实足相同型别肠毒素菌；3.可疑食品或者两个及以上患者生物标本中检出金黄色葡萄球菌，以两患者及两个食物的PFGE图谱一致的金黄色葡萄球菌。
蜡样芽胞杆菌	1.呕吐型：一般为30 min—5 h；2.腹泻型：一般为8—16 h	1.呕吐型：以恶心、呕吐为主，并伴有头晕、四肢无力。2.腹泻型：以腹痛、腹泻为主，少数有恶心、呕吐，发热。	呕吐型：以剩米饭、米粉、淀粉类含淀粉食物为主；腹泻型：肉类、牛奶、蔬菜和鱼等多种食物	呕吐物、粪便、肛拭子	1.GB 4789.14《食品安全国家标准 食品微生物学检验 蜡样芽胞杆菌检验》2.WS/T 82《蜡样芽胞杆菌食物中毒诊断标准及处理原则》	符合流行病学特征及临床表现，且符合下列项目之一的：1.可疑食品中检出蜡样芽胞杆菌浓度≥10^5 cfu/g(mL)；2.可疑食品与患者生物化型一致样本中检出的PFGE图谱一致的蜡样芽胞杆菌。

微生物及其毒素	潜伏期	主要临床症状	常见病因食品	病例标本	检验方法及诊断标准	判定依据（参考）
椰毒假单胞菌酵米面亚种米酵菌酸	一般2—24 h，长者72 h，短者30分钟	恶心、呕吐（重者呈咖啡色样物），腹痛等。重者出现黄疸、肝肿大，皮下出血，少尿、血尿，意识不清、烦躁不安、惊厥、休克甚至死亡。	发酵玉米面、酸汤子、糯米汤圆、吊浆粑等发酵面米食品，河粉、变质银耳及泡发不当的木耳等；发酵薯类制品，如马铃薯粉条、甘薯面、山芋淀粉等。	呕吐物，肛拭子，粪便，血液	1.GB 4789.29《食品安全国家标准 食品卫生微生物学检验 椰毒假单胞菌酵米面亚种（椰毒）检验》 2.GB 5009.189《食品安全国家标准 食品中米酵菌酸的测定》 3.WS/T 12《椰毒假单胞菌酵米面亚种食物中毒诊断标准及处理原则》	符合流行病学特征及临床表现，且符合下列项目之一的： 1.可疑食品或患者生物标本中检出米酵菌酸； 2.可疑食品或患者生物标本中检出唐菖蒲伯克霍尔德氏菌（椰毒假单胞菌酵米面亚种），菌株产酸或动物（小鼠）试验具有毒性。
诺如病毒	一般12—48 h，长者3—4 d，潜伏期中位数为34 h	恶心、呕吐、腹痛、腹泻、发热。大便为稀水样便或水样便，无粘液脓血。	熟肉制品、贝类、生食蔬菜和水果等	粪便、肛拭子、呕吐物	1.GB 4789.42《食品安全国家标准 食品微生物学检验 诺如病毒检验》 2.WS 271《感染性腹泻诊断标准》 3《诺如病毒感染暴发调查和预防控制技术指南（2015版）》（中疾控传防发〔2015〕184号附件）	符合流行病学特征及临床表现，且符合下列项目之一的： 1.两个或两个以上患者生物标本中检出诺如病毒； 2.可疑食品中检出诺如病毒。
主要或最初症状为下消化道症状（腹痛、腹泻）						
副溶血性弧菌	一般4—48 h，平均17 h，偶尔长达3—4 d	腹痛、腹泻、恶心、呕吐、发热等急性胃肠炎症状，剧烈腹痛、脐部阵发性绞痛为本病特点。腹泻多以水样便为主。	海产品（鱼、虾、蟹、贝类等）和直接或间接被副溶血性弧菌污染的其他食品	粪便、肛拭子、呕吐物	1.GB 4789.7《食品安全国家标准 食品微生物学检验 副溶血性弧菌检验》 2.WS 271《感染性腹泻诊断标准》 3.WS/T 81《副溶血性弧菌食物中毒诊断标准及处理原则》	符合流行病学特征及临床表现，且符合下列项目之一的： 1.可疑食品或加工器具与患者生物标本中检出相同血清型或PFGE图谱一致的副溶血性弧菌； 2.两个或两个以上患者生物标本中检出相同血清型或PFGE图谱一致的副溶血性弧菌； 3.可疑食品中检出副溶血性弧菌浓度≥10^5 CFU/g（mL）； 4.可疑食品中检出tdh基因阳性的副溶血性弧菌。

微生物及其毒素	潜伏期	主要临床症状	常见病因食品	病例标本	检验方法及诊断标准	判定依据（参考）
非伤寒沙门氏菌	一般 6—48 h，偶尔长达 4 d	主要以胃肠炎型（腹痛、腹泻、发热、恶心、呕吐，头痛等，急性腹泻以黄色或黄绿色水样便为主，还可表现为菌型、败血症型和局部化脓感染型。	被沙门氏菌污染的畜肉类、禽肉、蛋类、奶类鱼及其制品，以及蔬菜水果等	粪便、肛拭子、呕吐物	1. GB 4789.4《食品安全国家标准 食品微生物检验 沙门氏菌检验》2.WS 271《感染性腹泻诊断标准》3.WS/T 13《沙门氏菌食物中毒诊断标准及处理原则》	符合流行病学特征及临床表现，且符合下列项目之一的：1. 可疑食品中检出沙门氏菌；2. 两个或以上患者生物标本中检出相同血清型或 PFGE 图谱的沙门氏菌。
致泻性大肠埃希氏菌	1. 产毒性大肠埃希氏菌（ETEC）：1—3 d，可短至 10—12 h 2. 侵袭性大肠埃希氏菌（EIEC）：1—3 d，可短至 10—18 h 3. 致病性大肠埃希氏菌（EPEC）：1—6 d，可短至 12—36 h 4. 肠道出血性大肠埃希氏菌（EHEC）：3—8 d，平均为 4 d 5. 聚集性大肠埃希氏菌（EAEC）：不详	1.ETEC：腹痛、水样便、痉挛、呕吐、恶心、发热。2.EIEC：与痢疾相似，腹痛、腹泻、呕吐、发热和全身不适。3.EPEC：大量水样便、呕吐和发热。4.EHEC：剧烈腹痛和水样便，也可有血便，发热或不发热。5.EAEC：症状较轻，中度腹泻，偶有腹痛与婴幼儿顽固性腹泻有关。	被致泻大肠埃希氏菌污染的各类熟肉制品、冷荤，以及酱菜肉、食蔬菜等食品	粪便、肛拭子、呕吐物、血液	1. GB 4789.6 食品安全国家标准 食品微生物检验 致泻大肠埃希氏菌检验 2.GB 4789.36《食品安全国家标准 食品微生物检验 大肠埃希氏菌 O157:H7/NM 检验》3.WS/T 8《病原性大肠埃希氏菌食物中毒诊断标准及处理原则》4.WS 271《感染性腹泻诊断标准》	符合流行病学特征及临床表现，且符合下列项目之一的：1. 可疑食品中检出的生物标本中携带相同毒力基因的致泻性大肠埃希氏菌；或 PFGE 图谱一致的致泻大肠埃希氏菌。2. 两个或以上患者的生物标本中检出携带相同毒力基因或 PFGE 图谱一致的致泻性大肠埃希氏菌。
产气荚膜梭菌	6—36 h	胃肠炎型：水样泻、轻度腹痛。坏死性肠炎：急性腹痛（有时带血）、腹泻、腹胀，呕吐和小肠片状坏死。	多为大量食物加热煮熟后，在较高温度（数小时）和长时间缓慢冷却）而直接供餐的鱼、鸡、鸭、肉及其汤汁等	粪便、肛拭子、呕吐物	1. GB 4789.13《食品安全国家标准 食品微生物检验 产气荚膜梭菌检验》2.WS/T 7《产气荚膜梭菌食物中毒诊断标准及处理原则》	符合流行病学特征及临床表现，且符合下列项目之一的：1. 两个或以上的生物标本中检出产气荚膜梭菌；2. 两个或以上患者的 PFGE 图谱一致的产气荚膜梭菌；3. 可疑食品和患者生物标本中检出毒素性一致产气荚膜梭菌；4. 可疑食品中检出产气荚膜梭菌浓度 ≥ 10^5 cfu/g(mL)。

续表

微生物及其毒素	潜伏期	主要临床症状	常见病因食品	病例标本	检验方法及诊断标准	判定依据（参考）
志贺菌	一般8—50 h，可短至3 h，偶尔长达7 d	腹痛、肠痉挛、腹泻、发热、呕吐、里急后重，带黏液脓血便，后急重症状明显。	被志贺菌污染的生肉、熟肉、瓜果或蔬菜、未煮熟食品。	粪便、肛拭子、呕吐物	1. GB 4789.5《食品安全国家标准 食品微生物学检验 志贺氏菌检验》2. WS 287《细菌性痢疾诊断标准》3.中国疾控中心《菌痢防治手册》	符合流行病学特征及临床表现，且符合下列项目之一的：1.可疑食品中检出志贺氏菌；2.两个或两个以上患者的生物标本中检出相同血清型或PFGE图谱一致的志贺氏菌。
变形杆菌	一般5—18 h，长者30 h	腹周或上腹部刀绞样疼痛、腹泻、呕吐、恶心，可伴有恶心、发热，体温一般在38—39℃。	以动物性食品为主，尤其以水产类和熟肉制品多见，其次为豆制品和凉拌菜	粪便、肛拭子、呕吐物、血液	WS/T 9《变形杆菌食物中毒诊断标准及处理原则》	符合流行病学特征及临床表现，且符合下列项目之一的：1.可疑食品中检出优势菌，并与患者生物标本中检出相同生化型或血清型的变形杆菌；2.患者且两个或两个以上患者的生物标本中检出上述优势菌且生化型或血清型一致的变形杆菌，或PFGE图谱一致的变形杆菌；3.可疑食品中检出变形杆菌浓度≥10^5 cfu/g(mL)。
阪崎肠杆菌（克罗诺杆菌属）	不明确	高危人群主要是婴儿，临床症状初期为腹泻、腹痛、呕吐等，少数伴有恶心、呕吐等，严重者可引起脑膜炎，败血症和坏死性小肠结肠炎。	主要为婴儿配方粉、辅助谷类食品等	粪便、血液、肛拭子、脑脊液	GB 4789.40《食品安全国家标准 食品微生物学检验 克罗诺杆菌属（阪崎肠杆菌）检验》	符合流行病学特征及临床表现，且符合下列项目之一的：1.可疑食品和患者生物标本中检出一致的阪崎肠杆菌（克罗诺杆菌属）；2.两个或两个以上患者的生物标本中检出一致的阪崎肠杆菌（克罗诺杆菌属）。

微生物及其毒素	潜伏期	主要临床症状	常见病因食品	病例标本	检验方法及诊断标准	判定依据（参考）
嗜水气单胞菌	8—20 h	腹痛（脐下疼痛）、恶心、腹泻、呕吐、低热，少数有发热或不发热。	淡水鱼类和熟肉类	粪便、肛拭子、呕吐物、血液	1. GB/T 18652《致病性嗜水气单胞菌检验方法》 2. SN/T 0751《进出口食品中嗜水气单胞菌检验方法》	符合流行病学特征及临床表现，且符合下列项目之一的：1. 可疑食品和患者的生物标本中检出单胞菌，且脱脂奶平板试验或斑点酶联免疫试验为阳性。2. 两个或两个以上患者检出的单胞菌气单胞菌，且脱脂奶平板试验或斑点酶联免疫试验为阳性。
霍乱弧菌	一般 1—3 d，短者数小时，长者 7 d	一般仅有腹泻症状，极少伴呕吐，腹泻次数多时一日 20 次以上，一般无腹痛症状。	水产品、海产品和直接或间接被霍乱弧菌污染的其他食品	粪便、肛拭子、呕吐物、血液	1.《霍乱防治手册》（第六版） 2. WS 289《霍乱诊断标准》	符合流行病学特征及临床表现，且符合下列项目之一的：1. 可疑食品或患者的生物标本中带 ctx 基因的霍乱弧菌。2. 两个或两个以上患者中检出相同血清型弧菌或PFGE图谱一致的霍乱弧菌。
创伤弧菌	12—21 d	肠胃型：恶心、呕吐、腹痛、腹泻（水样便），伴血便。败血症型：发热、寒战，后痉挛性腹痛、肌肉痛，为败血症。	海产品如贝类、鱼、虾、蟹等	粪便、肛拭子、呕吐物、血液	1. GB 4789.44《食品安全国家标准 食品微生物学检验 创伤弧菌检验》 2. WS 271《感染性腹泻诊断标准》	符合流行病学特征及临床表现，且符合下列项目之一的：1. 可疑食品和患者的生物标本中检出的创伤弧菌。2. 两个或两个以上患者生物标本中检出的PFGE图谱一致的创伤弧菌。
河弧菌	一般 13—14 h，短者 6 h，长者 19 h	急性胃肠炎，以伴有呕吐的腹泻、腹痛为主，多数病人有中程度的脱水，少数病人也有体温升高，腹泻为水样便，少数便中有血液和黏液。	主要是海产品如鱼、虾、牡蛎、蛤、蟹、螺等，其次是被海产品或污染的工器具污染的熟食	粪便、肛拭子、呕吐物、血液	1. GB 4789.7《食品安全国家标准 食品微生物学检验 副溶血性弧菌检验》 2.WS 271《感染性腹泻诊断标准》	符合流行病学特征及临床表现，且符合下列项目之一的：1. 可疑食品和患者的生物标本中检出的河弧菌。2. 两个或两个以上患者生物标本中检出一致的河弧菌。

微生物及其毒素	潜伏期	主要临床症状	常见病肉食品	病例标本	检验方法及诊断标准	判定依据（参考）
小肠结肠炎耶尔森氏菌	1—11 d	腹痛、腹泻、发热，有时呕吐。	牛奶及奶制品、猪肉制品和直接或间接污染被小肠结肠炎耶尔森氏菌污染的其他食品	粪便、肛拭子、呕吐物	1. GB 4789.8《食品安全国家标准 食品微生物学检验 小肠结肠炎耶尔森氏菌检验》 2. WS 271《感染性腹泻诊断标准》	符合流行病学特征及临床表现，且符合下列项目之一的： 1. 两个或两个以上患者的生物标本中检出血清型或PFGE图谱一致的小肠结肠炎耶尔森氏菌； 2. 可疑食品和患者生物标本中检出相同血清型或PFGE图谱一致的小肠结肠炎耶尔森氏菌。
空肠弯曲菌	一般2—5 d，短者1 d，长者11 d	发热、腹痛、恶心、腹泻（轻度至大量水样泻），有时粪便中含血样便或黏液。	未煮熟的鸡、鸭肉，受到生鲜鸡、鸭肉交叉污染的其他食品等	粪便、肛拭子、呕吐物、血液	1. GB 4789.9《食品安全国家标准 食品微生物学检验 空肠弯曲菌检验》 2. WS 271《感染性腹泻诊断标准》	符合流行病学特征及临床表现，且符合下列项目之一的： 1. 两个或两个以上患者的生物标本中检出血清型或PFGE图谱一致的空肠弯曲菌； 2. 可疑食品和患者生物标本中检出相同血清型或PFGE图谱一致的空肠弯曲菌。
单核细胞增生李斯特氏菌	腹泻型：8—24 h； 侵袭型：3 d—3m	腹泻型：腹泻、腹痛、少数伴有发热。 侵袭型：初期出现轻微类似流感症状，如发热、头痛，后期为败血症、脑膜炎、脑脊髓炎，自然流产、早产、死产等。	肉及肉制品、冷冻饮品、鸡蛋、生食蔬菜（蔬菜沙拉）、乳与乳制品和生食海产品和直接或间接污染被单核细胞增生李斯特氏菌污染的其他食品	粪便、肛拭子、脑脊液、血液、血浆、胎盘、羊水	GB 4789.30《食品安全国家标准 食品微生物学检验 单核细胞增生李斯特氏菌检验》	符合流行病学特征及临床表现，且符合下列项目之一的： 1. 可疑食品和患者生物标本中检出血清型或PFGE图谱一致的单核细胞增生李斯特氏菌； 2. 两个或两个以上检出相同血清型或PFGE图谱一致的单核细胞增生李斯特氏菌； 3. 从人体正常无菌部分分离到单核细胞增生李斯特氏菌。

全身感染症状（发热、寒战、全身不适、疼痛、淋巴结肿大）

微生物及其毒素	潜伏期	主要临床症状	常见病因食品	病例标本	检验方法及诊断标准	判定依据（参考）
伤寒与副伤寒沙门氏菌	伤寒一般 3—42 d，平均潜伏期是 8—14 d；副伤寒一般 2—15 d	高热 39.4—40℃，腹痛、头痛、呕吐、腹泻，随后发生便秘；全身疼痛；食欲下降；有时出现腹平状纹下降后出现腹玫瑰疹。	被污染的食物	粪便、肛拭子、血液、骨髓	1. GB 4789.4《食品安全国家标准 食品微生物检验 沙门氏菌检验》 2. WS 280《伤寒和副伤寒诊断标准》	符合流行病学特征及临床表现，且符合下列项目之一的： 1. 可疑食品检出伤寒或副伤寒沙门氏菌； 2. 两个或两个以上患者的生物标本中检出相同血清型或PFGE图谱一致的伤寒沙门氏菌。
布鲁氏菌	长短不等，数天至数周／月	持续性、间隙性或不规则发热、倦怠、多汗、头痛、寒战、关节痛、便秘、体重减轻、全身疼痛、心厌食。	被布鲁氏菌污染的乳类、畜肉	血液、脑脊液、淋巴结、骨髓、粪便	WS 269《布鲁氏菌病诊断》	符合流行病学特征及临床表现，且符合下列项目之一的： 1. 可疑食品中检出布鲁氏菌； 2. 患者血液中分离到布鲁氏菌。
		神经系统症状（视觉障碍、眩晕、剧痛、麻痹）：				
肉毒梭菌及其毒素	一般 12—36 h，短者数小时，长者 8—10 d	头晕、乏力、视力模糊、复视、视力下降、眼睑下垂、咀嚼无力、张口困难、吞咽困难、呼吸困难、头颈无力、肌肉无力，最终可引起呼吸衰竭，心功能衰竭。	多为家庭自制的风味或家族风俗食品，有密封加工和储存过程（如发酵），包括臭豆腐、豆豉、风干牛豆腐、豆瓣酱、面酱、火腿肠、血灌肠等。	血液、呕吐物、胃内容物、粪便、胃内	1.GB 4789.12《食品安全国家标准 食品微生物检验 肉毒梭菌及肉毒毒素检验》 2.WS/T 83《肉毒梭菌食物中毒诊断标准及处理原则》	符合流行病学特征及临床表现，且符合下列项目之一的： 1. 可疑食品或生物标本中检出 A、B、E、F 任意一型毒素； 2. 可疑食品或生物标本中检出肉毒梭菌。

注：1. 表中"m"为"月"；"d"为"天"；"h"为"小时"；"min"为"分钟"。

2. 表中"判定依据"为食源性疾病暴发事件参考判定依据。

表2 寄生虫食源性疾病临床综合征鉴别诊断表

寄生虫	潜伏期	主要临床症状	常见病因食品	病例标本	检验方法及诊断标准	判定依据（参考）
		主要或最初症状为下消化道症状（腹痛、腹泻）				
绦虫	2—3 m	患者一般无显著症状，多因粪便中有时可见节片方知患病。消化不良，腹胀、腹泻等消化道症状。	主要为生的或半生的及未烧熟煮透的猪、牛肉	粪便	病原学检查	符合主要临床表现，生物标本中检出虫卵或节片
		出现全身感染的症状（发热、发冷、疲倦、虚胖、疼痛、肿胀、淋巴结）				
广州管圆线虫	一般为1—36 d，平均14 d	起病较急，以疼痛特别剧烈头痛等为突出表现，可有神经根痛，痛觉过敏等症状；可伴有发热、恶心、呕吐等，临床检查时可有颈部抵抗，甚至颈项强直等脑膜刺激征。	主要为生的或半生的及未烧熟煮透是发淡水螺、虾，蟹，蛙等	血液、脑脊液	WS/T 321《广州管圆线虫病诊断标准》	1. 疑似病例：符合该病的流行病学特点与临床表现。2. 临床诊断病例：疑似病例，且符合下列任何一项：①血常规检查嗜酸性粒细胞的百分比增高和绝对值增高；②脑脊液压力增高，嗜酸性粒细胞增高；③血清或脑脊液中抗体或循环抗原阳性；④经抗蠕虫药物治疗有效。3. 确诊病例：临床诊断病例，且在患者脑脊液内或眼内等部位查见广州管圆线虫。
旋毛虫	4—28 d（平均9 d）	肠胃炎、发热、皮疹、眼睛周围水肿、肌肉痛、寒战、乏力、呼吸困难、心力衰竭。	主要为生的或半生的及未烧熟煮透的猪、狗、羊肉	腓肠肌或三角肌组织	WS 369《旋毛虫病诊断》	1. 疑似病例：符合该病的流行病学特点和临床表现，或符合该病的临床表现且血常规检测嗜酸性粒细胞百分比（或绝对值）增高。2. 临床诊断病例：疑似病例，且动物肉类检查旋毛虫幼虫阳性或酶联免疫吸附试验（ELISA）旋毛虫抗体阳性。3. 确诊病例：临床诊断病例，且由患者肌肉活检查出旋毛虫幼虫或由脑脊液体等标本中发现旋毛虫幼虫。

寄生虫	潜伏期	主要临床症状	常见病因食品	病例标本	检验方法及诊断标准	判定依据（参考）
华支睾吸虫（肝吸虫）	1—2 m	急性：畏寒、发热、恶心、头痛、食欲不振、乏力、腹痛、腹胀、腹泻和伴有右上腹痛等症状，并有肝大，黄疸及外周血嗜酸性粒细胞增多等体征。慢性：一般无症状，或以纳差、腹胀、腹泻等症状为主，乏力和精神差等。常并发胆囊炎、胆管炎、胆结石。晚期患者可有肝大、肝硬化、腹水等，儿童可出现肝区疼痛，生长发育障碍等。	主要为生的或未烧熟煮透的淡水鱼、虾	粪便、血液	WS 309《华支睾吸虫病诊断标准》	1. 疑似病例：符合该病的流行病学特点和临床表现。2. 临床诊断病例：疑似病例，且符合临床和影像学特征。3. 确诊病例：疑似病例，且在患者粪便、十二指肠液或手术中发现成虫或虫卵。
并殖吸虫（肺吸虫）	1—12 m	胸肺型：咳嗽、胸痛、铁锈色血痰或血丝痰（或）烂桃样血痰和胸腹腔变的症状与相关。肺外型：常见有皮下包块型、心包型、肝型、腹型、眼型、脑型、脊髓型、肿块型、阴囊型者有相应的症状与体征。	主要为生的或未烧熟煮透的淡水蟹、蝲蛄、野兔、蛙、野猪等	痰、粪、皮下包块及各种组织	WS 380《并殖吸虫病的诊断》	1. 疑似病例：符合该病的流行病学特点，且嗜酸性粒细胞增高者。2. 临床诊断病例：疑似病例，且免疫学检查显示并殖吸虫Ⅰ抗体阳性，或影像学检查有异常表现，或活组织检查有特征性病变者。3. 确诊病例：临床诊断病例，且病原学检查发现虫体或虫卵者。

注：表中"m"为"月"；"d"为"天"。

表 3 化学性食源性疾病临床综合征鉴别诊断表

化学物	潜伏期	主要临床症状	常见病因食品	病例标本	检验方法及诊断标准	判定依据（参考）
主要或最初症状为上消化道症状（恶心、呕吐）						
亚硝酸盐	10 min—3 h	以高铁血红蛋白血症为主的临床表现。轻者有头晕、头痛、胸闷、恶心、呕吐（吐）、口唇、耳廓、舌及指甲、皮肤黏膜等出现不同程度的发绀；重者有心律紊乱、呼吸困难、休克、昏迷等。	熟肉制品、腌制蒸菜等食品，或将亚硝酸盐等当食用盐误用	呕吐物、胃内容物、血液、尿液	1.GB 5009.33《食品安全国家标准 食品中亚硝酸盐与硝酸盐的测定》 2.WS/T 86《食源性亚硝酸盐中毒诊断标准及处理原则》 3.《急性亚硝酸盐中毒事件卫生应急处置技术方案》	符合流行病学特征及临床表现，且符合下列项目之一的： 1.可疑食物或呕吐物（胃内容物）中检出高浓度的亚硝酸盐。 2.血液中高铁血红蛋白含量超过10%。
主要为神经系统症状						
有机磷农药	10 min—2 h	头晕、头痛、乏力、恶心、呕吐、多汗、流涎、胸闷，瞳孔缩小；视物模糊，可出现肌束震颤等烟碱样表现；重者可表现为肺水肿、昏迷、呼吸衰竭、脑水肿。	喷洒有机磷农药的蔬菜水果及农作物	呕吐物、胃内容物、血液、尿液	1.有机磷农药检测参照 GB 23200.8、GB 23200.116、GB/T 20769、GBZ 52 2.全血胆碱酯酶活性测定参照 GBZ 52 3.WS/T 85《食源性急性有机磷农药中毒诊断标准及处理原则》 4.《急性有机磷酸酯类杀虫剂中毒卫生应急处置技术方案》	符合流行病学特征及临床表现，且符合下列项目之一的： 1.可疑食物中检出最大残留限量的有机磷农药。 2.生物标本中检出有机磷农药。 3.全血胆碱酯酶活性低于70%。
甲醇	1—24 h，偶尔长达 2—3 d	1.轻度中毒：头晕、头痛、乏力，且伴有以下任一项者：①轻度意识障碍；②视乳头、视网膜充血，眼前有闪光感、视物模糊，眼球疼痛；③轻度代谢性酸中毒。 2.重度中毒：有以下任一项者：①重度意识障碍；②严重视力障碍，基本失明，光反射消失，可见眼底视神经萎缩；③严重代谢性酸中毒。	假酒	呕吐物、血液、尿液	1.GB 5009.266《食品中甲醇的测定》 2.《急性甲醇中毒事件卫生应急处置技术方案》	符合流行病学特征及临床表现，且符合下列项目之一的： 1.可疑食物中检出较高浓度的甲醇。 2.生物标本中检出超过本底水平的甲醇。

化学物	潜伏期	主要临床症状	常见病因食品	病例标本	检验方法及诊断标准	判定依据（参考）
致痉挛杀鼠剂	小于30 min（毒鼠强等）30 min—2 h（氟乙酰胺等）	头痛、头晕、无力等症状，恶心、呕吐，可有癫痫样发作，或幻觉、妄想等精神病样症状，严重者癫痫持续状态，脏器功能衰竭。	被杀鼠剂污染的粮食、蔬菜水果等食品	血液、尿液、呕吐物、胃内容物	1.SF/Z JD107003《血液尿液中鼠强测定 气相色谱法》 2.急性致痉挛性杀鼠剂中毒事件卫生应急处置技术方案	符合流行病学特征及临床表现，且符合下列项目之一的：1.可疑食物中检出鼠药；2.生物标本中检出鼠药。
氨基甲酸酯类农药	10—30 min	头晕、头痛、恶心、流涎、多汗、视物模糊，瞳孔缩小，面色苍白，肌束颤动，少部分患者上腹部灼闷感，不适、呕吐和腹痛，严重者可出现肌束颤动及肺束颤动，严重者可出现肺水肿、脑水肿。	喷洒氨基甲酸酯农药不久的蔬菜水果及庄稼作物	血液、尿液、呕吐物、胃内容物	1.GB 23200.112《食品安全国家标准 植物源性食品中9种氨基甲酸酯类农药及其代谢物残留量的测定 液相色谱-柱后衍生法》 2.参照SN/T 2560《进出口食品中氨基甲酸酯类农药残留量的测定 液相色谱/质谱法》 3.GB/T 5009.145《植物性食品中有机磷和氨基甲酸酯类农药多种残留的测定》 4.GBZ 52《职业性急性氨基甲酸酯杀虫剂中毒诊断标准》	符合流行病学特征，且符合下列项目之一的：1.可疑食物中检出超过限量的氨基甲酸酯类农药，大农药；2.生物标本中检出农药代谢产物；3.全血胆碱酯酶活性在70%以下。
心血管系统症状						
瘦肉精（盐酸克仑特罗）	30 min—10 h，平均为1—2 h	心动过速，呼吸加速，面颈、四肢肌肉颤动，甚至不能站立，头痛，恶心、呕吐，有时伴有四肢乏力，面色潮红。	猪、牛、羊等肉脏内脏	呕吐物、血液、尿液	1.GB/T 5009.192《动物性食品中克伦特罗残留量的测定》 2.《急性盐酸克伦特罗中毒事件卫生应急处置技术方案》	符合流行病学特征及临床表现，一的：1.可疑食物中检出盐酸克伦特罗；2.生物标本中检出盐酸克伦特罗。
抗凝血类杀鼠剂（溴敌隆、杀鼠灵等）	1—10 d	鼻衄、牙龈出血、皮肤瘀斑及紫癜等症状；中毒明显，或消化道出血，或阴道出血，球结膜出血等，严重者可出现消化道大出血，或质内出血，或咯血等。	被杀鼠剂污染的粮食、蔬菜水果等食品	血液、呕吐物、胃内容物	《急性抗凝血类杀鼠剂中毒事件卫生应急处置技术方案》	符合流行病学特征及临床表现，一的：1.可疑食物中检出抗凝血类杀鼠剂；2.生物标本中检出抗凝血类杀鼠剂。

注：表中"d"为"天"；"h"为"小时"；"min"为"分钟"。

表 4　真菌性食源性疾病临床综合征鉴别诊断表

真菌及其毒素	潜伏期	主要临床症状	常见病因食品	病例标本	检验方法及诊断标准	判定依据（参考）
有毒蘑菇	1. 急性肝损害型：6—12 h 2. 急性肾损害型：8—12 h（鹅膏菌） 3. 横纹肌溶解型：1 h 4. 胃肠炎型：30 min—6 h 5. 神经精神紊乱型：30 min—2 h 6. 溶血型：30 min—3 h（卷边桩菇） 7. 光过敏性皮炎型：24—48 h，最短 3 h	1. 急性肝损害型：恶心，呕吐，腹泻等，多数中毒者经 1—2 天的"假愈期"后，可损害肝、肾、心脏和神经系统，以对肝脏损害最大，可导致中毒性肝炎，肝功能能异常，丙氨酸转氨酶（ALT）急剧上升、谷草转氨酶（AST），严重者可致死亡。 2. 急性肾损害型：恶心，呕吐，腹痛，腹泻等。从出现呕吐、腹泻到出现急性肾损害，一般为 1—4 天，表现为急性肾间质肾病、少尿或无尿，严重时可出现尿素氮和肌酐升高，血清同质素氮和肌酐升高，尿肌酐时可出现肾功能能表现，严重者死亡。 3. 横纹肌溶解型：最典型症状表现为恶心，出现横纹肌溶解，腹泻，腹痛等胃肠炎症状，肌红 6—12 小时后出现酱油色尿或血尿，蛋白尿等，出现酱油色尿或肌红蛋白尿，肌痛，肌酸激酶（CK）急剧升高，严重者最后导致急性肾功能能表现，严重者死亡。 4. 胃肠炎型：恶心，呕吐，腹痛，水样泻等。 5. 神经精神紊乱型：恶心，呕吐，运动性抑郁，共济失调，不能行走或腹泻似酒醉步态，精神错乱，视觉障碍，头晕，兴奋，嗜睡和肌肉抽搐，一般在 4—24 个小时内恢复。 6. 溶血型：恶心，呕吐，上腹痛和腹泻等胃肠道症状，1—2 天后出现尿液减少甚至无尿，尿液中出现血红蛋白尿，血尿。 7. 光水敏性皮炎型："日晒伤"样红、肿、热、灼痛，可出现皮肤红肿疼痛，日光照射后症状加重，恶心，呕吐，腹泻，腹痛，乏力，呼吸困难等症状。	野生蘑菇	血液、尿液、呕吐物、胃内容物	1. 毒素的液相色谱－串联质谱检测法 2. 肌酐（血清）或肌酸激酶或转氨酶等生化指标检测法	符合主要临床表现（相关生化指标异常），有明确进食史。实验室诊断需从可疑食品或生物样本中检出毒素。

续表

真菌及其毒素	潜伏期	主要临床症状	常见病因食品	病例标本	检验方法及诊断标准	判定依据（参考）
霉变甘蔗	一般 2—8 h，短者十几分钟，长者十几小时	呕吐、头昏、视力障碍、眼球偏侧凝视、阵发性抽搐、抽搐时为四肢强直、屈曲、内旋、手呈鸡爪状、昏迷。	霉变甘蔗	—	1.GB 4789.16《食品安全国家标准 食品微生物学检验 常见产毒霉菌的形态学鉴定》 2.WS/T 10《食物中毒诊断标准及处理原则》	符合流行病学特征及临床表现，从霉变甘蔗中检出节菱孢及 3—硝基丙酸。
脱氧雪腐镰刀菌烯醇	10 min—7 h	恶心、呕吐、头晕、腹痛、头痛、腹泻等症状，还可有无力、口干、流涎，少数患者有发热、颜面潮红。	赤霉病麦、霉变小麦、霉变玉米等制作的食品	血液、尿液	GB 5009.209《食品安全国家标准 食品中五米赤霉烯酮的测定》	符合主要临床表现，有明确进食史，排除其他中毒。实验室诊断需从可疑食物中检出超过限量值的毒素。

注：表中"h"为"小时"；"min"为"分钟"。

389

表 5 有毒动植物源性疾病临床综合征鉴别诊断表

有毒动植物及其毒素	潜伏期	主要临床证状	常见病因食品	病例标本	检验方法及诊断标准	判定依据（参考）
河豚毒素	10 min—3 h	神经系统症状（视觉障碍、眩晕、刺痛、麻痹） 初期可有恶心、呕吐、腹痛等胃肠症状，以及手指末端、舌尖刺痛麻感，随即出现四肢肌肉麻痹，甚至全身麻痹，呈瘫痪状态，失去运动能力，并有言语不清，瞳孔散大，以及血压和体温下降，常因呼吸、循环衰竭而死亡。	河豚鱼及其制品、织纹螺	呕吐物、血液、尿液	GB 5009.206《食品安全国家标准 水产品中河豚毒素的测定》	符合主要临床表现，有以下情形之一的：1. 有明确进食史；2. 生物标本中检出河豚毒素；3. 可疑食物中检出高浓度河豚毒素。
曼陀罗（莨菪碱）	30 min—3 h	口干、皮肤干燥、颜面潮红、头晕、心跳过速、呼吸加深、血压升高；躁动不安，甚至抽搐，多语、谵妄或好幻觉，幻听，好美，有时体温升高，可达 40℃，瞳孔扩大，视力模糊，对光反应消失或减弱，严重者可昏迷，最后可死于呼吸衰竭。	曼陀罗果、花、叶、种子和芯，或曼陀罗泡制的药酒	尿液、胃内容物	WS/T 3《曼陀罗中毒诊断标准及处理原则》	符合主要临床表现，有以下情形之一的：1. 有明确进食史；2. 生物标本中检出莨菪碱；3. 可疑食物中检出高浓度莨菪碱类。
贝类毒素	麻源性贝类中毒（PSP）：数分钟—20 min	胃肠道和/或神经系统症状 唇、舌、指尖、指头麻木，运动失调，头痛、呕吐，严重症者呼吸肌麻痹。	主要为贻贝、蛤、赤贝、牡蛎、扇贝、杂色蛤及双壳螺类和蝎蟹类等	尿液、血液、呕吐物、胃内容物	1. GB 5009.212《贝类中腹泻性贝类毒素的测定》 2. GB 5009.198《贝类中失忆性贝类毒素的测定》 3. GB 5009.213《贝类中麻痹性贝类毒素的测定》 4. GB 5009.261《贝类中神经性贝类毒素的测定》	有明确进食史，符合有以下情形之一的：1. 可疑食物中检出高浓度贝类毒素；2. 生物标本中检出贝类毒素。
	神经性贝类中毒（NSP）：数分钟—数小时	唇、舌咽和手指麻木，肌肉痛；冷热感觉倒错，头痛，呕吐。				
	腹泻性贝类中毒（DSP）：30 min—3 h	恶心、呕吐、腹泻、腹痛，可伴有寒战、头痛、发热。				
	失忆性贝类中毒（ASP）：24 h—48 h	呕吐、腹泻、腹痛，神志不清，失去方向感，昏厥。				

有毒动植物及其毒素	潜伏期	主要临床症状	常见病因食品	病例标本	检验方法及诊断标准	判定依据（参考）
发芽马铃薯（龙葵素）	30 min—12 h	咽喉部瘙痒有烧灼感，头晕、乏力等，恶心、呕吐，严重者有耳鸣、上腹部疼痛、腹泻，烦躁不安、谵妄、全身体温升高，瞳孔散大，脉搏细弱，抽搐，可因心源呼吸麻痹而致死	发芽或表皮变成青绿色的马铃薯	呕吐物、胃内容物	高效液相色谱法、液相色谱-串联质谱法	符合主要临床表现，有明确进食史，实验室诊断需从可疑食物中检出龙葵素水平的龙葵素。
菜豆（皂甙、植物凝集素）	30 min—5 h	恶心、呕吐，头晕、腹泻，腹痛，乏力等	未煮熟的扁豆、四季豆、刀豆等	—	—	符合主要临床表现，有明确进食史。
桐油	30 min—4 h	轻者为恶心、头晕、胸闷、全身乏力，部分有腹痛、腹泻，重者可出现蛋白尿、血尿，全身酸痛无力，肝功能异常、呼吸困难、抽搐，可因心脏麻痹而死亡	桐油、油桐果等	呕吐物、胃内容物	1.GB/T 5009.37 中 4.10.1 条检验桐油 2.WS/T 6《桐油食物中毒诊断标准及处理原则》	符合主要临床表现，有明确进食史，实验室诊断需从桐油或α—桐酸。
乌头碱	10 min—10 h	轻者出现舌唇、指尖及四肢麻木，伴有恶心、呕吐，头晕，重者出现麻痹感、视力模糊，心律不齐、血压下降，昏迷，甚至死亡	川乌、草乌、附子及其制品等	尿液、呕吐物	液相色谱-串联质谱法	符合主要临床表现，有明确进食史，实验室诊断需从可疑食物检出乌头碱。
地瓜米/籽（鱼藤酮毒素）	最短20 min，长者12 h。	头晕、恶心、呕吐，麻木、紫绀，腹泻，腹痛，四肢痉挛，呼吸困难等症状，严重者出现神志不清，甚至死亡	豆薯的种子	血液、尿液	液相色谱-串联质谱法	符合主要临床表现，有明确进食史，实验室诊断需从生物标本或生物中检出鱼藤酮毒素。
黄花菜（秋水仙碱）	20 min—3 h	恶心、呕吐，腹泻，腹痛，头痛、头晕等	新鲜黄花菜	血液、尿液	液相色谱-串联质谱法	符合主要临床表现，有明确进食史。
铁树果（苏铁武代谢为苏铁武苷）	2—6 h	恶心、呕吐，头晕等	铁树果	血液、尿液	—	符合主要临床表现，有明确进食史。

有毒动植物及其毒素	潜伏期	主要临床症状	常见病因食品	病例标本	检验方法及诊断标准	判定依据（参考）
苦蒲瓜	10 min—3 h	恶心、呕吐、腹痛、腹泻、头昏等	有苦味的蒲瓜	血液、尿液	液相色谱－串联质谱法	符合主要临床表现，有明确进食史。实验室诊断需从可疑食物中检出葫芦素。
淡水石斑鱼鱼卵	2—17 h，中位数为 4 h	恶心、呕吐、腹泻、腹痛等	淡水石斑鱼鱼卵	—	—	符合主要临床表现，有明确进食史。
过敏症状						
组胺	10 min—3 h	皮肤潮红、恶心、呕吐、腹痛、腹泻、四肢麻木，并伴有头疼、视力模糊、胸闷心跳呼吸加快、脉搏快、头晕、血压下降，一般体温正常	金枪鱼、沙丁鱼、鲐鱼、青皮红肉鱼等	—	GB 5009.208《食品安全国家标准 食品中生物胺的测定》	符合主要临床表现，有明确进食史。实验室诊断需从可疑食物中检出超过限量值的组胺。

注：表中"h"为"小时"；"min"为"分钟"。